栄養学研究の最前線

日本栄養・食糧学会
監修

小川　正・河田 照雄・寺尾 純二
責任編集

建帛社
KENPAKUSHA

Recent Progress in Nutrition and Food Research

Supervised by
JAPANESE SOCIETY OF
NUTRITION AND FOOD SCIENCE

Edited by
Tadashi Ogawa
Teruo Kawada
Junji Terao

©Tadashi Ogawa et al. 2008, Printed in Japan

Published by
KENPAKUSHA Co., Ltd.
2-15 Sengoku 4-chome Bunkyo-ku Tokyo Japan

序　文

　2007（平成19）年は，日本栄養・食糧学会が創立されてちょうど60周年に当たる記念すべき年である。学会としては，一つの区切りとして，日本における栄養学研究の進歩を振り返る意味からも，記念事業を第61回日本栄養・食糧学会年次大会（2007年5月）に合わせて企画し，創立60周年記念として「栄養学研究の過去・現在・未来」と題するシンポジウム・パネルディスカッションを，また年次大会においては創立60周年記念を冠省した特別シンポジウム「栄養学研究の最前線：Ⅰ部・病態と栄養，Ⅱ部・食品成分と機能，Ⅲ部・公衆栄養と疾病予防」を企画した。

　60年の歴史の中で日本の栄養学研究はその時々の社会情勢を反映しながら発展してきた。終戦直後の一時的ではあるが，絶対的な食糧不足に端を発する飢餓の時代，あらゆる栄養素の欠乏状態に伴ういわゆる栄養失調症対策など，国外からの援助物資として学校給食用に供給されたコムギたんぱく質の栄養価の改善にはリジンを強化したリジンパンの導入や，ビタミンB_1を強化した強化米の開発など，国民の切実な食糧事情を背景とした研究も行われてきた。しかし，経済発展に伴う食糧事情の改善により食生活は充足の時代を迎え，栄養改善法による強化食品の規定も消滅し，さらには飽食の時代へと変遷してきた現在，逆に，栄養摂取のバランスの歪みに起因する多くの健康問題を背景に研究の内容も大きく様変わりをし，健康増進法の下，特定保健用食品等といったサプリメント的要素の強い食品が出現してきた。今回シンポジウムでは，現在はもとより将来においてますますその必要性が増大し，進歩を遂げるであろう三つの分野の研究について概観を試みた。

　第一には，病態栄養学分野における研究である。主食の米中心であった食生活時代における高血圧や脳梗塞といった過去の「成人病」は，充足の時代に突入して肥満・糖尿病に代表される病態に取って代わられ，その名称も生活習慣病として定着し，飽食時代の食生活はついにわが国の人口の2,000万人がメタボリックシンドロームという言葉で総括される病態を発症し得る予備軍として取扱われるようになった。特にストレスと病態に関する研究，各臓器におけるエネルギー代謝の制御と異常がもたらす病態に関する研究，糖尿病とインスリンのかかわりについての遺伝子情報を含めた分子栄養学的研究，骨代謝の分子栄養学的研究などへの取組みが重要視されている。

　第二には，食糧の充足時代に入って，医学・農学にとどまらず広く各分野からの研究者を動員した食品の機能に関する総合研究が開始され，食品のステータスとして三つの条件が提示された。すなわち，栄養機能，嗜好機能さらに生理調節機能であり，現在では食品成分の有する生理調節機能がヒトゲノムの解明とともにニュートリジェノミックスの手法を駆使して解明されようとしている。多くの有用な機能が食品成分に付与され，特定保健用食品として厚生労働省の認可の下に世に出回り，大きな市場を形成している。中には，先進国として飽食の時代に入った日本の現代病として社会問題化している食物アレルギーに関する研究も精力的に進められている。アレルゲンたんぱく質の同定に引き続き，食品

の低アレルゲン化や抗アレルギー食生活の構築といった作業が進められている。

　第三には，疾病の予防及び治療に関する公衆栄養・疫学分野での研究に関しては，実践の場で活躍する研究者から科学的根拠を重視した，すなわちEBM，EBNに根ざした研究・教育の必要性が指摘されている。また一方では，栄養学という特殊な研究分野を牽引する研究者の専門性がいわゆるEBM，EBNに馴染まないとする意見が出されているのも現状である。そういった中，本記念シンポジウムにおいては，これらの問題点についてそれぞれの専門家が今後の研究のあり方についての解説を加えた。

　以上，各分野の最先端で活躍する新進気鋭の研究者による解説が，今後の栄養学研究の発展に寄与することを期待している。

　本書の刊行は，執筆を担当された研究者の方々はもとより多くの学会関係者のご指導・ご尽力によって実現したものであり，深甚の謝意を表したい。また，編集にあたっては，アップデートな内容をいち早く読者にお伝えするためにも，多くの困難を排して最短の準備期間で刊行にこぎつけて下さった建帛社社長の筑紫恒男氏をはじめ編集担当の諸氏にこの場を借りて，こころからお礼申し上げます。

2008（平成20）年4月

編者を代表して　小川　　正

目　　次

第1編　病態と栄養

第1章　病態栄養分野の進歩と課題　〔河田照雄〕
1. はじめに …………………………………………………………………… 3
2. 医療経済と病態栄養 ……………………………………………………… 3
3. 疾患構造の変化 …………………………………………………………… 4
4. 高齢社会と病態栄養 ……………………………………………………… 4
5. 個人の遺伝情報と栄養・健康管理 ……………………………………… 5
6. おわりに …………………………………………………………………… 6

第2章　レドックスとストレスの予防医学　〔淀井淳司〕
1. はじめに …………………………………………………………………… 9
2. チオレドキシン（TRX）とは …………………………………………… 9
3. TRXの臨床応用 ………………………………………………………… 10
4. TRX誘導物質 …………………………………………………………… 11
5. TRX機能性食品の開発 ………………………………………………… 13
   （1）植物成分由来のTRX誘導活性物質の探索 ……………………… 13
6. TRX高含有酵母素材の開発 …………………………………………… 14
7. おわりに ………………………………………………………………… 17

第3章　メタボリックシンドロームとエネルギー代謝転写調節　SREBP-1c
〔島野　仁〕
1. 脂質合成転写因子SREBP ……………………………………………… 23
2. 過栄養あるいは肝臓における脂質合成過剰状態は，高脂血症を誘発しやすい ……… 24
   （1）メタボリックシンドロームのモデル動物作製：肝臓SREBP-1cトランスジェニック／LDLR欠損マウス …………………………………………………………… 24
3. SREBP-1cによるIRS-2の発現抑制を介したインスリン抵抗性 ……… 25
4. 肝臓からみたエネルギー過剰摂取とメタボリックシンドローム ……… 26
5. 多価不飽和脂肪酸によるSREBP-1cの抑制 …………………………… 26
6. 生活習慣病改善因子TFE3の作用 ……………………………………… 26
7. 脂質合成転写因子SREBP-1cと膵β細胞インスリン分泌低下 ………… 27
8. 新規脂肪酸伸長酵素Elovl6の生体内作用とその意義 ………………… 27

第4章　栄養とインスリン分泌　〔稲垣 暢也〕

1. はじめに ……………………………………………………………………… 33
2. グルコースによるインスリン分泌機構 …………………………………… 33
   (1) K_{ATP}チャンネルを介するインスリン分泌のメカニズム ………… 33
   (2) K_{ATP}チャンネルと低血糖症 ………………………………………… 34
   (3) K_{ATP}チャンネルと糖尿病 …………………………………………… 34
   (4) 膵β細胞のグルコースセンサー ……………………………………… 36
3. アミノ酸や脂肪酸によるインスリン分泌機構 …………………………… 37
   (1) アミノ酸によるインスリン分泌 ……………………………………… 37
   (2) 脂肪酸によるインスリン分泌 ………………………………………… 37
4. インクレチンによるインスリン分泌機構 ………………………………… 38
   (1) 消化管シグナルを介するインスリン分泌のメカニズム …………… 38
   (2) GLP-1を用いた新しい2型糖尿病の治療戦略 ……………………… 39
   (3) インクレチン製剤の開発 ……………………………………………… 40
5. おわりに ……………………………………………………………………… 41

第5章　核内性受容体群による骨代謝制御の分子機構　〔加藤 茂明〕

1. はじめに ……………………………………………………………………… 45
2. 骨組織と骨細胞 ……………………………………………………………… 45
3. 骨代謝制御因子としての核内受容体 ……………………………………… 46
4. ビタミンD受容体(VDR)の骨組織での機能 ……………………………… 46
5. 男性ホルモン受容体の骨組織での機能 …………………………………… 47
6. 女性ホルモン(エストロゲン)受容体の骨組織での機能 ………………… 49
7. 女性ホルモンの骨量維持作用は，破骨細胞の細胞死の誘導を介する … 50
8. おわりに ……………………………………………………………………… 52

第6章　メタボリックシンドロームにおける肥満とその管理　〔中村　正〕

1. はじめに ……………………………………………………………………… 57
2. メタボリックシンドロームとは? …………………………………………… 57
3. メタボリックシンドロームの病態 ………………………………………… 58
4. メタボリックシンドローム管理の重要性 ………………………………… 60
5. おわりに ……………………………………………………………………… 61

第7章　若年者の自律神経機能と遺伝子多型―アドレナリン受容体・レニン-アンギオテンシン系―　〔松永 哲郎, 津田 謹輔〕

1. はじめに ……………………………………………………………………… 63
2. 自律神経系と肥満, 循環器疾患 …………………………………………… 63
3. $β_3$-アドレナリン受容体 ……………………………………………………… 64
4. $β_3$-AR遺伝子多型とUCP1一塩基多型の重複 …………………………… 67

5．β_1, β_2-アドレナリン受容体 ································· 67
　　6．α-アドレナリン受容体 ································· 71
　　　　（1）　α_1-アドレナリン受容体 ································· 71
　　　　（2）　α_{2A}-アドレナリン受容体 ································· 71
　　　　（3）　α_{2B}-アドレナリン受容体 ································· 72
　　　　（4）　α_{2C}-アドレナリン受容体 ································· 72
　　7．レニン-アンギオテンシン（RA）系 ································· 72
　　8．おわりに ································· 74

第2編　食品成分と機能

第8章　食品機能研究の進歩　〔寺尾 純二〕
　　1．はじめに ································· 81
　　2．三次機能研究の創出と展開 ································· 81
　　3．バイオアベイラビリティー研究の重要性 ································· 82
　　4．食品機能成分研究の変遷 ································· 83
　　　　（1）　たんぱく質，ペプチド ································· 83
　　　　（2）　脂　　質 ································· 83
　　　　（3）　糖　　質 ································· 84
　　　　（4）　テルペノイド ································· 85
　　　　（5）　カロテノイド ································· 86
　　　　（6）　クルクミン ································· 86
　　　　（7）　カカオポリフェノール ································· 86
　　　　（8）　野菜ポリフェノール ································· 87
　　　　（9）　ワインポリフェノール ································· 88
　　　　（10）　茶カテキン ································· 88
　　　　（11）　大豆イソフラボンとエクオール ································· 89
　　　　（12）　含硫化合物 ································· 90

第9章　緑茶カテキン受容体を介したEGCGの機能性発現とシグナリング
　〔立花 宏文〕
　　1．はじめに ································· 93
　　2．EGCGの生体利用性 ································· 93
　　3．EGCGの結合分子 ································· 93
　　　　（1）　マトリックスメタロプロテアーゼ ································· 94
　　　　（2）　プロテアソーム ································· 94
　　　　（3）　ERK1/2, Akt ································· 95
　　　　（4）　DNAメチルトランスフェラーゼ ································· 95
　　　　（5）　Bcl-2 ································· 95

（6）　vimentin ……………………………………………………………… 95
　4．緑茶カテキン受容体としての67kDaラミニンレセプター …………………… 95
　　（1）　67kDaラミニンレセプター ………………………………………… 96
　　（2）　EGCGは細胞膜脂質ラフトに局在する ……………………………… 96
　　（3）　緑茶カテキン受容体としての発見 …………………………………… 97
　5．緑茶カテキン受容体におけるEGCGの結合部位 …………………………… 97
　6．緑茶カテキン受容体を介したEGCGの細胞増殖抑制作用 ………………… 98
　7．緑茶カテキン受容体を介したEGCGのアポトーシス誘導作用 …………… 99
　8．緑茶カテキン受容体を介したEGCGの抗アレルギー作用 ………………… 100
　　（1）　ヒスタミン放出抑制作用 ……………………………………………… 100
　　（2）　高親和性IgE受容体発現抑制作用 …………………………………… 100
　　（3）　メチル化カテキンの抗アレルギー作用を仲介する緑茶カテキン受容体 …… 101
　9．67LRはガレート化合物受容体か？ …………………………………………… 102
　10．緑茶カテキン受容体シグナリングを担う分子 ………………………………… 103
　11．おわりに ………………………………………………………………………… 104

第10章　食品成分による免疫調節　　〔八村　敏志〕

　1．はじめに ………………………………………………………………………… 109
　2．腸管免疫系の構造 ……………………………………………………………… 109
　3．食品たんぱく質に対する免疫寛容（経口免疫寛容） ………………………… 109
　4．食品によるアレルギー・炎症抑制 …………………………………………… 110
　　（1）　アレルギーの発症機構 ……………………………………………… 110
　　（2）　食品成分のアレルギー抑制効果 …………………………………… 111
　　（3）　炎症性腸疾患の抑制 ………………………………………………… 113
　5．食品成分による感染防御能増強 ……………………………………………… 113
　　（1）　IgA抗体産生応答 …………………………………………………… 113
　　（2）　食品成分のIgA抗体産生増強・感染防御効果 …………………… 114
　6．おわりに ………………………………………………………………………… 114

第11章　食物アレルギーの多様性と変動解析　　〔森山　達哉〕

　1．はじめに ………………………………………………………………………… 119
　2．食物アレルギーとは …………………………………………………………… 119
　3．食物アレルギーの分類 ………………………………………………………… 120
　　（1）　クラス1食物アレルギー …………………………………………… 120
　　（2）　クラス2食物アレルギー …………………………………………… 121
　　（3）　空中の食物抗原による吸入アレルギー …………………………… 121
　　（4）　接触蕁麻疹やPCD（protein contact dermatitis） ……………… 121
　4．大豆アレルギーの多様性 ……………………………………………………… 121
　5．植物性食物アレルゲンの変動解析 …………………………………………… 123

（1）病害被害によるアレルゲンの増大 ……………………………………… 123
　6．おわりに ………………………………………………………………………… 124

第12章　緑茶カテキンの脂質代謝改善作用　　　　　　　　　　　　　〔池田郁男〕
　1．はじめに ………………………………………………………………………… 127
　2．血清コレステロール濃度低下作用 …………………………………………… 129
　3．摂食後高トリアシルグリセロール血症の抑制 ……………………………… 131
　4．内臓脂肪低減効果 ……………………………………………………………… 134
　5．緑茶摂取と心疾患による死亡率に関する疫学研究 ………………………… 135

第13章　NGF作用増強因子：食べ物による神経細胞機能改善は可能か？
　　　　　　　　　　　　　　　　　　　　　　　　　　　　　　　　〔内田浩二〕
　1．はじめに ………………………………………………………………………… 139
　2．神経栄養因子（ニューロトロフィン） ……………………………………… 139
　3．神経栄養因子受容体とシグナル伝達 ………………………………………… 141
　4．神経栄養因子の臨床応用とその問題点 ……………………………………… 143
　5．神経栄養因子の作用を代替・増強する化合物 ……………………………… 144
　　　（1）神経栄養因子様物質 ………………………………………………… 144
　　　（2）神経栄養因子の産生・放出を刺激する物質 …………………………… 144
　　　（3）神経栄養因子の作用を増強する物質 …………………………………… 145
　6．おわりに ………………………………………………………………………… 147

第14章　微生物機能を活用した食品機能の創出　　　　　　　　　　　〔小川　順〕
　1．はじめに ………………………………………………………………………… 151
　2．微生物による機能性脂質生産 ………………………………………………… 151
　　　（1）高度不飽和脂肪酸（PUFA）の生産 …………………………………… 152
　　　（2）CLAなどの共役脂肪酸の生産 …………………………………………… 154
　　　（3）微生物による機能性脂質生産の展望 …………………………………… 158
　3．微生物酵素による潜在的食品機能の向上 …………………………………… 158
　　　（1）微生物ラッカーゼによる食品への新たな機能性の付与 ……………… 158
　　　（2）機能性食品・サプリメント素材としての微生物酵素 ………………… 159
　4．乳酸菌による高尿酸血症予防の可能性 ……………………………………… 159
　　　（1）活発なプリン体代謝を示す乳酸菌の選抜 ……………………………… 160
　　　（2）食餌性高尿酸血症モデルラットを用いた乳酸菌の血中尿酸値上昇抑制能の
　　　　　評価 ……………………………………………………………………………… 160
　　　（3）血中尿酸値上昇抑制効果を示した乳酸菌におけるプリン体代謝 …… 160
　　　（4）乳酸菌プロバイオティクスの可能性 …………………………………… 161
　5．おわりに ………………………………………………………………………… 162

第3編　公衆栄養と疾病予防

第15章　エビデンスに基づく予防・治療　〔佐々木　敏〕

 1．エビデンスの定義 ……………………………………………………………… 169
 2．疫学の台頭 ……………………………………………………………………… 169
 3．EBMとEBN …………………………………………………………………… 170
 4．栄養疫学研究データの読み方：多要因にまつわる問題 …………………… 170
 5．栄養疫学研究データの読み方：曝露量にまつわる問題 …………………… 173
 6．栄養疫学研究データの読み方：結果のゆらぎにまつわる問題 …………… 173
 7．叙述的総説と系統的総説 ……………………………………………………… 174
 8．栄養指導・栄養教育の問題：モノ教育偏重の弊害 ………………………… 176
 9．お わ り に ……………………………………………………………………… 177

第16章　骨の栄養と骨粗鬆症　〔田中　清〕

 1．は じ め に ……………………………………………………………………… 179
 2．骨の生理 ………………………………………………………………………… 179
  （1）　骨の役割 ………………………………………………………………… 179
  （2）　血液中カルシウム濃度の調節機構 …………………………………… 180
  （3）　骨形成・骨吸収の機構 ………………………………………………… 180
 3．骨粗鬆症の病態 ………………………………………………………………… 181
  （1）　女性ホルモンと骨粗鬆症 ……………………………………………… 181
  （2）　骨粗鬆症の定義 ………………………………………………………… 181
 4．骨粗鬆症の診断 ………………………………………………………………… 182
  （1）　骨粗鬆症の診断基準 …………………………………………………… 182
  （2）　骨代謝マーカー ………………………………………………………… 182
 5．骨に必要な栄養素：ビタミンD ……………………………………………… 183
  （1）　ビタミンDの作用とビタミンDの欠乏・不足 ……………………… 183
  （2）　「日本人の食事摂取基準(2005年版)」におけるビタミンD ……… 183
  （3）　ビタミンD投与は骨折を減らすのか？ ……………………………… 184
 6．骨に必要な栄養素：ビタミンK ……………………………………………… 185
  （1）　骨におけるビタミンKの役割 ………………………………………… 185
  （2）　ビタミンKは骨折を抑制するのか？ ………………………………… 185
 7．骨に必要な栄養素：その他 …………………………………………………… 186
 8．骨粗鬆症治療薬 ………………………………………………………………… 187
  （1）ビスフォスフォネート製剤 …………………………………………… 187
  （2）SERM …………………………………………………………………… 188
  （3）そ　の　他 ……………………………………………………………… 188
 9．「日本人の食事摂取基準(2005年版)」と「骨粗鬆症の予防と治療ガイドライン
  2006年版」の比較 …………………………………………………………… 188

10．お わ り に……………………………………………………………………… 189

第17章　爪遺伝子診断による若年女性の食育　〔瀧井　幸男〕
　　1．は じ め に……………………………………………………………………… 191
　　2．若年女性と栄養………………………………………………………………… 191
　　3．一次予防としてのSNP解析による遺伝子診断法…………………………… 192
　　4．簡便な体質判定法の開発……………………………………………………… 193
　　　　（1）　DNAの採取部位の検討……………………………………………… 193
　　　　（2）　プロテアーゼの調製…………………………………………………… 193
　　　　（3）　爪の切り屑からのDNA抽出………………………………………… 193
　　　　（4）　遺伝子DNAの増幅と解析…………………………………………… 194
　　5．爪遺伝子診断法と各調査法との比較………………………………………… 195
　　6．爪遺伝子診断で同定した肥満関連遺伝子群と食生活意識………………… 196
　　7．遺伝子診断に対する意識とこれからの食育………………………………… 196
　　8．お わ り に……………………………………………………………………… 197

索　　引…………………………………………………………………………………… 199

第1編
病態と栄養

第1章 病態栄養分野の進歩と課題
　　　　　……………………… 河田 照雄

第2章 レドックスとストンスの予防医学
　　　　　……………………… 淀井 淳司

第3章 メタボリックシンドロームとエネルギー代謝転写調節　SREBP-1c
　　　　　……………………… 島野　仁

第4章 栄養とインスリン分泌
　　　　　……………………… 稲垣 暢也

第5章 核内性受容体群による骨代謝制御の分子機構
　　　　　……………………… 加藤 茂明

第6章 メタボリックシンドロームにおける肥満とその管理
　　　　　……………………… 中村　正

第7章 若年者の自律神経機能と遺伝子多型
　　　　　―アドレナリン受容体・レニン-アンギオテンシン系―
　　　　　………… 松永 哲郎, 津田 謹輔

第1章 病態栄養分野の進歩と課題

河田 照雄*

1. はじめに

栄養学領域の中で病態栄養の位置づけは，生活習慣病や新しい診断基準としてのメタボリックシンドロームの設定によりますます重要性が増してきている。病態栄養は，状態変化した生体とその生体に働きかける物質（栄養素及び非栄養素）の相互作用の学問である。すなわち，各種疾患に伴う生体内環境の変化，これを媒介する循環器，肝臓や腎臓における生理機能などを理解し，これらにおける疾患に対してどのような栄養学的方法論が可能か，を基礎と応用の両面から追究していく研究領域である。

病態栄養における最近の進歩として，本編において詳細に解説されているレドックス，糖代謝，脂質代謝，エネルギー代謝，骨代謝，さらにはメタボリックシンドロームなど多岐にわたり，かつそれらは分子メカニズムまで踏み込んだ生体側の詳細な解析が行われてきている。これらの知見は，新たな栄養学分野である遺伝情報を活用したニュートリゲノミクスやテーラーメード栄養学の研究成果とも融合して新時代の病態栄養を形成するものと期待される。

2. 医療経済と病態栄養

生活習慣病で，今後10年間（2007～2017年）に全世界で3億8,800万人が亡くなり，英国では330億ドル（約3兆6,600億円），インドでは2,370億ドル（26兆3,000億円），中国では5,580億ドル（61兆9,000億円）の経済的損失を被るとの試算がなされた[1]。その一方で，適切な健康指導や薬物治療を受ければ，生活習慣病で早期に亡くなるヒトの80％以上は救済でき，今一斉に行動を起こせば，2015年までに少なくとも3,600万人の死が予防できるとの試算も出ている。そのような状況下での病態栄養の重要性は一段と増している。

生活習慣病による経済的損失の多くは医療費が占める。現在，生活習慣病の治療は，有効な新薬により可能となってきた。例えば，糖尿病におけるインスリン抵抗性改善剤であるチアゾリジン系薬剤，脂質異常症にはスタチン系薬剤とフィブラート系薬剤，また，骨粗鬆症にはビスフォスファネート系薬剤などが開発されてきている。しかしながら薬剤による治療は，単にどの程度の効果をあげたのかではなく，かけた費用に見あうだけの効果をあげているか，すな

---

*京都大学大学院農学研究科食品生物科学専攻

わち，費用対効果，という医療経済の視点が重要である。その意味で栄養療法は，費用対効果に優れた予防・治療手段であり，現代のわが国の医療における役割が提言されている[2]。特にその中で，栄養治療単独の評価もあるものの，多くの場合，栄養治療は多くの薬物療法の基礎となっていることが多く，薬物の効果とされているものの中には，両者の効果の合算と考えられる例が少なくない。また，栄養療法の評価は，単なる科学的エビデンスのみならず，費用対効果に優れているかどうかの医療経済評価も加味することの必要性が指摘されている[2]。このことは病態栄養の新しい視点として注目すべきことであろう。

3．疾患構造の変化

病態栄養の対象とする疾患は，経済状況や社会的背景などが強く影響してきた。わが国において，高度成長期以前は「不足の栄養状態」に基づくたんぱく質欠乏症やビタミン欠乏症など の疾患が対象であった。一方，高度成長期以降の「過剰の栄養状態」にある現代人は，糖尿病，動脈硬化症，脂質異常症，癌，認知症，骨粗鬆症，神経疾患などのさまざまな疾患を発症するリスクが極めて高くなってきている。すなわち，現代は，疾患構造が，感染症や欠乏症から生活習慣病の時代に大きく変わってきた。その背景には，多くの場合，遺伝的要因と環境的要因が複雑に絡み合い，特に食生活変化や運動不足が大きくかかわっている。図1－1に年齢別の主要な疾病の外来受療率を示したが，癌を除く生活習慣病に分類される疾病の受療率が，50歳代に入ると急速に高まることがわかる[3]。

4．高齢社会と病態栄養

一般に，65歳以上の人のことを高齢者といい，高齢化率が7％を超えた社会を「高齢化社会」，14％を超えた社会を「高齢社会」とよんでいるが，これからの病態栄養学は「高齢」の課題を避けることができない。先進諸国の高齢化率を

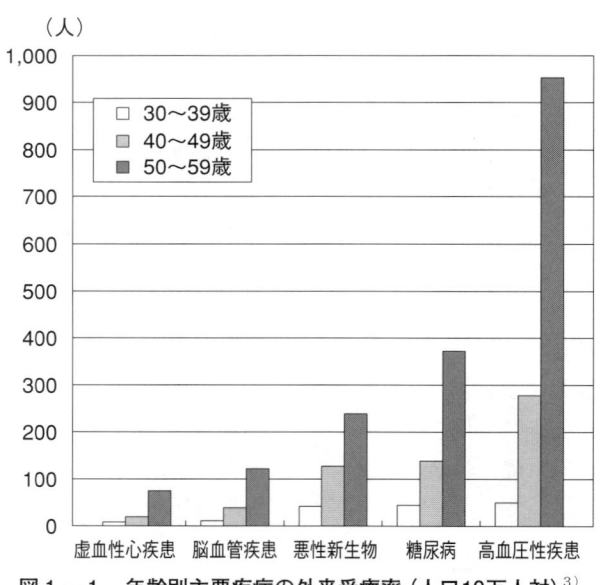

図1－1　年齢別主要疾病の外来受療率（人口10万人対）[3]

比較すると，わが国は1980年代までは下位，1990年代にはほぼ中位であったが，21世紀に入ってからは最も高い水準となり，世界のどの国もこれまで経験したことのない本格的な高齢社会が到来するものと予測されている（図1－2）[4]。

また，高齢化の速度について，高齢化率が7％を超えてからその倍の14％に達するまでの所要年数（倍化年数）によって比較すると，フランスが115年，スウェーデンが85年，比較的短いドイツが40年であるのに対し，わが国は，1970（昭和45）年に7％を超え高齢化社会に突入すると，その24年後の1994（平成6）年には14％に達し，すでに高齢社会となっている。このように，わが国の高齢化は世界に例をみない速度で進行しており，高齢者を対象とした病態栄養研究が急務である。また，わが国では，1947（昭和22）年からの3年間に生まれた「団塊の世代」が65歳に到達する2012（平成24）～2014（平成26）年には，65歳以上の高齢者が年に約100万人ずつ増加すると見込まれ，医療分野においても多くの問題を生じる可能性が極めて高い。

5．個人の遺伝情報と栄養・健康管理

ヒトゲノムが解読され，多くの遺伝子の機能解析が進んできた。このゲノム情報から医薬品の開発が進められるとともに，遺伝子診断によって患者の遺伝子型を特定し，個々人に適した医療や医薬品を提供する「テーラーメード医療」の実現化が進んできている。遺伝子を構成する塩基が変異した遺伝子多型（SNPs）はヒト

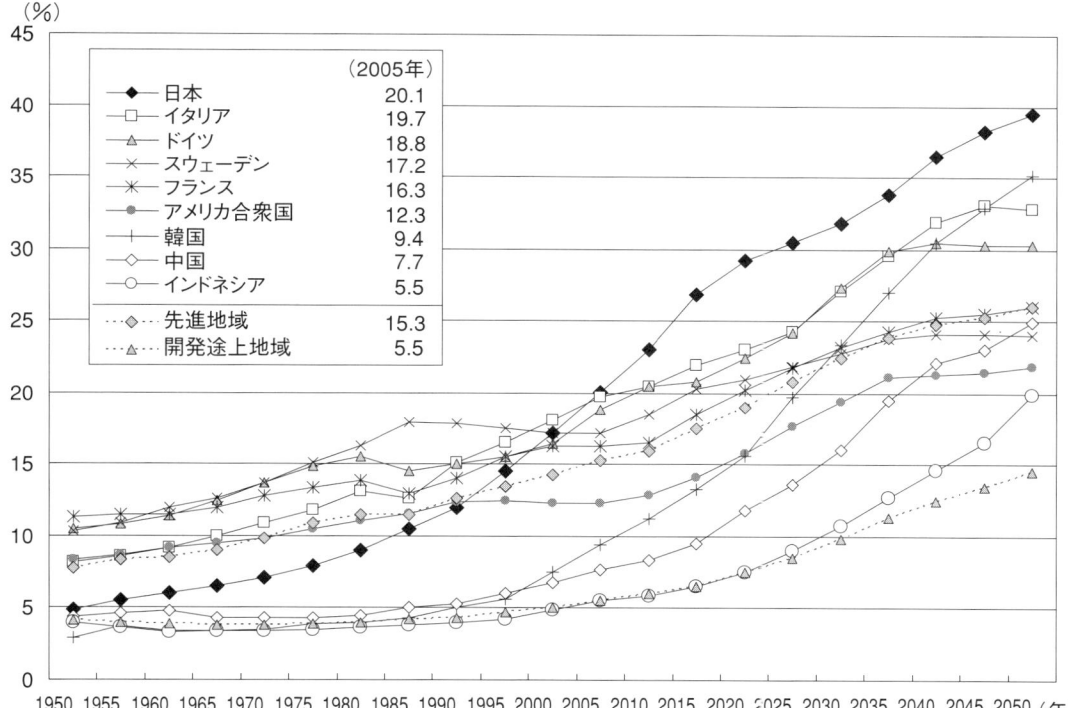

図1－2　世界の高齢化率の推移[4]

先進地域とは，北部アメリカ・日本・ヨーロッパ・オーストラリア及びニュージーランドをいう。
開発途上地域とは，アフリカ・アジア（日本を除く）・中南米・メラネシア・ミクロネシア・ポリネシアからなる地域をいう。

それぞれで異なり，ある種の変異は病気へのなりやすさ（なりにくさ）を決定したり，薬の効き方の違いや副作用の違いにも影響していると考えられてきている。このような個人の遺伝子の特徴は現在，薬物に関するテーラーメード医療として具体的な応用研究がスタートしている。この遺伝子情報により個人に最適な薬物療法が可能となることが期待されているわけであるが，さらに，糖尿病や肥満などの生活習慣病の場合には，何種類かの遺伝子の多型による遺伝性素因と，食生活などの環境要因が重なって引き起こされると考えられている。したがって，生活習慣病の発症と，それに関係する複数の遺伝子の多型との関係が明らかになると，たとえ遺伝的には不利な素因（発症リスク）をもったヒトでも，食生活に伴う栄養条件などの生活習慣を個人に合わせて変えることにより生活習慣病の発症を人為的に抑えることができるようになると期待されている。

このように遺伝子情報を活用して健康の維持や病気の予防・改善を目的とした個人に最適な栄養管理を目指す新しい学問領域が，「テーラーメード（オーダーメード）栄養学」であり，（米国では，personalized nutritionとよばれている），このような個々人の遺伝子情報を利用した栄養学が，予防医学的側面を重視した今後の病態栄養の基盤となるであろう。併せて個人の遺伝子情報の管理システムの整備も急務である。また最近，急速に研究が進展してきたニュートリゲノミクスによる，食品摂取と遺伝子発現制御による健康管理も今後の病態栄養のあり方に大きく影響するであろう。米国UC Davisの研究者らを中心としたセンターのWebサイトからニュートリゲノミクスに関する研究成果が世界に向けて発信され[5]，今後のわが国の病態栄養の発展にも寄与するものと思われる。

6．おわりに

高齢社会に突入した現在，生活習慣病を未然に防ぐことが大きな課題であり，疾病発症の原因を若い時期からの予防医学において，特に個々人の健康を維持増進する新しい理論と実践の体系付けを行うことが急務となってきている。その際，個々人の遺伝子情報が基盤となる。また，より実践的な費用対効果を加味した薬物療法との相乗効果も，薬物治療に依存度の高い高齢社会においては重要な課題である。今日の病態栄養は大きな転換期を迎えている。

● 文　献

1) Daar AS, Singer PA, Persad DL, Pramming SK, Matthews DR, Beaglehole R, Bernstein A, Borysiewicz LK, Colagiuri S, Ganguly N, Glass RI, Finegood DT, Koplan1 J, Nabel1 EG, Sarna G, Sarrafzadegan N, Smith1 R, Yachl D, Bellchronic J：Grand challenges in chronic non-communicable diseases. Nature 450；494-496；2007

2) 田中清，武田英二，門脇孝，恩地森一，立川倶子，清野裕：生活習慣病の治療・予防における栄養療法の意義と医療経済評価．日本病態栄養学会誌 9；3-9；2006

3) 患者調査の概要　平成17年版：厚生労働省

4) 高齢社会白書　平成16，19年版：政府広報オンライン

5) http://nutrigenomics.ucdavis.edu/

第2章　レドックスとストレスの予防医学

淀井淳司[*]，加藤紀子[**]，井上善晴[***]，増谷　弘[*]

1．はじめに

「ストレス」は発癌，老化，動脈硬化，認知症，神経疾患などのさまざまな疾患を引き起こす要因であることが近年明らかとなり，その予防は現代社会の大きな課題となっている。「ストレス」の定義はさまざまであるが，酸化ストレス，熱ショック，浸透圧ストレス，低温ストレス，低酸素ストレスなど多種多様な要因が存在する。その中でも酸化ストレスには，活性酸素種，紫外線，放射線，薬剤，化学物質，炎症反応などが含まれ，前述の疾患に深く関与する。私たちの生体内では，このような酸化ストレスに対する防御システムとして，レドックス（redox）制御システムを備えている。レドックス（redox）とは，還元・酸化（reduction-oxidation）を示す言葉であるが，生体が受けた酸化ストレスと，それを消去するための抗酸化剤による抗酸化力のバランスを広義なレドックス制御とよんでいる。筆者らは，このレドックス制御に関与するたんぱく質チオレドキシン（TRX）の研究をさまざまな角度から行ってきた。本章では，レドックスとストレスの予防医学と題し，チオレドキシンが果たす役割について，これまでの研究成果及び今後の展望を述べたい。

2．チオレドキシン（TRX）とは

生体内のレドックス制御に関与する重要なたんぱく質として，チオレドキシン（TRX）が存在する。TRXは，大腸菌のDNA合成に必須な酵素であるリボヌクレオチド還元酵素の補酵素として発見された[1]。TRXは分子内に-Cys-Xaa-Xaa-Cys-というレドックス活性配列を有する分子量約12kDaのたんぱく質で，この二つのシステイン残基間でジスルフィド結合をつくる酸化型と，遊離のチオール基をもつ還元型が存在する。還元型TRXは基質たんぱく質のジスルフィド結合を還元し，自らは酸化型となる。酸化型TRXはNADPHとTRX還元酵素により再還元される（図2－1）。ヒトTRXは筆者らにより成人T細胞白血病由来因子（ADF：ATL-derived factor）としてクローニングされた[2]。TRXはさまざまな酸化ストレスにより誘導され，誘導されたTRXは，単独で一重項酸素や，ヒドロキシルラジカルを消去するほか[3]，TRX依存性のペルオキシダーゼであるペルオキシレドキシンと

---

[*]京都大学ウイルス研究所生体応答学研究部門　　[**]レドックス・バイオサイエンス株式会社
[***]京都大学農学研究科

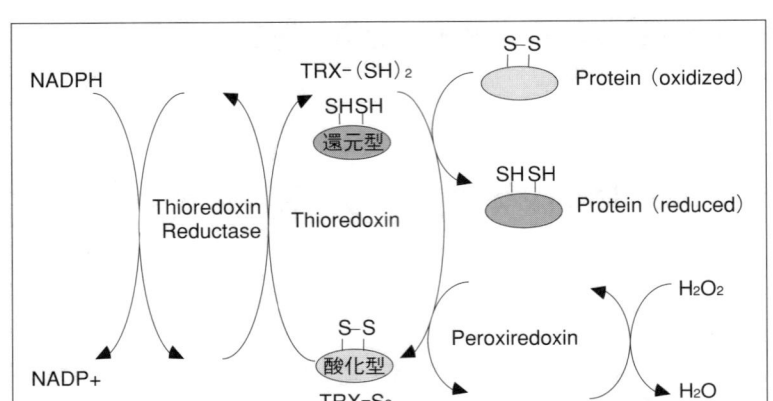

図2-1　TRXによるレドックス制御機構

の協調作用により細胞内の活性酸素種（ROS）を消去する抗酸化物質として作用する[4]。

筆者らは，TRXの生体内での機能を明らかとする過程で組換え型ヒトTRXたんぱく質（rhTRX）や，TRX遺伝子を高発現させたトランスジェニックマウス（TRX-Tgマウス）などを作製し，さまざまな解析を行ってきた。これまでに，TRX遺伝子を欠損させたノックアウトマウスは胎生致死であり，TRXはほ乳類の発生・分化の初期段階に必須の遺伝子であることが示された[5]。一方，TRX-Tgマウスは対照マウスと比較し，約30％の長寿傾向を示した[6]（図2-2）。

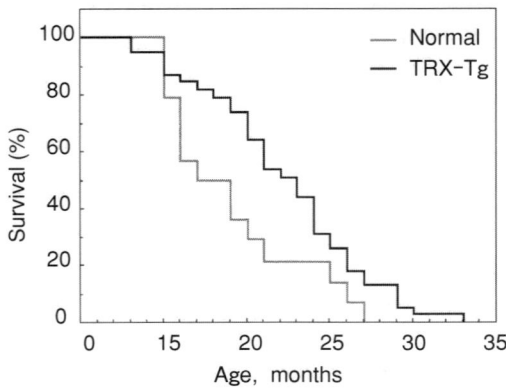

図2-2　TRX-Tgマウスと対照マウスの寿命の比較
TRX-Tgマウスは対照マウスと比較し，約30％長寿である。

（文献6）より引用改訂）

3．TRXの臨床応用

TRXは抗酸化作用以外に，酸化ストレスが関係する病態に対し防御的に作用することが明らかとなっている。筆者らは，マウス背の皮下に空気を注入し，作製したエアポーチにLPSを投与すると好中球の血管外漏出がみられるエアポーチモデル実験において，rhTRXを静脈内投与することにより，好中球の血管外漏出が抑制され，好中球内でLPSにより活性化されるp38MAPKのリン酸化が抑制されることを明らかにした[7]。また，抗癌剤であるブレオマイシンを気管内投与させた急性肺障害モデルラットに対し，rhTRXを静脈内投与することで，肺間質への白血球浸潤を抑制することを明らかにした[8]（図2-3）。マウス腹腔内に炎症性サイトカインであるIL-2とIL-18を連日投与することで炎症細胞浸潤を伴う間質性肺炎モデルにおいて，rhTRXを隔日腹腔内投与すると対照群と比較し，肺間質への炎症細胞浸潤及び，間質性肺炎が抑制され，予後も有意に改善される結果が得られている[8]（図2-4）。また，喫煙による肺疾患モデル実験において，TRX-Tgマウスは優位に炎症反応を抑制する結果を得ている[9]。最

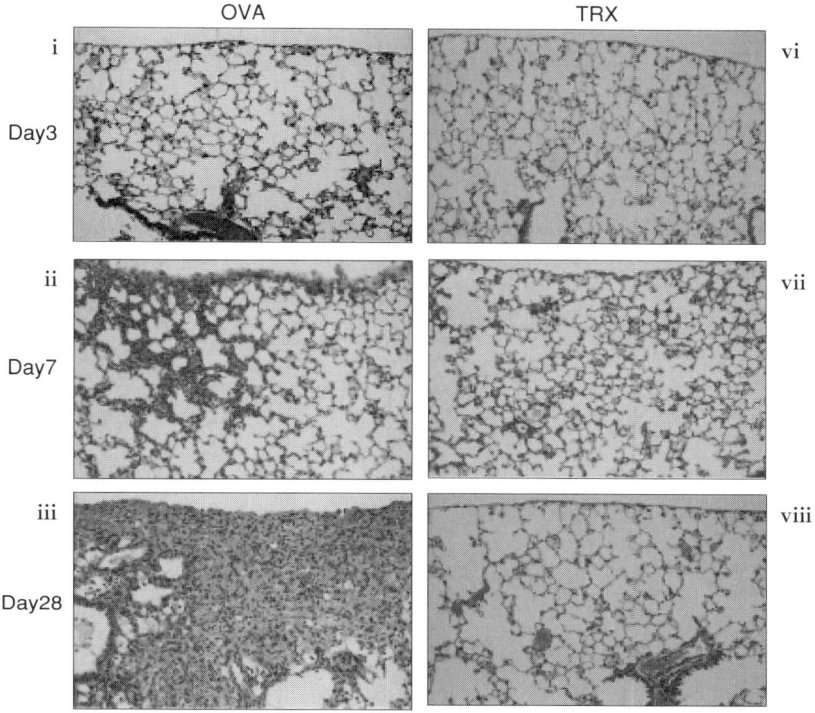

図2-3 TRX投与でのブレオマイシンによる白血球浸潤の抑制
ブレオマイシン投与3, 7, 28日後の肺組織像：オボアルブミン（OVA）投与群に対し
rhTRX投与群では肺間質への細胞浸潤，肺胞壁の肥厚，肺胞の虚脱などが抑制された。
（文献8）より引用改定）

近では，TRX-Tgマウスは対照マウスと比較し，肥満細胞からのヒスタミンの放出を抑制することで，アレルギー反応を抑制する知見や[10]，デキストラン硫酸による潰瘍性大腸炎モデル実験において，TRX-Tgマウスが対照マウスと比較し，炎症性サイトカインであるマクロファージ遊走阻害因子（MIF）の産生を抑制することで，炎症応答が抑制される知見を得ている[11]。

このように，TRXはさまざまな炎症性疾患に対する有効な治療薬として期待される中，筆者らは，現在，京都大学医学部附属病院探索医療センターにおいて，rhTRXを急性肺障害／急性呼吸促迫症候群に対する治療薬として臨床応用することを目指し，動物を用いた安全性試験を実施している。今後，倫理委員会による承認が得られれば臨床試験を開始する予定である。

4．TRX誘導物質

これまでに，TRXの遺伝子発現誘導機構を解析し，その発現調節にARE（antioxidant responsive element）やCRE（cyclic AMP responsive element）が重要であることを報告している[12,13]。さらに，臨床で用いられる抗胃潰瘍薬の一つであるGGA（geranyl geranyl acetone）が肝細胞，胃粘膜上皮細胞，末梢血リンパ球や神経細胞株においてTRXの発現を誘導することを明らかにした[14]。加えて，胃粘膜上皮細胞株をアルコールで刺激した場合の細胞障害が，GGAによりTRXを誘導させることで軽減する結果が得ら

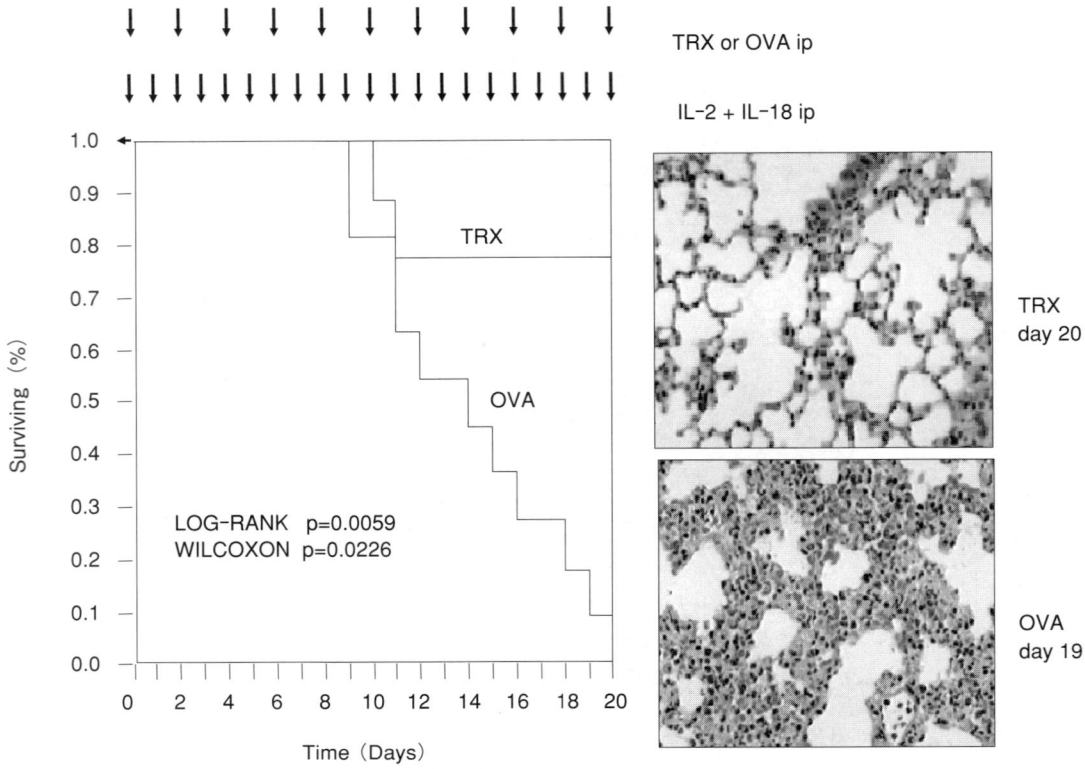

図2−4　TRX投与によるマウス急性肺障害抑制

TRX群は対照群と比較し、肺間質への炎症細胞浸潤が抑制され、間質性肺炎が抑制された。また、予後が有意に良好であった。

（文献8）より引用改定）

れた[15]。また、プロスタグランジンE1（PGE1）もTRXを誘導することが明らかとなり、PGE1で網膜色素細胞株にTRXを誘導させることで、過酸化水素による細胞障害を抑制することが示された[16]。

このようにTRXを生体内で効果的に増加させることができれば、ストレス由来の各疾患の予防法として有効であると考えられる。そこで筆者らは、多様なストレスから身体を守るための食生活を支援することを目的とし、内因性のTRXの発現を誘導するTRXの遺伝子発現誘導機構に着目して、野菜や植物由来のTRX誘導物質の探索、及び、TRXの発現誘導によるTRX高含有素材の開発を行うために、独立行政法人農業・食品産業技術総合研究機構　生物系特定産業技術研究支援センター（生研センター）による「生物系産業創出のための異分野融合研究支援事業」において、「チオレオドキシンを応用した機能性食品の開発」をテーマに、また、TRXを応用した機能性食品を開発するにあたり、「摂取することによって自身のTRX生成能力を高める食品の開発」及び「TRXを多く含有する食品の開発」というコンセプトのもとに、2002（平成14）年度から2006（平成18）年度までの期間において、京都大学ウイルス研究所、京都大学農学研究科、レドックス・バイオサイエンス株式会社、オリエンタル酵母工業、株式会社ロック・フィールド5機関での共同事業を行った。

5. TRX機能性食品の開発

(1) 植物成分由来のTRX誘導活性物質の探索

スルフォラファン（SF）はアブラナ科のブロッコリー新芽に存在するイソチオシアナートの一種であり，これまでにARE誘導活性のある物質として知られている。そこで今回，TRX誘導活性の有無を調べるために，TRX遺伝子の発現調節領域をルシフェラーゼ遺伝子につないだレポーター遺伝子発現ベクターを構築し検討した。その結果，ブロッコリー新芽抽出液でTRX誘導活性を確認し，さらに，ブロッコリー新芽の他に7種類のアブラナ科植物，紫キャベツ新芽，カイワレ大根，クレソン，ワサビ葉，ルッコラ，ラディッシュ，マスタードの新芽にTRX誘導活性が認められた（図2-5）。また，SFが

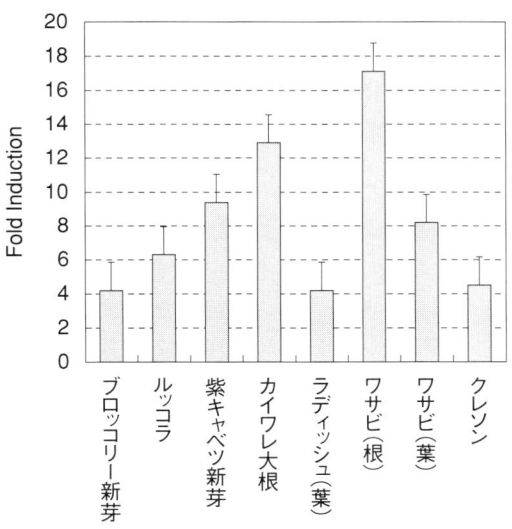

図2-5　ルシフェラーゼアッセイによる植物抽出物のTRX誘導活性
ヒト赤白血病細胞株（K562細胞株）に各抽出物を添加したときのTRX誘導活性を，コントロール（エタノール）を1としたときの相対強度で示した。

K562細胞（ヒト慢性骨髄性白血病細胞株）やRPE細胞（網膜色素上皮）でTRXたんぱく質の発現を誘導することをウエスタンブロット法により明らかにした。

酸化ストレスである過酸化水素による細胞障害実験を用いて，SF及び紫キャベツ新芽抽出物存在下での影響を調べた。その結果，SF及び紫キャベツ新芽抽出物は，酸化ストレスに対する障害を軽減することが明らかになった[17]（図2-6）。

SFをマウスの腹腔あるいは経口投与した網膜色素上皮細胞では，対照群と比較し，TRXたんぱく質が誘導されることを確認した[18]。そこで次に，光照射により生じる網膜障害モデルマウスを用いて，あらかじめSFを腹腔内投与することによる影響を調べた。光照射から96時間後，SFを注射したマウスの方が対照マウスに比べ，外顆粒層（outer nuclear layer：光受容細胞核）及び網膜色素上皮細胞層の細胞核数が顕著に多くなるという結果が得られた[18]（図2-7）。TUNEL染色による陽性細胞は，対照マウスに比べ光照射前にSFを注射したマウスの方が，外顆粒層及び網膜色素上皮細胞層で顕著に少ないことが明らかになった[18]（図2-7）。網膜電図により網膜の機能を計測した結果，波形の振幅はSF処置されたマウスの方が対照マウスに比べ顕著に大きいことが示された。網膜の機能障害が強いほどこれらの振幅は低下することから，SFの投与は光照射による網膜障害に対する保護作用を示すことを明らかにした。以上の結果から，TRXを生体内で誘導させることで，効果的に外的ストレスによる障害を予防できる植物成分由来のSFは，TRX機能性食品の素材として活用できることが示された。

先に示したように，アルコールで刺激した胃粘膜上皮細胞株の細胞障害が，GGAによりTRXを誘導させることで軽減する結果が得られている。新たに，TRX-Tgマウスを用いた実験において，消炎鎮痛剤であるインドメタシンによる

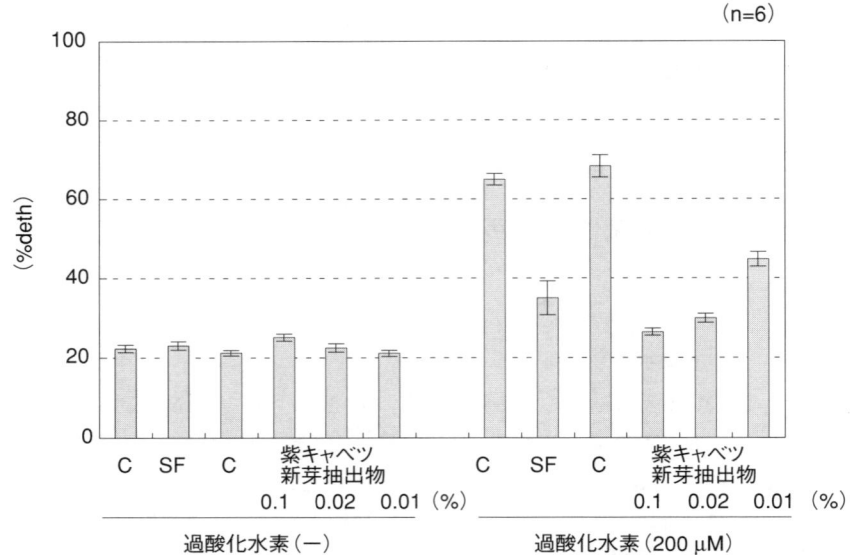

図2-6 スルフォラファン(SF), 紫キャベツ新芽抽出物による過酸化水素での細胞障害の軽減
K562細胞株に過酸化水素を投与し培養液中のLDH量を測定した。
C：コントロール, SF：スルフォラファン

(文献17)より引用改定)

潰瘍形成が減少している知見を得た[19]。また，ヒトTRXたんぱく質存在下においてラット胃粘膜細胞株RGM-1の細胞障害を軽減する結果を得た[19] (図2-8)。さらに，食品素材として広く利用されている酵母に着目し，酵母由来のTRXを用いて，アルコールによる胃潰瘍発症に対する影響について検討した。ラットに酵母精製TRXを経口投与した群と，対照としてオブアルブミン(OVA)あるいは生理食塩水を経口投与した群を比較した結果，酵母TRXによる有意な胃潰瘍抑制作用が認められた(図2-9)。また，ラット水浸ストレスモデル実験において，ストレス負荷前及び後のいずれにおいても，酵母精製TRX投与群では対照である生理食塩水群やOVA群と比較して，潰瘍部位の長さの抑制傾向が認められた(図2-9)。以上の結果から，TRXを生体内で誘導するだけでなく，経口摂取でもストレス性の胃粘膜障害に対し予防効果が期待できることが示され，酵母由来のTRXは機能性食品の素材として有効であると考えられた。

6．TRX高含有酵母素材の開発

前述したように，酵母由来のTRXは機能性食品の素材として有効であることから，筆者らは，従来の酵母素材よりもTRX含有量を増加させた素材を開発することとした。酵母において，解糖系やポリオール経路などから生成されるメチルグリオキサール(MG)がTRX遺伝子の発現を制御する転写因子Yap1を活性化し，その結果としてTRXが誘導される基礎的知見をもとに[20]，TRX高含有酵母の育種，あるいは培養するための基盤技術の開発，並びにMGの細胞内における機能解明を試みた。

S. cerevisiaeのMG代謝酵素であるグリオキサラーゼIの欠損株(glo1Δ株)では，Yap1が構

(A)

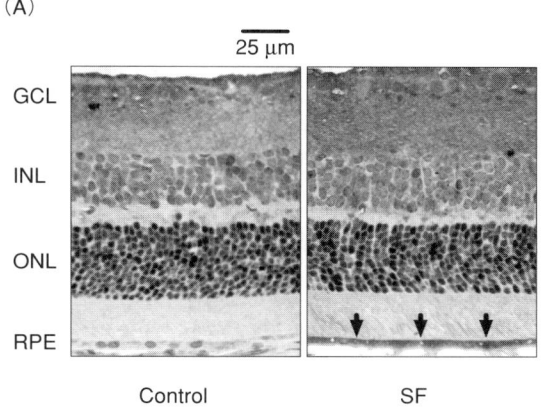

(B)

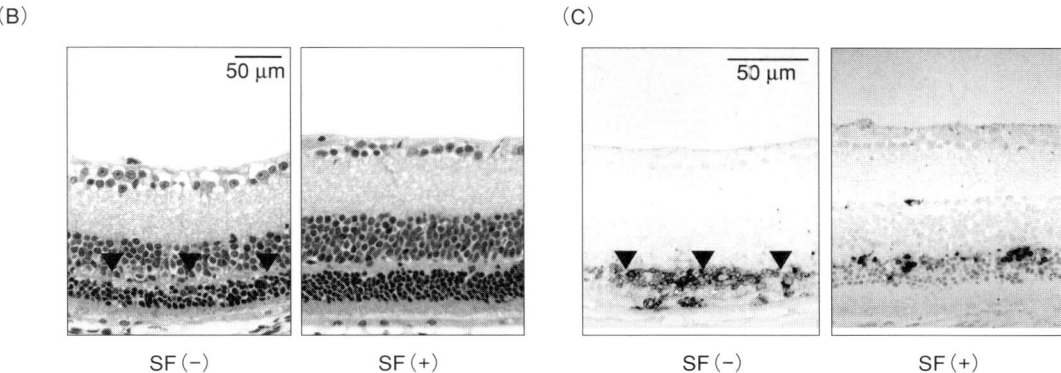

(C)

(D)

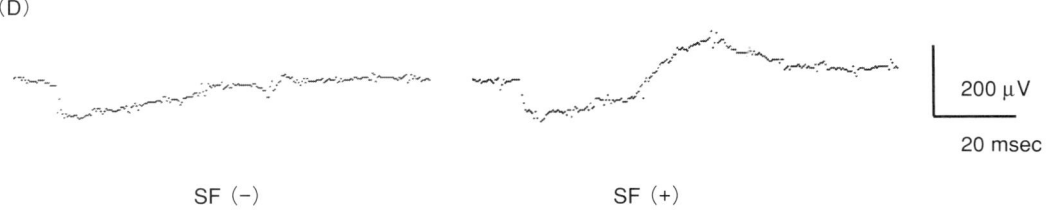

図2-7　SF前投与による網膜の光障害の軽減

(A): SFを腹腔内投与し，光照射から96時間後のマウス網膜色素上皮細胞でのTRX発現誘導が免疫染色法で確認された。(B):光照射から96時間後，外顆粒層及び網膜色素上皮細胞層の細胞核数をHE染色で確認した結果，SF投与により細胞数の減少が抑制された。(C): TUNEL陽性細胞はSF投与ではコントロールよりも外顆粒層及び網膜色素上皮細胞層で顕著に少なかった。(D):網膜電図。

（文献18）より引用改定）

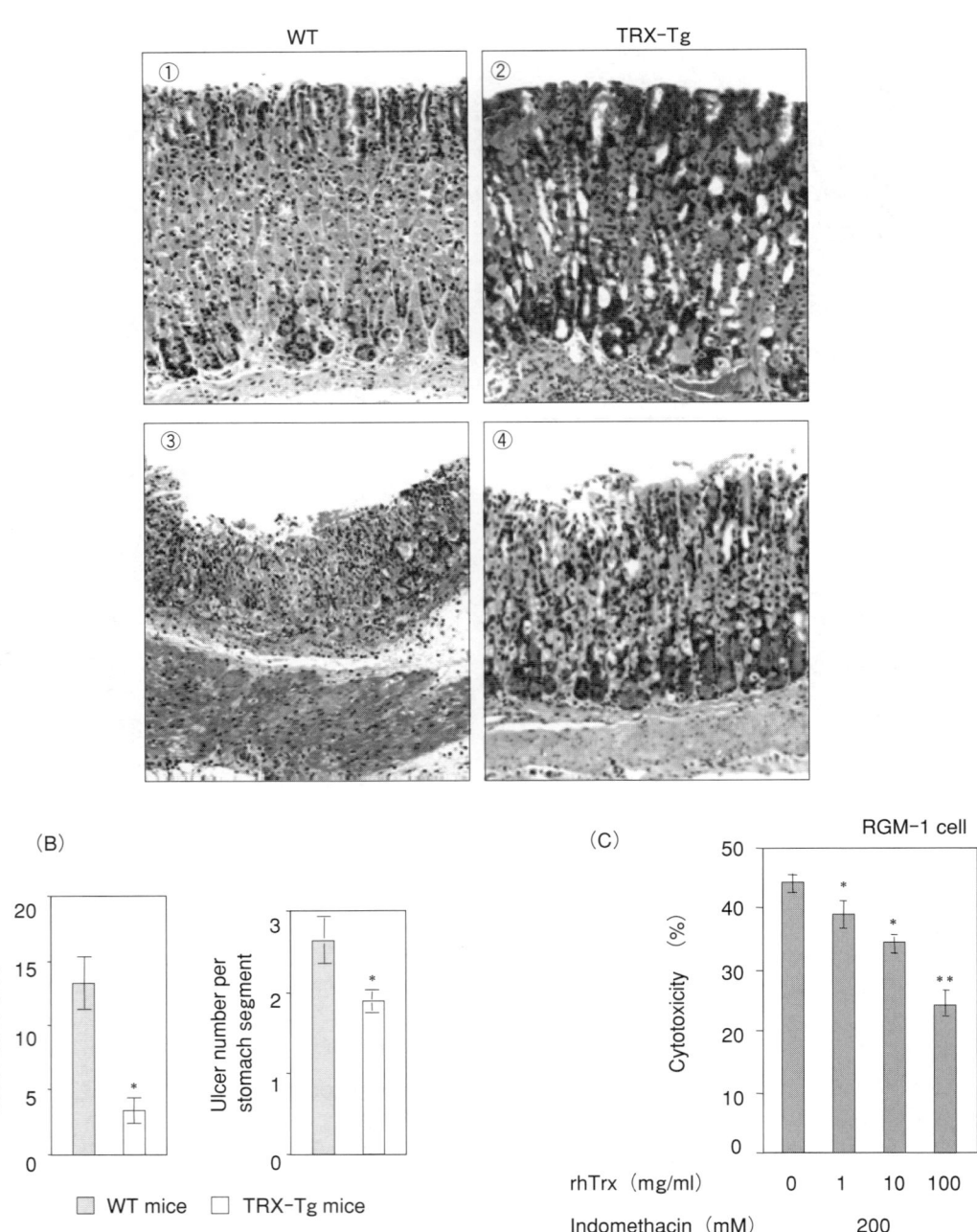

図2-8 TRXによるインドメタシンでの潰瘍形成に対する抑制効果
(A): TRX-Tgマウスは対照マウスの潰瘍形成部のHE染色：①，②はコントロール，③，④はインドメタシン投与群。
(B): 潰瘍の面積と数を計測したもの。(C): 胃粘膜細胞株（RGM-1）におけるrhTRX存在下での細胞障害の軽減。
（文献19）より引用改定）

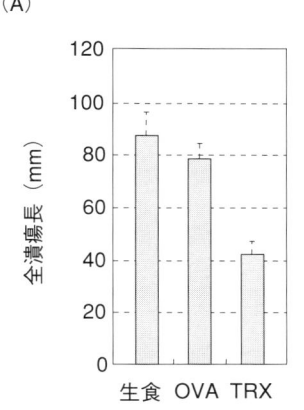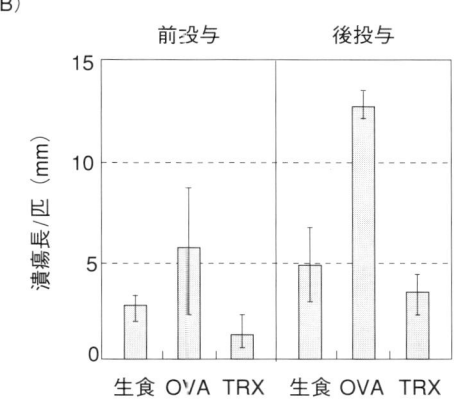

図2-9　酵母TRXによる胃粘膜保護作用
ラットに酵母TRXあるいはOVAを経口投与した際の薬剤（80％エタノール溶液＋150mM塩酸溶液）及び，水浸ストレスによる胃潰瘍部位の長さをそれぞれ測定した。(A)：酵母TRXは薬剤での胃潰瘍を抑制した。(B)：酵母TRXは水浸ストレスによる胃潰瘍を抑制した。

成的に核に局在することを見いだした[20]。さらに，MGによるYap1の活性化機構を明らかにすることを目的として，Yap1の部位特異的変異体を構築し，局在性と転写活性化能を検討した。その結果，MGによるYap1の標的部位は，C末端側のシステイン（Cys）-rich domain（c-CRD）中のCys残基であることを明らかにした（図2-10）[20]。また，Yap1の活性化機構を解析する過程で，yap1Δ株が緑茶抽出物，並びに緑茶中のカテキンの主要成分であるエピガロカテキンガレート（EGCG）に対して感受性を示すことを見いだした[21]。さらに，EGCGがYap1の核局在を引き起こすことを見いだした[21,22]。その核局在は，カタラーゼの添加により抑制されたが，SODによっては抑制されなかった。これらのことから，緑茶抽出物やEGCGは過酸化水素を発生させていることが示唆された。実際，弱アルカリ条件下では緑茶抽出物やEGCGは過酸化水素を発生させた[22]。Yap1は過酸化水素によってCys303とCys598，並びにCys310とCys629間で分子内ジスルフィド結合を形成することを明らかにした[22]。また，MGによるYap1や分裂酵母のYap1ホモログであるPap1の活性化は，分子内ジスルフィド結合の形成を介するようなレドックス制御や分子間ジスルフィド結合も関与しない，全く新たな活性化機構であることが明らかになった[20,23]。加えて，MG処理によってS. cerevisiaeのp38 MAPキナーゼホモログであるHog1がリン酸化され，核に移行することを見いだした[24]。これらの結果は，TRX高含有酵母製造への基盤的知見となった。

7．おわりに

これらの結果をもとに，筆者らはTRX高含有酵母素材の大量製造技術を開発し，この素材を利用したサラダ，ジュースの試作，販売を行った。また，TRX誘導効果を利用したドリンク，生ジュースも合わせて試作，販売を行い，TRXの存在，その有効性を広く知ってもらう機会を得た。今後もさまざまな角度からの基礎的知見をもとに，疾患の治療だけでなく，日々の食生活でのストレスの予防を目指したTRXの利用を提案していきたいと考える。

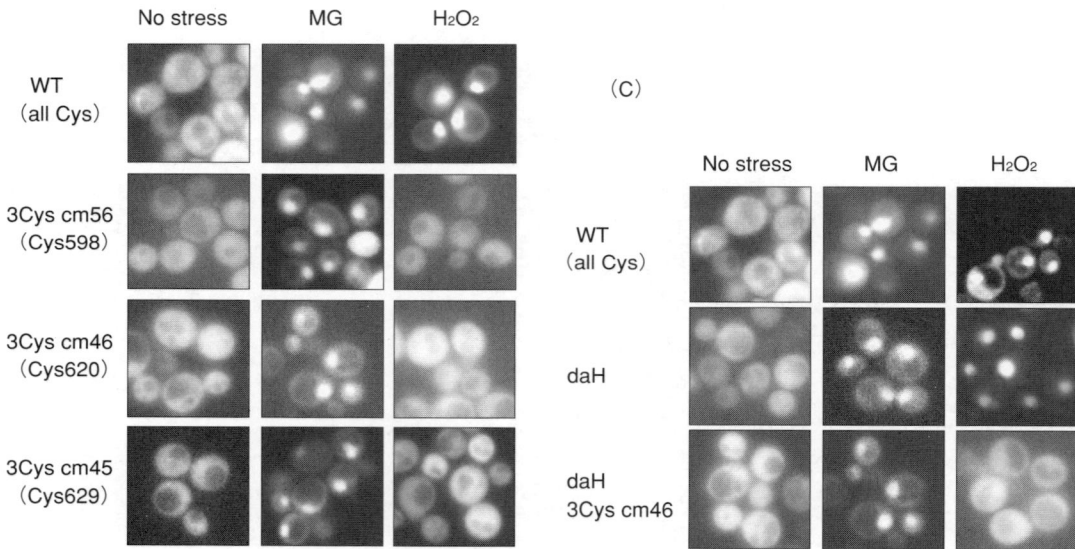

図2-10 c-CRD領域のCys残基を介したYap1の活性化

(A)：Yap1変異体の模式図。(B)：c-CRDのCys置換体のMG応答を検討するために，それぞれのYap1置換体の細胞内局在性をGFP融合たんぱく質を構築して観察した。(C)：bZIP領域を欠失させたYap1置換体のMG応答を検討するために，それぞれのYap1置換体の細胞内局在性をGFP融合たんぱく質を構築して観察した。

（文献20）より引用改定）

謝　辞

　本研究は，独立行政法人農業・食品産業技術総合研究機構　生物系特定産業技術研究支援センター（生研センター）「生物系産業創出のための異分野融合研究支援事業」支援により，京都大学ウイルス研究所，京都大学農学研究科，レドックス・バイオサイエンス株式会社，オリエンタル酵母工業，株式会社ロック・フィールドの共同で行われました。また，京都大学医学部附属病院探索医療センター　チオレドキシンプロジェクトにご協力いただきました。関係各位に深謝致します。

● 文　献

1) Holmugren A.: Thioredoxin. Annu Rev Biochem 1985 ; 54 ; 237-271.
2) Tagaya Y., Maeda Y., Mitsui A., et al.: ATL-derived factor (ADF), an IL-2 receptor/Tac inducer homologous to thioredoxin ; possible involvement of dithiol-reduction in the IL-2 receptor induction. EMBO J 1989 ; 8 ; 757-764.
3) Das K.C., Das C.K.: Thioredoxin, a singlet oxygen quencher and hydroxyl radical scavenger : redox independent functions. Biochem Biophys Res Commun 2000 ; 277 ; 443-447.
4) Tamura T, Stadtman TC.: A new selenoprotein from human lung adenocarcinoma cells : purification, properties, and thioredoxin reductase activity. Proc Natl Acad Sci U S A. 1996 ; 93 ; 1006-1011.
5) Matsui M., Oshima M., Oshima H., et al.: Early embryonic lethality caused by targeted disruption of the mouse thioredoxin gene. Dev Biol 1996 ; 178 ; 179-185.
6) Mitsui A., Hamuro J., Nakamura H. et al.: Overexpression of human thioredoxin in transgenic mice controls oxidative stress and life span. Antioxid Redox Signal 2002 ; 4 ; 693-696.
7) Nakamura H., Herzenberg L.A., Bai J. et al.: Circulating thioredoxin suppresses lipopolysaccharide-induced neutrophil chemotaxis. Proc Natl Acad Sci U S A. 2001 ; 98 ; 15143-15148.
8) Hoshino T., Nakamura H., Okamoto M. et al.: Redox-active protein thioredoxin prevents proinflammatory cytokine- or bleomycin-induced lung injury. Am J Respir Crit Care Med 2003 ; 168 ; 1075-1083.
9) Sato A. Hara T. Nakamura H. et al.: Thioredoxin-1 suppresses systemic inflammatory responses against cigarette smoking. Antioxid Redox Signal. 2006 ; 8 ; 1891-1896.
10) Son A., Nakamura H., Kondo N. et al.: Redox regulation of mast cell histamine release in thioredoxin-1 (TRX) transgenic mice. Cell Res 2006 ; 16 ; 230-239.
11) Tamaki H., Nakamura H., Nishio A. et al.: Human thioredoxin-1 ameliorates experimental murine colitis in association with suppressed macrophage inhibitory factor production. Gastroenterology 2006 ; 131 ; 1110-1121.
12) Kim Y.C., Yamaguchi Y., Kondo N. et al.: Thioredoxin-dependent redox regulation of the antioxidant responsive element (ARE) in electrophile response. Oncogene. 2003 ; 22 ; 1860-1865.
13) Bai J, Nakamura H, Kwon Y.W. et al.:Critical roles of thioredoxin in nerve growth factor-mediated signal transduction and neurite outgrowth in PC12 cells. J Neurosci 2003 ; 23 ; : 503-509.
14) Dekigai H. Nakamura H. Bai J. et al.: Geranylgeranylacetone promotes induction and secretion of thioredoxin in gastric mucosal cells and peripheral blood lymphocytes. Free Radic Res. 2001 ; 35 ; 23-30.
15) Hirota K. Nakamura H. Arai T. et al.: Geranylgeranylacetone enhances expression of thioredoxin and suppresses ethanol-induced cytotoxicity in cultured hepatocytes. Biochem Biophys Res Commun. 2000 ; 275 ; 825-830.
16) Yamamoto M. Sato N. Tajima H et al.: Induction of human thioredoxin in cultured human retinal pigment epithelial cells through cyclic AMP-dependent pathway; involvement in the cytoprotective activity of prostaglandin E1. Exp Eye Res 1997 ; 65 ; 645-652.
17) Masutani H. Yamaguchi Y. Otsuki R. et al.: Thioredoxin and Thioredoxin inducers against oxidative stress. J Clin Biochem Nutr. 2005 ; 37 ; 45-53
18) Tanito M, Masutani H, Kim YC. et al.: Sulforaphane induces thioredoxin through the antioxidant-responsive element and attenuates retinal light damage in mice. Invest Ophthalmol Vis Sci. 2005 ; 46 ; 979-987.
19) Tan A. Nakamura H. Kondo N. et al.: Thioredoxin-1 attenuates indomethacin-induced gastric mucosal injury in mice. Free Radic Res ; 2007 ; 41 ; 861-869.
20) Maeta K. Izawa S. Okazaki S. et al.:Activity of

the Yap1 transcription factor in Saccharomyces cerevisiae is modulated by methylglyoxal, a metabolite derived from glycolysis. Mol Cell Biol 2004 ; 24 ; 8753-8764.
21) Takatsume Y. Maeta K. Izawa S. et al.: Enrichment of yeast thioredoxin by green tea extract through activation of Yap1 transcription factor in *Saccharomyces cerevisiae*. J Agric Food Chem 2005 ; 53 ; 332-337.
22) Maeta K. Nomura W. Takatsume Y. et al. : Green tea polyphenols function as prooxidants to activate oxidative stress-responsive transcription factors in yeasts. Appl Environ Microbiol 2007 ; 73 ; 572-580.
23) Takatsume Y. Izawa S. Inoue, Y. : Methylglyoxal as a signal initiator for activation of the stress-activated protein kinase cascade in the fission yeast *Schizosaccharomyces pombe*. J Biol. Chem 2006 ; 281 ; 9086-9092.
24) Maeta K. Izawa S. Inoue, Y. : Methylglyoxal, a metabolite derived from glycolysis, functions as a signal initiator of the high osmolarity glycerol-mitogen-activated protein kinase cascade and calcineurin/Crz1-mediated pathway in *Saccharomyces cerevisiae*. J Biol Chem 2005 ; 280 ; 253-260.

第3章 メタボリックシンドロームとエネルギー代謝転写調節 SREBP-1c

島野 仁*

1. 脂質合成転写因子SREBP

　SREBP（sterol regulatory element-binding protein）は細胞内のコレステロール合成を制御する転写因子で，LDL受容体遺伝子のプロモーター上のステロール制御部位に結合しその遺伝子発現を活性化する因子として発見された。現在，細胞内の脂質合成，特にステロール制御の調節因子として確立している[1]。この転写因子の特徴は，合成されると粗面小胞体に結合して膜たんぱく質として存在することで，アミノ基側のbHLH型部分が切り出され核内に移行することで転写活性を発揮する。この切断ステップは，細胞内コレステロール不足で活性化し，逆に過剰で抑制され，ステロール制御のカギとなっている。このSREBPの切断活性化の制御は，SREBPと結合してゴルジ体へとエスコートして切断に導くステロールセンシング膜たんぱく質SCAPや，それを抑制するInsigなどを介して細胞内コレステロールホメオスタシスにかかわっている。SREBPは，SREBP-1a，-1c，-2の三つが知られており，各メンバーによって制御する脂質，その制御の様式，生理的意義が異なる。SREBP-2が元来のコレステロール代謝制御を担う一方，SREBP-1cは，脂肪酸，トリグリセリド合成系の酵素群の転写活性化能を有し，エネルギー代謝臓器において栄養状態に応じてリポジェネシスを支配する[2,3]。

　したがって，肥満，脂肪肝，高脂血症など脂質代謝異常と関連が深い。組織における過剰な脂肪酸やトリグリセリドの蓄積は，脂肪毒性といわれるように細胞内のインスリン作用の障害を惹起させて糖尿病につながる。例えば脂肪蓄積は，β細胞ではインスリン分泌不全，骨格筋や肝臓ではインスリン抵抗性と関連している。従来，脂肪毒性は，食事性の脂質摂取過剰などに起因する細胞外からの脂肪酸流入による病態と考えられている。筆者らはその機転のみならず，SREBP-1cを介した内因性脂肪酸合成も脂肪毒性に関連しているという仮説のもと，肝臓，β細胞をはじめ各臓器での脂肪毒性を，SREBP-1cの視点から検討を続けている（図3-1）。以下に挙げるように，主にマウスを用いた実験を通じてこの脂質合成転写因子SREBP-1cがインスリンシグナルやインスリン分泌に直接影響し，メタボリックシンドロームや糖尿病の病態の発症や悪化に関連していることを示してきた。

* 筑波大学大学院人間総合科学研究科

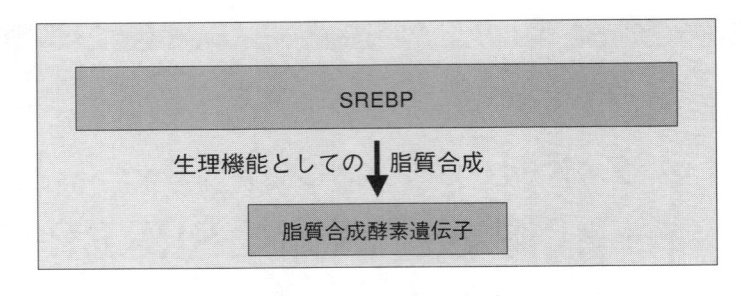

図3-1 SREBPと脂肪毒性の分子機序
（文献5），10），12），13）より引用改定）

2. 過栄養あるいは肝臓における脂質合成過剰状態は，高脂血症を誘発しやすい（図3-2）

ob/obマウスは，レプチン欠損により過食並びにエネルギー消費の低下のため著明な肥満，インスリン抵抗性，脂肪肝そして結局，糖尿病を来す。このようにさまざまなリスク重積にもかかわらず，このマウスは高脂血症が軽度で動脈硬化を認めない。しかしこのマウスをLDL受容体ノックアウトマウスと交配して，血中脂質が蓄積しやすい状態にすると，著明な高脂血症とアテローマを大動脈に引き起こす[4]。また肝臓のSREBP-1cは著明に活性化しており，高脂血症は，肝臓の脂質合成活性化に基づいている。このように，エネルギー過剰摂取は，肝臓のSREBP-1c，脂質合成の活性化とともに高脂血症のリスクとなる。

（1）メタボリックシンドロームのモデル動物作製：肝臓SREBP-1cトランスジェニック/LDLR欠損マウス

このダブルミュータントマウスは，肥満はないが，肝臓のSREBP-1cの過剰発現により，血中トリグリセリド，レムナントリポたんぱく質の上昇，HDLコレステロールの低下，脂肪肝などメタボリックシンドロームの特徴を呈している。さらに食後にこの傾向が著明となる食後高脂血症のパターンをとる。本マウスは，通常食で飼育していても大動脈部にアテローマを自然発症した（高橋，島野ら unpublish observation）。す

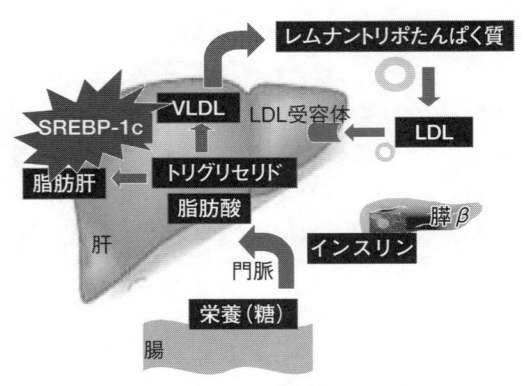

図3-2 栄養過多による肝臓SREBP-1c活性化と脂肪肝，高脂血症

なわち著明な高コレステロール血症を呈していなくても，メタボリックシンドロームの脂質パターンは動脈硬化のリスクとなることが示された。

3．SREBP-1cによるIRS-2の発現抑制を介したインスリン抵抗性（図3-3）[5]

本来，SREBP-1cは，肝臓における栄養状態に応じて，過剰な糖質を脂肪酸，トリグリセリドに転換する生理作用を担っており，その延長線上として過栄養では脂肪肝や高脂血症と関連していると考えられる。従来より，インスリン抵抗性と脂肪肝は合併することが多い。肥満，インスリン抵抗性，糖尿病モデル動物の多くは，肝臓でSREBP-1cが活性化していることが示されている。その際，肝臓における主要インスリンシグナルメディエーターであるIRSファミリーのうち特にIRS-2は抑制されていることが多い。IRS-2プロモーター解析の結果，SREBPが直接結合し，その転写を抑制し発現が低下することが示された。アデノウイルスを用いて肝臓でSREBP-1cを過剰発現すると，IRS-2の発現の低下，Aktリン酸化の低下，そしてグリコーゲン合成の低下が，脂肪合成の増加とは対照的に観察されていた。このように，脂質合成転写因子の活性化が，肝臓のインスリンシグナルを障害し，脂肪肝におけるインスリン抵抗性の

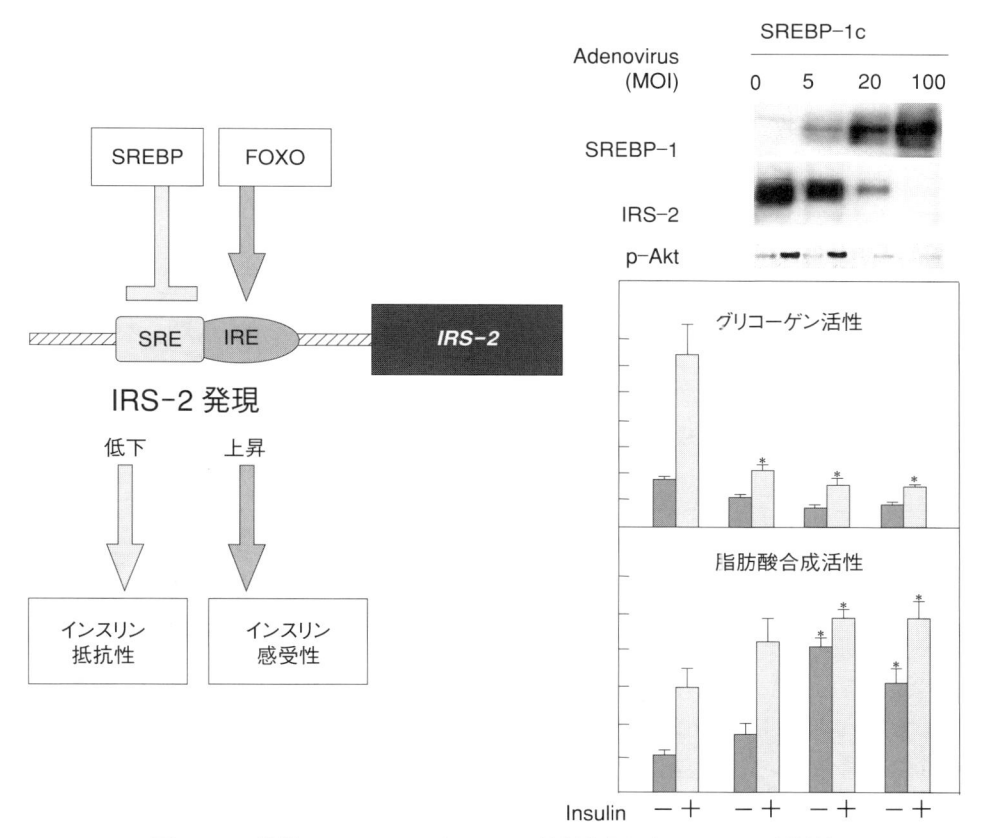

図3-3　肝臓SREBP-1cによるIRS-2抑制を介したインスリン抵抗性

（文献5）より引用改定）

4. 肝臓からみたエネルギー過剰摂取とメタボリックシンドローム（図3-3）

エネルギー摂取の際，その余剰分は，SREBP-1cを活性化して，脂質として蓄える。慢性的に過剰摂取すれば，本来の生理機能が病態形勢に転じてしまう。栄養過多における肝臓のSREBP-1cの活性化は，脂肪酸合成，トリグリセリド合成を増加させ，脂肪肝を形成するとともに血中にトリグリセリドリッチなリポたんぱく質の合成，分泌を高める。その結果，高レムナント血症，低HDL血症を来し，メタボリックシンドロームの病態を形成する[6]。さらにインスリン抵抗性が存在すると，肝細胞の核内にSREBP-1cとFoxo1とが共に存在する。SREBP-1cは，脂質合成遺伝子やIRS-2の抑制によりインスリン抵抗性を持続させる。Foxo1の活性化は糖新生遺伝子の持続活性化して高血糖に関与する。高血糖は肝臓のSREBP-1cの活性化を助長し，ここにSREBP-1cを介した肝臓インスリン抵抗性の悪循環が成立する。

5. 多価不飽和脂肪酸によるSREBP-1cの抑制

したがって，治療的視点からは，肝臓のSREBP-1cは抑制することが好ましい。従来より多価不飽和脂肪酸には，血中トリグリセリド低下作用や肝臓の脂質合成低下作用があることが知られていたが，筆者らはこの作用がSREBP-1cの抑制を介していることを見いだした[7]。抑制作用は，SREBP-1cの切断活性抑制や発現抑制など複数の機序による。食事中に多価不飽和脂肪酸を負荷することにより，ob/obマウスにおけるインスリン抵抗性の改善も観察している[8]。

6. 生活習慣病改善因子TFE3の作用（図3-4）

最近，筆者らはSREBPのIRS-2の抑制に，拮抗して，これを活性化する因子としてTFE3という転写因子を発見した[9]。TFE3は，Foxo1と協調し，IRS2プロモーターのSREBP結合部位に重複して存在するE-boxに結合し，IRS-2の発現を活性化する。TFE3の過剰発現実験の解析の結果，TFE3はIRS-2活性化に加えて，種々のインスリン作用関連遺伝子を誘導し，インスリン感受性を亢進するために種々の糖尿病モデルマウスにおいても著明な血糖改善効果，さらに脂質合成は抑制，たんぱく質合成は活性化と，広汎な代謝作用を有することがわかった。生活習慣病の包括的治療標的として期待される。

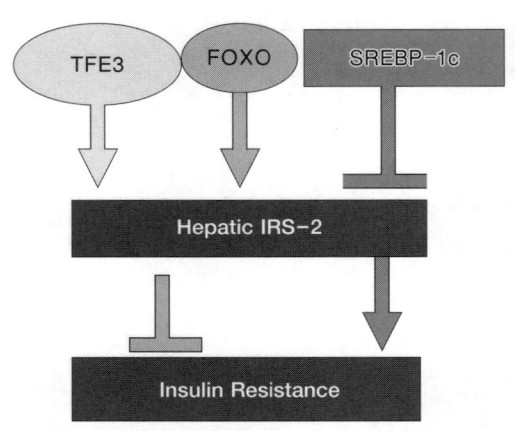

図3-4　肝臓におけるIRS-2を介したインスリン感受性を制御する転写因子

（文献4）より引用改定）

7. 脂質合成転写因子SREBP-1cと膵β細胞インスリン分泌低下

慢性的な脂肪酸のβ細胞への流入は，インスリン分泌の低下を引き起こすと考えられており，膵β細胞脂肪毒性とよばれ従来より糖尿病の病態の一つと考えられている。内因性の脂肪酸合成がこの病態機序に関与する可能性を検討するため，インスリンプロモーターを用いたSREBP-1cトランスジェニックマウスを作製して検討した。このマウスは糖負荷試験においてインスリン分泌能が低下し耐糖能異常を示した[10]。分離したランゲルハンス島の観察では軽度形成異常，インスリン量の低下，さらに単位ランゲルハンス島当たりの糖刺激性インスリン分泌の低下も認めていた。SREBP-1cが過剰発現し，β細胞における内因性脂肪酸合成が活性化し，ランゲルハンス島ではトリグリセリドが蓄積とともにATPの産生が低下していた。ランゲルハンス島の遺伝子発現解析の結果，SREBP-1cの過剰発現により，IRS-2(5)やPDX1の低下，UCP2の上昇を来し，ランゲルハンス島の形成や糖刺激性のインスリン分泌に障害を来していると推測された。特に高脂肪高スクロース食により，インスリン分泌負荷を高めるとこれらの所見は，より顕正化した。一方SREBP-1ノックアウトマウスのランゲルハンス島は，トランスジェニックマウスと逆にインスリン分泌の促進を示した。

図3-5に示すように，多価不飽和脂肪酸がSREBP-1cの発現，切断活性化を抑制する一方，パルミチン酸などの飽和脂肪酸は，SREBP-1cの発現を活性化し，脂肪酸合成をさらに促進してしまう。この脂肪酸の不飽和度によるSREBP-1cに対する相反する効果が，脂肪肝のみならずβ細胞のインスリン分泌不全に対する脂肪毒性にかかわっていることが推測される。

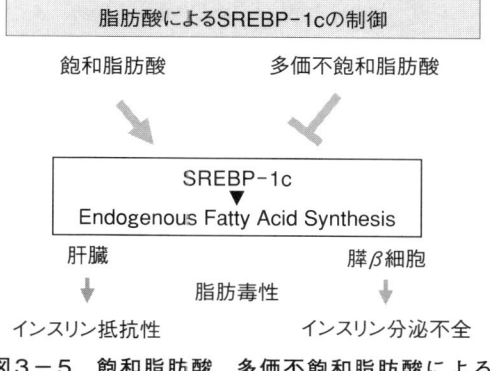

図3-5 飽和脂肪酸，多価不飽和脂肪酸によるSREBP-1cの制御
（文献15）より引用改定）

8. 新規脂肪酸伸長酵素Elovl6の生体内作用とその意義

筆者らは最近，さらに新しい脂肪酸の質の違いに注目し，特に長鎖脂肪酸の鎖長の違いによるエネルギー代謝制御について新しい知見を得た[11]。SREBPの新規標的遺伝子としてクローニングした脂肪酸伸長酵素FACE（fatty acyl-CoA elongase, Elovl6）はn-9及びn-7系の炭素数12～16の飽和及び一価不飽和脂肪酸の鎖長伸長をつかさどり，栄養条件により発現変動しながら組織内の脂肪酸組成を規定する新規の酵素である（図3-6）。

このElovl6のノックアウトマウスを作製し，肝臓における組織脂肪酸組成を検討した結果，本酵素が実際の生体においても上記の酵素反応を支配的に担っていることが確認された。Elovl6ノックアウトマウスは，高脂肪高スクロース食を投与すると，野生型マウスと同様に肥満を呈し，肥大した脂肪組織の脂肪サイズの増大を認めた（図3-7）。この肥満した状態で，野生型マウスでは，インスリン抵抗性，高インスリン血症を惹起するが，Elovl6ノックアウトマウスは，血中インスリン値やレプチン値の高値を認めず，インスリン抵抗性並びに耐糖能の改

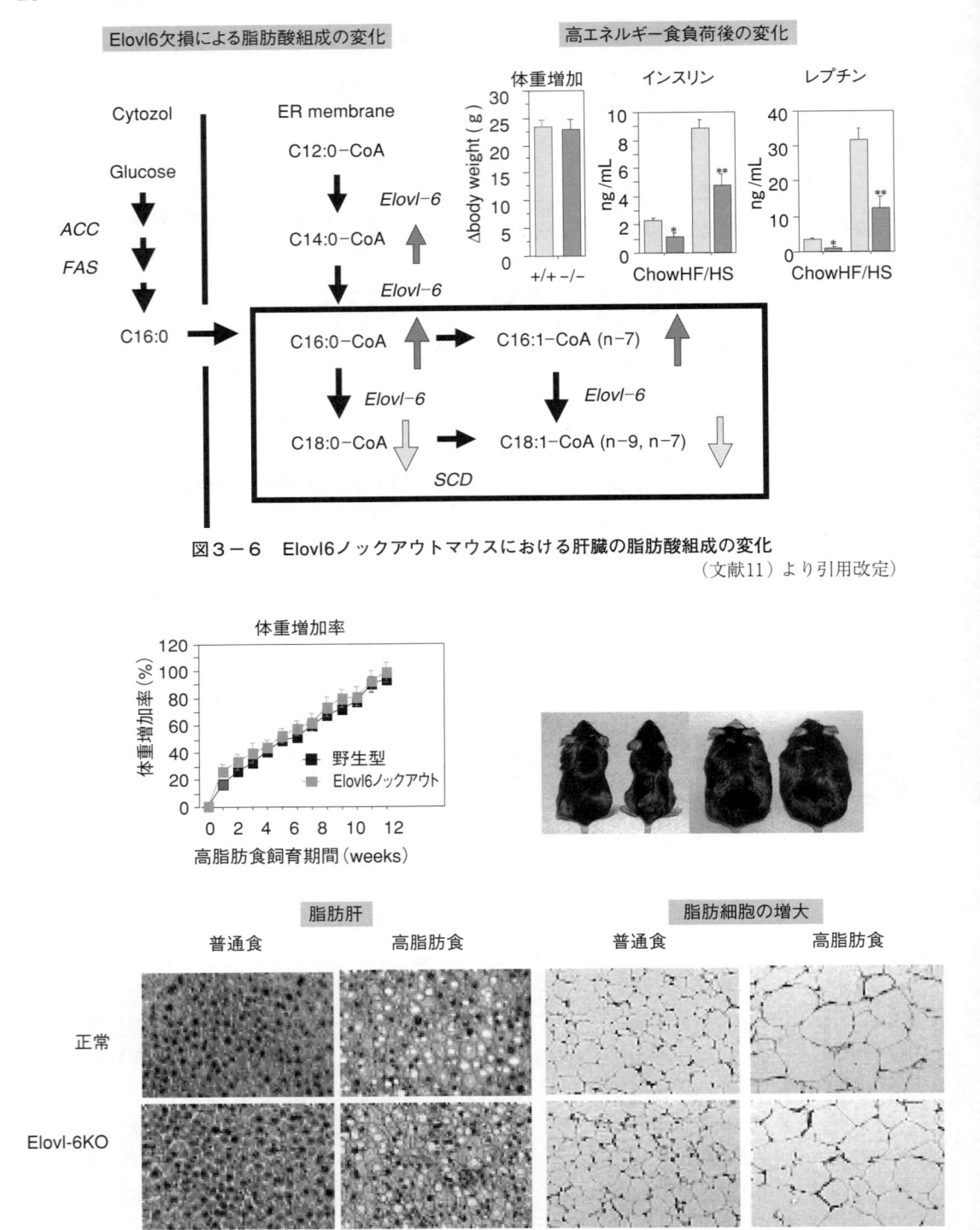

図3−6　Elovl6ノックアウトマウスにおける肝臓の脂肪酸組成の変化
（文献11）より引用改定）

図3−7　Elovl-6-/- マウスは高脂肪食負荷では正常マウスと同様に肥満にも脂肪肝にもなる
（文献11）より引用改定）

善も認められた（図3-8）。このFACE欠損によるインスリン感受性改善メカニズムを解析したところ，インスリン感受性の改善は主に肝臓で起こっており，その主たるインスリンシグナルメディエーター IRS-2の活性化とそれに伴うAktのリン酸化の亢進を確認した。さらに高脂肪食による肝臓ジアシルグリセロールの増加がノックアウトマウスでは抑制されており，それに伴いインスリン抵抗性関連因子PKCεの活性も低下していた。また意外なことに，肝臓において脂肪酸の合成と分解はともに低下していることがわかった。従来，インスリン抵抗性の改善は，肥満の改善，脂肪分解の亢進，炎症性機転の改善などを伴っているが，FACEノックアウトの場合これらを呈することなく全く別のインスリン感受性制御機構の存在が示唆された。さらにこのノックアウトマウスは食欲，行動変化を示唆する結果も得られている。したがって，Elovl6による細胞内脂肪酸組成の変動がエネルギー代謝遺伝子発現，インスリン感受性の重要な決定因子であり，生活習慣病発症の鍵を握ることが示された。

この成果を踏まえ，生活習慣病病因において組織脂肪酸の量から質にパラダイムシフトの必要性とともに，本酵素の新しい生活習慣病の新しい治療標的としての可能性が示唆された。

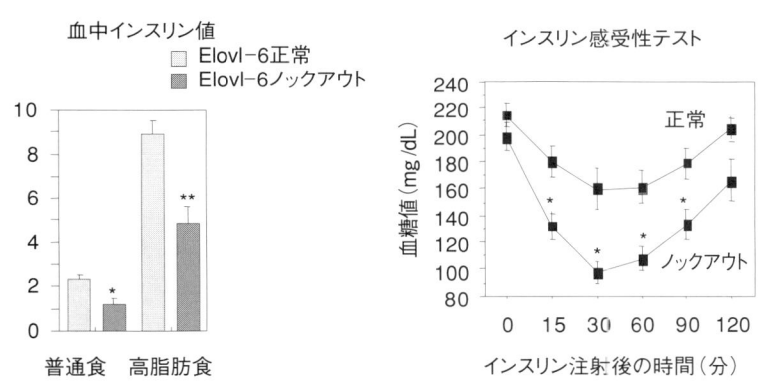

図3-8 Elovl-6ノックアウトマウスは肥満でもインスリン抵抗性にならない
インスリン感受性を検討するため，インスリン負荷試験を行った。通常食飼育ではジェノタイプ間で差は認められなかったが，高脂肪高ショ糖食負荷でにノックアウトマウスで血糖降下が大きく，高エネルギー食によるインスリン抵抗性の改善が認められた。

（文献11）より引用改定）

●文 献

1) Brown MS, Goldstein JL : A proteolytic pathway that controls the cholesterol content of membranes, cells, and blood.Proc Natl Acad Sci U S A 1999 Sep 28；96（20）；11041-8
2) Shimano H et al. : Sterol Regulatory Element-binding protein-1 as a key transcription factor for nutritional induction of lipogenic enzyme genes.
3) Shimano H.:Sterol Regulatory Element-binding Protein（SREBP）Family as Global Regulators of Lipid Synthetic Genes in Energy Metabolism. Vitamins and Hormones 2002;65;167-94
4) Hasty AH, Shimano H, Osuga J, Namatame I, Takahashi A, Yahagi N, Perrey S, Iizuka Y, Tamura Y, Amemiya-Kudo M, Yoshikawa T, Okazaki H, Ohashi K, Harada K, Matsuzaka T, Sone H, Gotoda T, Nagai R, Ishibashi S, Yamada N. : Severe hypercholesterolemia, hypertriglyceridemia, and atherosclerosis in mice lacking both leptin and the low density lipoprotein receptor. J Biol Chem. 2001 Oct 5；276（40）；37402-8.
5) Ide T，Shimano H, and Yahagi N et al.:SREBPs suppress IRS-2-mediated insulin signalling in the liver．Nat Cell Biol 6（4）；351-357；2004．
6) Shimano H. : SREBP-1c and TFE3, energy transcription factors that regulate hepatic insulin signaling. J Mol Med. 2007 Feb 6；[Epub ahead of print]
7) Yahagi N, Shimano H, Hasty AH, Amemiya-Kudo M, Okazaki H, Tamura Y, Iizuka Y, Shionoiri F, Ohashi K, Osuga J, Harada K, Gotoda T, Nagai R, Ishibashi S, Yamada N. : A crucial role of sterol regulatory element-binding protein-1 in the regulation of lipogenic gene expression by polyunsaturated fatty acids. J Biol Chem. 1999 Dec 10；274（50）；35840-4.
8) Sekiya M, Yahagi N, Matsuzaka T, Najima Y, Nakakuki M, Nagai R, Ishibashi S, Osuga J, Yamada N, Shimano H. : Polyunsaturated fatty acids ameliorate hepatic steatosis in obese mice by SREBP-1 suppression. Hepatology. 2003 Dec；38（6）；1529-39
9) Nakagawa Y, Shimano H, Yoshikawa T, Ide T, Tamura M, Furusawa M, Yamamoto T, Inoue N, Matsuzaka T, Takahashi A, Hasty AH, Suzuki H, Sone H, Toyoshima H, Yahagi N, and Yamada N : TFE3 transcriptionally activates hepatic IRS-2, participates in insulin-signaling and, ameliorates diabetes. Nature Med Nat Med. 2006 Jan；12（1）；107-113
10) Takahashi A, Motomura K, Kato T, Yoshikawa T, Nakagawa Y, Yahagi N, Sone H, Suzuki H, Toyoshima H, Yamada N, Shimano H. : Transgenic mice overexpressing nuclear SREBP-1c in pancreatic beta-cells. Diabetes. 2005 Feb;54（2）；492-9
11) Matsuzaka T, Shimano H, Yahagi N, Kato T, Atsumi A, Yamamoto T, Inoue N, Ishikawa M, Okada S, Ishigaki N, Iwasaki H, Iwasaki Y, Karasawa T, Kumadaki S, Matsui T, Sekiya M, : Ohashi K, Hasty AH, Nakagawa Y, Takahashi A, Suzuki H, Yatoh S, Sone H, Toyoshima H, Osuga J & Yamada N Crucial role of a long-chain fatty acid elongase, Elovl6, in obesity-induced insulin resistance. Nat Med. 2007 Nov；13（10）；1193-1202. Epub 2007 Sep 30.
12) Kato T, Shimano H, Yamamoto T, Yokoo T, Endo Y, Ishikawa M, Matsuzaka T, Nakagawa Y, Kumadaki S, Yahagi N, Takahashi A, Sone H, Suzuki H, Toyoshima H, Hasty AH, Takahashi S, Gomi H, Izumi T, Yamada N. : Granuphilin is activated by SREBP-1c and involved in impaired insulin secretion in diabetic mice. Cell Metab. 2006 Aug；4（2）；143-54.
13) Inoue N, Shimano H, Nakakuki M, Matsuzaka T, Nakagawa Y, Yamamoto T, Sato R, Takahashi A, Sone H, Yahagi N, Suzuki H, Toyoshima H, Yamada N. : Lipid Synthetic Transcription Factor SREBP-1a Activates p21 WAF1/CIP1, a Universal Cyclin-Dependent Kinase Inhibitor. Mol Cell Biol. 2005, Oct 25（20）;8938-47.
14) Shimano H. : SREBP-1c and TFE3, energy transcription factors that regulate hepatic in-

sulin signaling. J Mol Med. 2007 May;85(5);437-444.
15) Shimano H, Amemiya-Kudo M, Takahashi A, Kato T, Ishikawa M, Yamada N. Sterol regulatory element-binding protein-1c and pancreatic beta-cell dysfunction. Diabetes Obes Metab. 2007 Nov;9 Suppl 2;133-9.

第4章　栄養とインスリン分泌

稲垣　暢也*, 山田　千積*

1. はじめに

グルコースは生理的に最も強力なインスリン分泌促進物質であるが，グルコース以外にも，脂肪酸やアミノ酸といった栄養素や，栄養素の摂取に伴って消化管から分泌されるインクレチンホルモンによって，膵β細胞からのインスリン分泌は調節されている。

2型糖尿病患者において，グルコースを経口負荷したときのインスリン分泌反応は，日本人は欧米人と比較して著しく低下していることが知られており，日本人における耐糖能低下の機序としてインスリン分泌障害が特に重要であると考えられる。

本章では，グルコースをはじめとする栄養素や，インクレチンによるインスリン分泌のメカニズムについて概説する。

2. グルコースによるインスリン分泌機構

(1) K$_{ATP}$チャンネルを介するインスリン分泌のメカニズム

現在，グルコース刺激によるインスリン分泌調節機序で主要な経路と考えられているのが，ATP感受性カリウムチャンネル（K$_{ATP}$チャンネル）を介する経路である[1]。K$_{ATP}$チャンネルを介して，以下のようなメカニズムで，膵β細胞からのインスリン分泌が生じる。すなわち，グルコースは糖輸送担体（GLUT2）を介して細胞外から細胞内へ取込まれ，解糖系及びミトコンドリア内での酸化的リン酸化によりATPが産生される。そのために細胞内ATP/ADP比が増大し，K$_{ATP}$チャンネルが閉鎖され，これによる細胞膜脱分極が電位依存性Ca^{2+}チャンネル（VDCC）を開放し，細胞内に流入したCa^{2+}がインスリン分泌顆粒の開口放出を促すことにより，インスリンが分泌される（図4-1）。さらに，K$_{ATP}$チャンネルは，インスリン分泌促進薬であるスルホニル尿素（SU）薬の作用部位でも

---

*京都大学大学院医学研究科糖尿病・栄養内科学

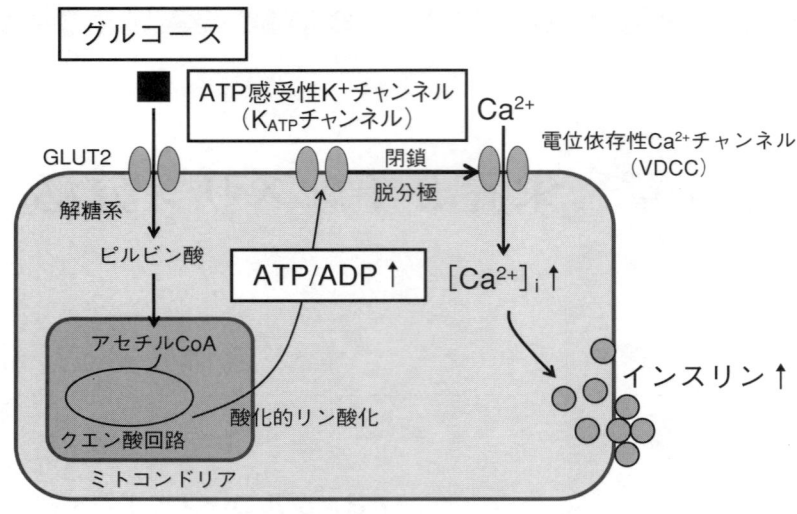

図4-1　グルコースによるインスリン分泌

ある。

K_{ATP}チャンネルは，スルホニル尿素受容体（SUR）1と，内向き整流性K^+チャンネルに属しATP結合部位を有するKir6.2の二つのサブユニットから構成されており[2]，二つのサブユニット各々四つずつのヘテロ8量体として機能している[3]（図4-2）。K_{ATP}チャンネルを構成するKir6.2あるいはSUR1サブユニットの遺伝子異常はインスリン分泌異常を来し，低血糖症や糖尿病といった血糖調節異常の原因となることが，最近報告されてきている。

（2）K_{ATP}チャンネルと低血糖症

通常，K_{ATP}チャンネルはある程度開いており，カリウムイオン（K^+）を細胞内から細胞外へ放出しているが，K_{ATP}チャンネル遺伝子に変異があり，チャンネルが常に閉鎖している状態となれば，血糖値とは無関係にインスリン分泌が亢進した状態となる。新生児持続性高インスリン性低血糖症（PHHI；persistent hyperinsulinemic hypoglycemia of infancy）は，新生児期から幼児期にかけて発症し，低血糖にもかかわらず過剰なインスリン分泌が持続するために，遷延性の低血糖症を来す稀な代謝疾患である[4-7]。PHHIにおいては，100種類以上のK_{ATP}チャンネルの遺伝子異常が知られており，その大部分はSUR1遺伝子の変異である（図4-3）。

PHHIは，主に乳児や1歳以下の幼児に発症する。その頻度は約5万人に1人であるが，近親婚の多い地域では約2万5千人に1人の割合で発症し，多くの場合常染色体劣性遺伝形式をとる。出生時は巨大児であることが多く，重症例では重篤な空腹時低血糖発作を繰り返す。軽症例では食事療法やインスリン分泌抑制薬（ジアゾキサイドなど）が奏功するが，重症例では膵亜全摘（90～95％）手術が必要となることもある。

（3）K_{ATP}チャンネルと糖尿病

新生児糖尿病は，新生児期に高血糖，多尿，脱水症などの症状で発症し，インスリンにより治療されることが多い。永続型（PNDM；permanent neonatal diabetes mellitus）と一過性型（TNDM；transient neonatal diabetes mellitus）に分類され，永続型はこれまでグルコキナーゼ遺伝子異常ホモ接合（MODY2）によるものが知られ

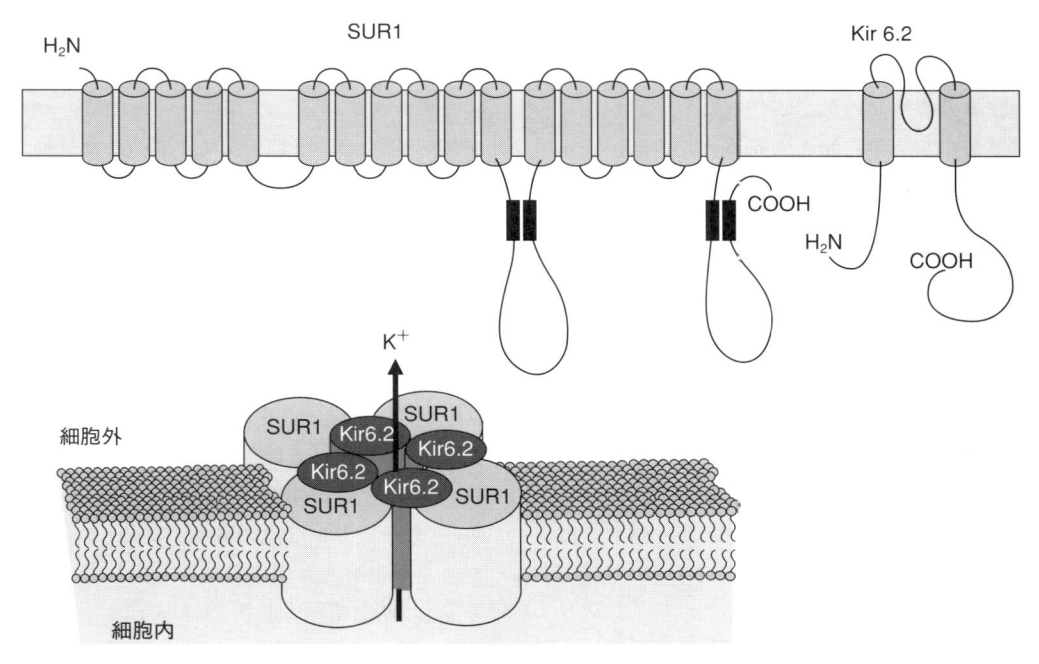

図4-2 膵β細胞型K$_{ATP}$チャンネルの構造

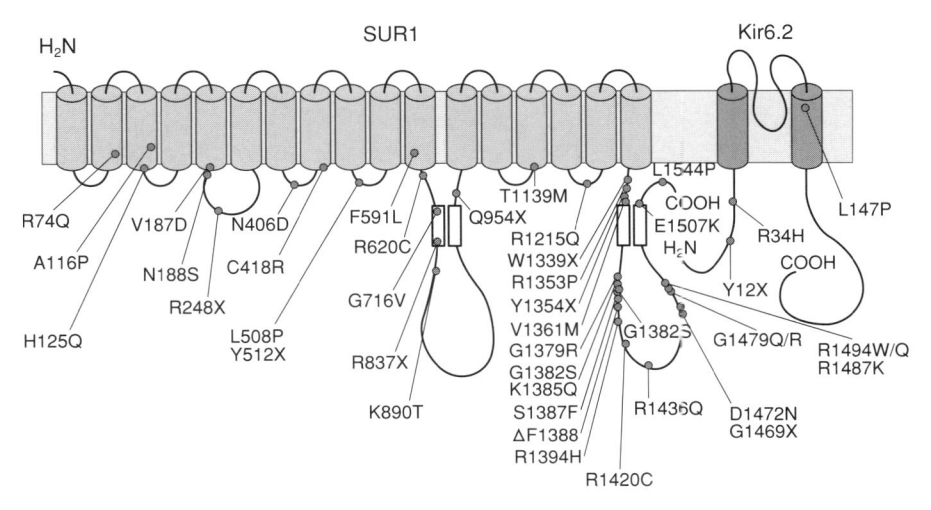

図4-3 新生児持続性高インスリン性低血糖症（PHHI）症例におけるSUR1遺伝子及びKir6.2遺伝子変異部位

ていたが，その頻度は極めてまれであり，その成因はほとんど不明であった。一方，一過性型は第6番染色体との関連が示唆されている。

2004年にKir6.2遺伝子異常による永続型新生児糖尿病の症例が欧米で報告され[8]，わが国においても，2005年に筆者らがKir6.2遺伝子異常による新生児糖尿病の症例を報告したが[9]，その後もKir6.2遺伝子異常[10-13]による新生児糖尿病症例が相次いで報告されている。これまでに新生児糖尿病において報告されているKir6.2遺伝子の変異部位を図4-4に示す。報告されたKir6.2上の変異部位はすべて細胞内（または膜内）であり，高頻度でみられたKir6.2R201H変異を含むK_{ATP}チャンネルでは，ATP感受性，グルコースおよびグルカゴンに対するインスリン分泌反応性は低下しているが，SU薬に対する反応性は残存していることが報告されている[8]。これは，新生児糖尿病の治療法としてインスリン療法が必須であるとの定説を覆し，SU薬による治療の可能性を示唆するものである。Kir6.2遺伝子異常による新生児糖尿病の約90％が，SU薬により治療可能であり，かつインスリンよりもよい血糖コントロールが得られるという報告もある[14]。

さらに，SUR1遺伝子異常による新生児糖尿病も，最近報告されてきている[15-17]。

（4）膵β細胞のグルコースセンサー

グルコースのセンシングは，膵β細胞のインスリン分泌調節機構において，極めて重要な役割を果たしている。グルコキナーゼは，グルコースをリン酸化してグルコース-6-リン酸に変換する解糖系の，一番最初に位置する酵素であり，膵β細胞においてグルコース濃度依存性にインスリンを分泌する際に，グルコースセンサーとして働くことが知られている。

K_{ATP}チャンネルは細胞内代謝変化（細胞内ATP/ADPの変化）を感知する細胞内代謝センサーであるとともに，代謝情報を電気的信号（チャンネル活性変化により細胞膜電位を変化させる）に変換する信号変換器の役割をも担っている。K_{ATP}チャンネル電流の減少，すなわちK_{ATP}チャンネルの不活性化により，インスリン分泌が増加し，低血糖が生じる（図4-5）。一方，K_{ATP}チャンネル電流の増加，すなわちK_{ATP}チャンネルの活性化により，インスリン分泌が減少し，高血糖が生じる（図4-5）。このように，K_{ATP}チャンネルの異常により糖尿病をも低血糖症をも起こし得ることから，K_{ATP}チャンネルは膵β細胞内のATPセンサーとして機能しており，グルコース応答性のインスリン分泌を調節する重要な分子であると考えられる。

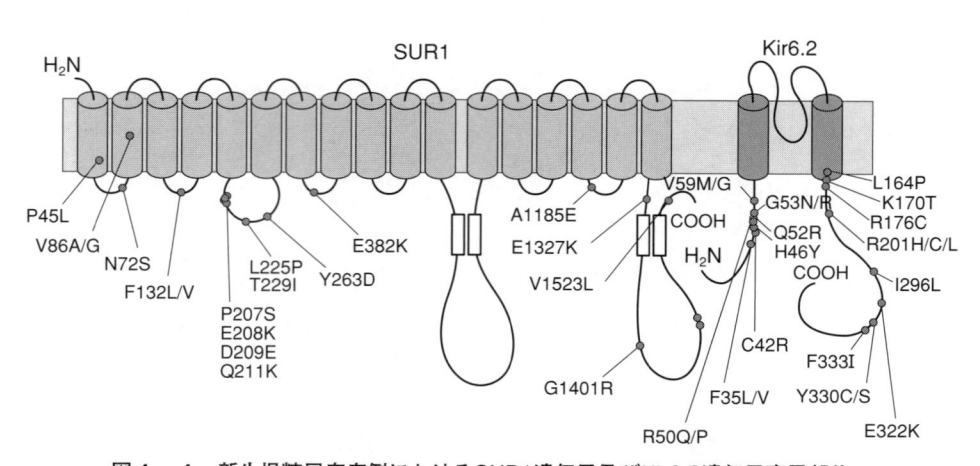

図4-4　新生児糖尿病症例におけるSUR1遺伝子及びKir6.2遺伝子変異部位

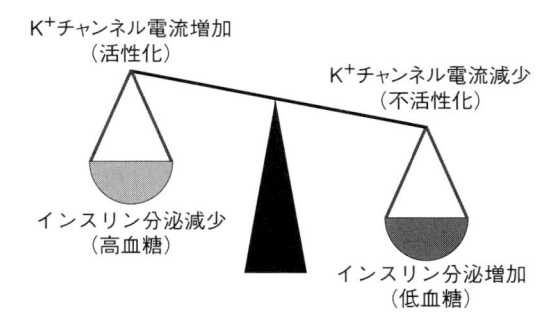

図4－5　K_{ATP}チャンネルは膵β細胞内ATPセンサーとして働く

3. アミノ酸や脂肪酸によるインスリン分泌機構

(1) アミノ酸によるインスリン分泌

　血漿中のアミノ酸濃度は，通常は食事によっても大きな変動はない。しかし，わずかのアミノ酸濃度の変化が，グルコース，遊離脂肪酸(FFA)，神経系からのシグナルなどとの相乗作用で，インスリン分泌の制御に関与している。
　クエン酸回路(TCAサイクル)でのATPの産生を介してインスリン分泌を刺激するアミノ酸として，ロイシン，グルタミン，メチルコハク酸などが知られている[18]。ロイシンは必須アミノ酸の一つであるが，グルタミン酸デヒドロゲナーゼ(GDH)をアロステリックに活性化することにより，クエン酸回路におけるATPの産生を介してインスリン分泌を刺激する。グルタミンは，単独ではインスリン分泌を刺激しないが，ロイシンと同時投与すると，GDHの活性化を介してグルタミン酸の代謝を促進し，グルコースに匹敵するインスリン分泌刺激作用を発揮する。メチルコハク酸は，細胞内に取込まれると水解されてコハク酸になり，クエン酸回路を介してインスリン分泌を刺激する。

　アルギニンは，前述のアミノ酸とは異なり，トランスポーターにより細胞内に取込まれるが，細胞内で代謝を受けない。しかし，アルギニンは陽性荷電をもっているため，細胞膜の脱分極を起こし，VDCCを開放することで細胞内Ca^{2+}濃度を上昇させ，インスリン分泌を惹起する。

(2) 脂肪酸によるインスリン分泌

　遊離脂肪酸(FFA)は，糖脂質代謝のシグナル分子として，生体内で重要な役割を果たしている。FFAは，急性にはインスリン分泌を促進するが，慢性的に持続的に存在するとインスリン分泌を抑制することが知られている(脂肪毒性，lipotoxicity)。脂肪酸がグルコース応答性インスリン分泌を増強する機構については，いくつかの仮説が提唱されているが，現在のところ，PrentkiらがとなえるマロニルCoA仮説[19, 20]が最も支持されているようである。これは，グルコース過剰状態においては，細胞質マロニルCoAの上昇を介してミトコンドリア外膜のCPT-Ⅰ(carnitine palmitoyl transferase-Ⅰ)が抑制され，ミトコンドリア内での脂肪酸β酸化が抑制される。その結果増加した脂肪酸CoAが，インスリン分泌刺激として働くというものである(図4-6)。
　一方，膵β細胞に高発現しているGたんぱく質共役型受容体であるGPR40が，中鎖から長鎖のFFAの受容体として同定され[21, 22]，GPR40を介する経路は，新たな脂肪酸によるグルコース応答性インスリン分泌の増強機構として注目されている。FFAによりGPR40が活性化されると，細胞内Ca^{2+}濃度が上昇することによりインスリン分泌が増強される(図4-6)。これは，K_{ATP}チャンネルの経路に非依存性であり，小胞体からのCa^{2+}放出などを刺激して，細胞内Ca^{2+}濃度を上昇させることが示唆されている。興味深いことに，最近，消化管内分泌細胞に発現し

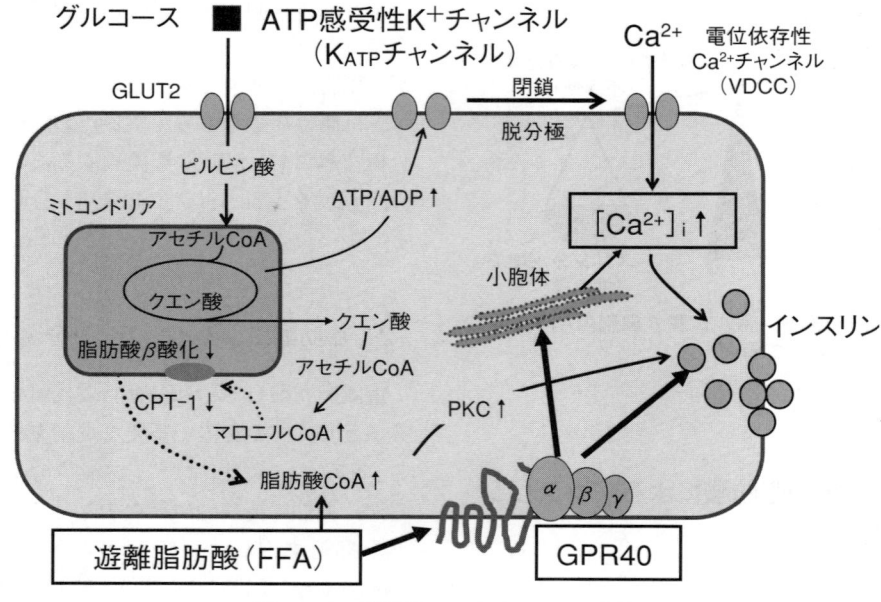

図4－6　脂肪酸によるインスリン分泌

ているGたんぱく質共役型受容体GPR120も，FFAの受容体であることが明らかとなった[23]。強力なインスリン分泌促進作用をもつ消化管ホルモンGLP-1（glucagon-like peptide-1）の分泌細胞にGPR120が発現しており，FFAがGPR120を介してGLP-1分泌を促進する可能性が示唆されている。

4．インクレチンによるインスリン分泌機構

（1）消化管シグナルを介するインスリン分泌のメカニズム

栄養素の摂取に伴って消化管から分泌され，膵β細胞からのインスリン分泌を促進するホルモン（インクレチン）として，GIP（gastric inhibitory polypeptide/glucose-dependent insulinotropic polypeptide）GLP-1が知られている。インクレチンの分泌は，栄養素の摂取，特に脂肪の摂取により増強される。

グルコースを経口投与した場合，同程度に血糖を上昇させるように経静脈投与した場合と比較して，インクレチン効果によりインスリン分泌反応は約2.5倍となり，効率よく食後高血糖が抑制される。食後のインスリン分泌量の20%から60%は，インクレチンによるものであるといわれている[24]。GIP，GLP-1ともに，7回膜貫通型Gたんぱく質共役型受容体であるGIP受容体及びGLP-1受容体に結合して作用する。GIP，GLP-1がそれぞれの受容体に結合すると，GsたんぱくЯ複合体のαサブユニットがGDP結合型からGTP結合型へと変化する。GTP結合型となったαサブユニットはアデニル酸シクラーゼを活性化し，細胞内cAMPを上昇させる。この細胞内cAMPの上昇を介してPKA（protein kinase A）やcAMP-GEF Ⅱ活性が亢進し，インスリン分泌の開口放出が増加することにより，インスリン分泌を増強させる（図4－7）。

図4-7 インクレチンによるインスリン分泌

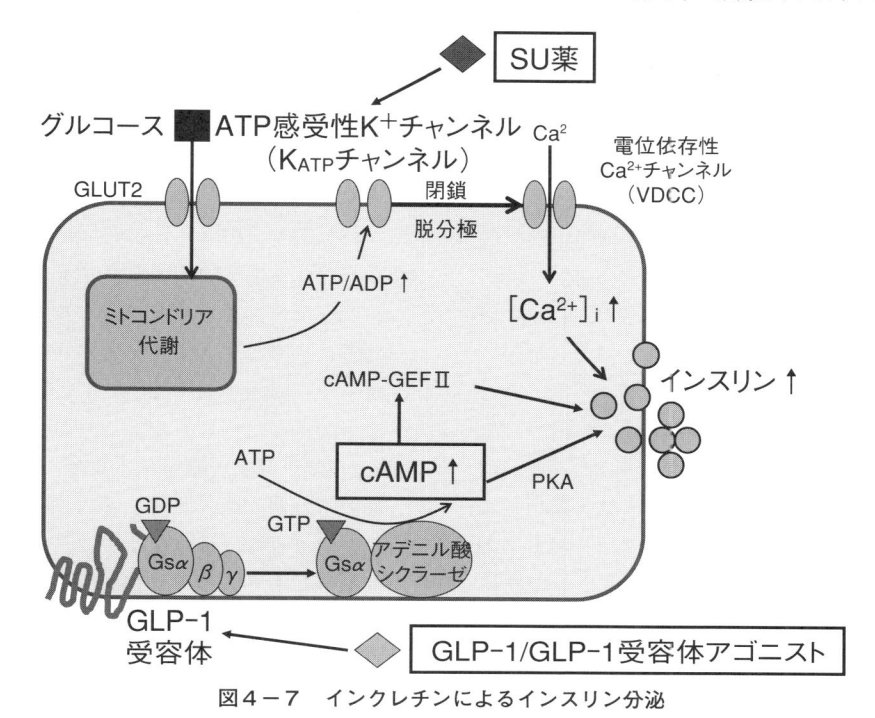

（2）GLP-1を用いた新しい2型糖尿病の治療戦略

健常人の血中GLP-1濃度は，空腹時で5～10 pmol/L，食後は20～30 pmol/Lであるが，耐糖能異常または2型糖尿病患者では食後のGLP-1分泌は低下している[25]。2型糖尿病患者に外因性にGLP-1を投与するとインスリン分泌反応が改善するため[26]，2型糖尿病ではGLP-1の補充により病態の改善が期待される。

GLP-1は，表4-1に示すように，糖尿病治療上さまざまな利点を有する。第一に，GLP-1は，従来用いられているSU薬とは異なり，K_{ATP}チャンネルとは異なる経路でインスリン分泌を促進するため（図4-7），SU薬への反応性の悪い症例にも有効である可能性がある。SU薬との組合せでさらに効果的であったという報告もある[27]。次に，GLP-1によるインスリン分泌促進作用は，血糖の低下により減弱するため，単剤では低血糖の可能性が少ないことが挙げられる。さらに，GLP-1は，グルカゴン分泌の抑制，胃排出の抑制，食欲抑制作用など，2型糖尿病治療に望ましい種々の膵外作用を有している。SU薬やインスリンを増量すると体重増加がしばしば問題となるが，GLP-1の使用によりむしろ体重は減少傾向を示すため，GLP-1は肥満を伴う2型糖尿病治療薬として適している。最後に，GLP-1は，膵β細胞の増殖や分化の促進，アポトーシスの抑制作用などにより，β細胞容積を増やす可能性が期待されている。

表4-1 糖尿病治療におけるGLP-1の利点

1. SU薬とは異なる経路でインスリン分泌を促進する
2. 低血糖の危険性は極めて低い
3. 膵外作用を通じて，体重を減少させる
4. 膵島量を増やす可能性がある

(3) インクレチン製剤の開発

GLP-1を治療に応用する際の最大の問題点は，GLP-1は分解酵素であるdipeptidyl peptidase-Ⅳ（DPP-Ⅳ）によりN末端の2アミノ酸が切断され不活性型となるため，血中半減期が約2分と非常に短いことである。そこで，DPP-Ⅳ抵抗性の，より血中半減期の長いGLP-1製剤の開発がすすめられている。

2005年4月にGLP-1受容体アゴニストであるエクセナチド（exenatide，商品名バイエッタ）が米国食品医薬品当局（FDA）に承認され，新しいクラスの糖尿病治療薬として臨床的に使用されるようになった。エクセナチドでは，GLP-1のN末端から2番目のアミノ酸がグリシンであるために，DPP-Ⅳ抵抗性となっており（図4-8），生体内での半減期は2～4時間である。エクセナチドは現在，2型糖尿病患者において，メトホルミンやSU薬に追加して使用されている。エクセナチド＋メトホルミン[28]，エクセナチド＋SU薬[29]，エクセナチド＋メトホルミン＋SU薬[30]の有効性を検証した，三つの大規模な6か月間の臨床試験の結果のまとめを表4-2に示す。それぞれ，プラセボ＋メトホルミン，プラセボ＋SU薬，プラセボ＋メトホルミン＋SU薬と比較して，治療開始時のHbA1c 8.2～8.6%から平均1%程度のHbA1cの改善を認めた。体重に関しては，それぞれプラセボとの併用と比較して，エクセナチド＋メトホルミン群で平均2.5kg，エクセナチド＋SU薬群で平均1.0kg，エクセナチド＋メトホルミン＋SU薬群で平均0.9kgの体重減少がみられるなど，その体重減少作用にも注目が集まっている。

リラグルチド（liraglutide）はアシル化された脂肪酸鎖をもち，多くは血中でアルブミンと結合しているため分解されにくい（図4-8）。リラグルチドは血中半減期が13時間と長いため，1日1回投与が可能で，エクセナチドよりも悪心嘔吐といった副作用が少ないといったメリットがある。欧米人にリラグルチドを単剤で12週

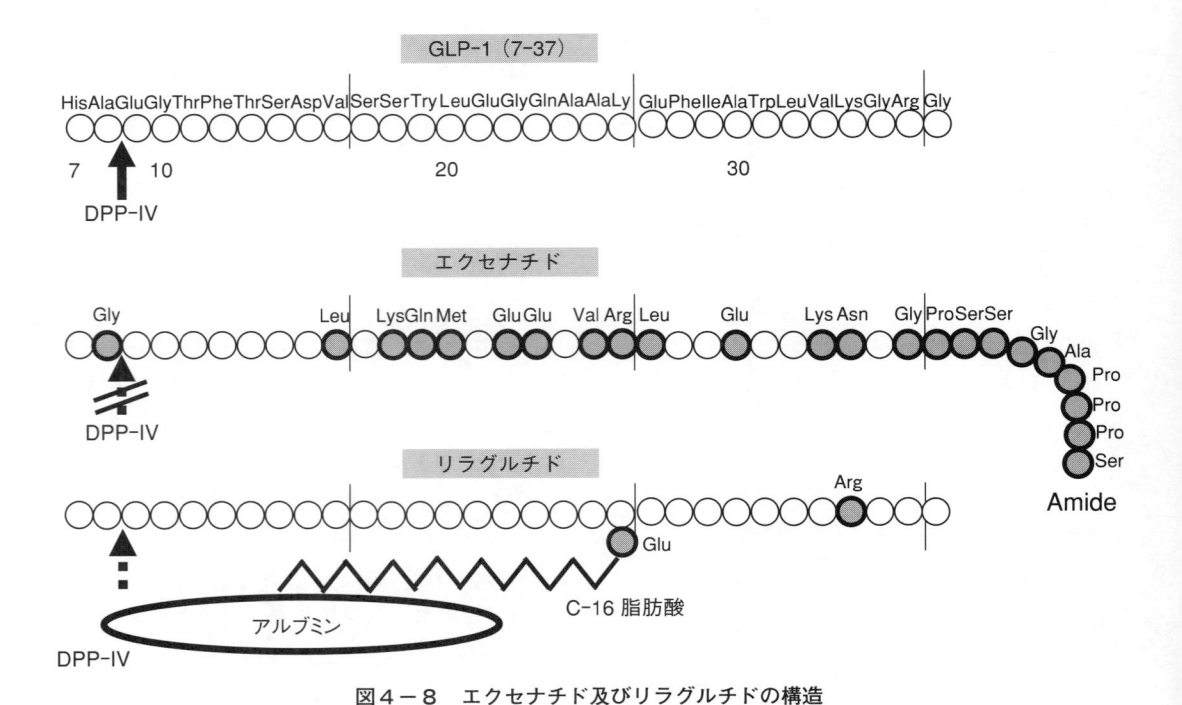

図4-8 エクセナチド及びリラグルチドの構造

間投与したところ，SU薬のグリメピリドと同等のHbA1cの低下を認め（それぞれ前値と比較して0.75%，0.74%の低下），体重はグリメピリド群で前値と比較して0.94kg増加したのに対して，リラグルチド群では前値と比較して0.39kgの減少が認められた[31]（表4−2）。

GLP-1は血中でDPP-Ⅳにより速やかに不活化されるため，DPP-Ⅳの阻害によりGLP-1作用の増強が期待される。DPP-Ⅳ阻害薬は経口投与可能な製剤で，シタグリプチンやビルダグリプチンの，臨床応用が開始されている。DPP-Ⅳ阻害薬は，GLP-1製剤とは異なり体重減少作用は明らかとはいえないが，HbA1c低下作用が認められており[32,33]，経口投与が可能であるという大きなメリットがある。

5．おわりに

インスリンはグルコースのみならず，他の栄養素に対してもアナボリックな作用を発揮するホルモンであるので，グルコース，脂肪酸，アミノ酸などの栄養素の増加がインスリン分泌を刺激することは極めて合理的である。グルコースやいくつかのアミノ酸は細胞内ATPの上昇を介して，アルギニンや脂肪酸は細胞内Ca^{2+}の上昇を介して，またインクレチンは細胞内cAMPの上昇を介して，膵β細胞からのインスリン分泌に関与している（図4−9）。このように，栄養素は異なる細胞シグナルを介してインスリン分泌を協調的に調節している。今後，これらのシグナルをより詳細に解明し，それらを標的とした新たな治療法が開発されることが期待される。

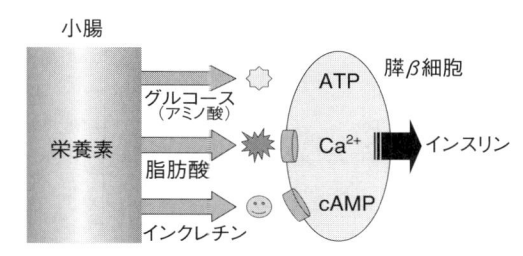

図4−9　インスリン分泌における栄養シグナルのクロストーク

表4−2　エクセナチド及びリラグルチドの臨床試験成績

	対象	併用薬	期間	HbA$_{1c}$低下	体重減少
エクセナチド				（対照と比較して）	（対照と比較して）
DeFronzo 2005	2型糖尿病 272人	メトホルミン	30週	−0.9%	−2.5kg
Buse 2004	2型糖尿病 377人	SU薬	30週	−0.98%	−1.0kg
Kendall 2005	2型糖尿病 733人	メトホルミン/SU薬	30週	−1.0%	−0.9kg
リラグルチド				（前値と比較して）	（前値と比較して）
Madsbad 2004	2型糖尿病 193人	なし	12週	−0.75%	−0.39kg

●文　献

1) Miki T., Nagashima K., Seino S.: The structure and function of the ATP-sensitive K$^+$ channel in insulin-secreting pancreatic beta-cells. J Mol Endocrinol 1999；22；113-123.
2) Inagaki N., Gonoi T., Clement J.P. 4th, et al.: Reconstitution of I$_{KATP}$: An inward rectifier subunit plus the sulfonylurea receptor. Science 1995；270；1166-1170.
3) Inagaki N., Gonoi T., Seino S.: Subunit stoichiometry of the pancreatic beta-cell ATP-sensitive K$^+$ channel. FEBS Lett 1997；409；232-236.
4) McQuarrie I.: Ideopathic spontaneously occurring hypoglycemia in infants: clinical significance of problem and treatment. Am J Dis Child 1954；87；399-428.
5) Shyng S.L., Ferrigni T., Shepard J.B., et al.: Functional analyses of novel mutations in the sulfonylurea receptor 1 associated with persistent hyperinsulinemic hypoglycemia of infancy. Diabetes 1998；47；1145-1151.
6) Otonkoski T., Ammala C., Huopio H., et al.: A point mutation inactivating the sulfonylurea receptor causes the severe form of persistent hyperinsulinemic hypoglycemia of infancy in Finland. Diabetes 1999；48；408-415.
7) Sharma N., Crane A., Gonzalez G., et al: Familial hyperinsulinism and pancreatic β-cell ATP-sensitive potassium channels. Kidney Int 2000；57；803-808.
8) Gloyn A.L., Pearson E.R., Antcliff J.F., et al.: Activating mutations in the gene encoding the ATP-sensitive potassium-channel subunit Kir6.2 and permanent neonatal diabetes. N Engl J Med 2004；350；1838-1849.
9) Yorifuji T., Nagashima K., Kurokawa K., et al.: The C42R Mutation in the Kir6.2（KCNJ11）Gene as a Cause of Transient Neonatal Diabetes, Childhood Diabetes, or Later-Onset, Apparently Type 2 Diabetes Mellitus. J Clin Endocrinol Metab 2005；90；3174-3178.
10) Vaxillaire M., Populaire C., Busiah K., et al.: Kir6.2 mutations are a common cause of permanent neonatal diabetes in a large cohort of French patients. Diabetes 2004；53；2719-2722.
11) Gloyn A.L., Cummings E.A., Edghill E.L., et al.: Permanent neonatal diabetes due to paternal germline mosaicism for an activating mutation of the KCNJ11 Gene encoding the Kir6.2 subunit of the beta-cell potassium adenosine triphosphate channel. J Clin Endocrinol Metab 2004；89；3932-3935.
12) Edghill E.L., Gloyn A.L., Gillespie K.M. et al.: Activating mutations in the KCNJ11 gene encoding the ATP-sensitive K$^+$ channel subunit Kir6.2 are rare in clinically defined type 1 diabetes diagnosed before 2 years. Diabetes 2004；53；2998-3001.
13) Sagen J.V., Raeder H., Hathout E., et al.: Permanent neonatal diabetes due to mutations in KCNJ11 encoding Kir6.2: patient characteristics and initial response to sulfonylurea therapy. Diabetes 2004；53；2713-2718.
14) Pearson E.R., Flechtner I., Njolstad P.R. et al.: Switching from insulin to oral sulfonylureas in patients with diabetes due to Kir6.2 mutations. N Engl J Med 2006；355；467-477.
15) Proks P., Arnold A.L., Bruining J., et al.: A heterozygous activating mutation in the sulphonylurea receptor SUR1（ABCC8）causes neonatal diabetes. Hum Mol Genet 2006；15；1793-1800.
16) Proks P., Shimomura K., Craig T.J., et al.: Mechanism of action of a sulphonylurea receptor SUR1 mutation（F132L）that causes DEND syndrome. Hum Mol Genet 2007；16；2011-2019.
17) Ellard S., Flanagan S.E., Girard C.A., et al.: Permanent neonatal diabetes caused by dominant, recessive, or compound heterozygous SUR1 mutations with opposite functional effects. Am J Hum Genet 2007；81；375-382.
18) MacDonald M.J., Fahien L.A., Brown L.J., et al.: Perspective: emerging evidence for signaling roles of mitochondrial anaplerotic products in insulin secretion. Am J Physiol Endocrinol Metab 2005；288；E1-15.

19) Corkey B.E., Glennon M.C., Chen K.S., et al. : A role for malonyl-CoA in glucose-stimulated insulin secretion from clonal pancreatic beta-cells. J Biol Chem 1989 ; 264 ; 21608-21612.
20) Prentki M., Joly E., El-Assaad W. et al. : Malonyl-CoA signaling, lipid partitioning, and glucolipotoxicity : role in beta-cell adaptation and failure in the etiology of diabetes. Diabetes 2002 ; 51 Suppl 3 ; S405-413.
21) Itoh Y., Kawamata Y., Harada M., et al. : Free fatty acids regulate insulin secretion from pancreatic beta cells through GPR40. Nature 2003 ; 422 : 173-176.
22) Briscoe C.P., Tadayyon M., Andrews J.L., et al.: The orphan G protein-coupled receptor GPR40 is activated by medium and long chain fatty acids. J Biol Chem 2003 ; 278 ; 11303-11311.
23) Hirasawa A., Tsumaya K., Awaji T., et al.: Free fatty acids regulate gut incretin glucagon-like peptide-1 secretion through GPR120. Nat Med 2005 ; 11 ; 90-94.
24) Nauck M.A., Bartels E., Orskov C., et al.: Additive insulinotropic effects of exogenous synthetic human gastric inhibitory polypeptide and glucagon-like peptide-1-(7-36) amide infused at near-physiological insulinotropic hormone and glucose concentrations. J Clin Endocrinol Metab 1993 ; 76 ; 912-917.
25) Vilsboll T., Krarup T., Sonne J., et al. : Incretin secretion in relation to meal size and body weight in healthy subjects and people with type 1 and type 2 diabetes mellitus.J Clin Endocrinol Metab 2003 ; 88 ; 2706-2713.
26) Nauck M.A., Heimesaat M.M., Orskov C., et al.: Preserved incretin activity of glucagon-like peptide 1 [7-36 amide] but not of synthetic human gastric inhibitory polypeptide in patients with type-2 diabetes mellitus. J Clin Invest 1993 ; 91 ; 301-307.
27) Fineman M.S., Bicsak T.A., Shen L.Z., et al.: Effect on glycemic control of exenatide (synthetic exendin-4) additive to existing metformin and/or sulfonylurea treatment in patients with type 2 diabetes. Diabetes Care 2003 ; 26 ; 2370-2377.
28) DeFronzo R.A., Ratner R.E., Han J., et al. : Effects of exenatide (exendin-4) on glycemic control and weight over 30 weeks in metformin-treated patients with type 2 diabetes. Diabetes Care 2005 ; 28 ; 1092-1100.
29) Buse J.B., Henry R.R., Han J., et al. : Effects of exenatide (exendin-4) on glycemic control over 30 weeks in sulfonylurea-treated patients with type 2 diabetes. Diabetes Care 2004 ; 27 ; 2628-2635.
30) Kendall D.M., Riddle M.C., Rosenstock J., et al.: Effects of exenatide (exendin-4) on glycemic control over 30 weeks in patients with type 2 diabetes treated with metformin and a sulfonylurea. Diabetes Care 2005 ; 28 ; 1083-1091.
31) Madsbad S., Schmitz O., Ranstam J., et al. : Improved glycemic control with no weight increase in patients with type 2 diabetes after once-daily treatment with the long-acting glucagon-like peptide 1 analog liraglutide (NN2211) : a 12-week, double-blind, randomized, controlled trial. Diabetes Care 2004 ; 27 ; 1335-1342.
32) Drucker D.J., Nauck M.A. : The incretin system : glucagon-like peptide-1 receptor agonists and dipeptidyl peptidase-4 inhibitors in type 2 diabetes. Lancet 2006 ; 368 ; 1696-1705.
33) Amori R.E., Lau J., Pittas AG. : Efficacy and safety of incretin therapy in type 2 diabetes : systematic review and meta-analysis. JAMA 2007 ; 298 ; 194-206.

第5章 核内性受容体群による骨代謝制御の分子機構

加藤 茂明*,**, 高田伊知郎*, 中村 貴**, 山本陽子*, 今井祐記*

1. はじめに

脊椎動物の運動器の中心的な役割を果たしている骨組織は, 運動器としての働きのほか, 造血器官としての働き, カルシウムの恒常性の維持や内分泌器官としての働き[1]を有する。血中カルシウム恒常性維持のため, 骨組織は常に代謝を受けている。そのため, カルシウム摂取不足や, カルシウム出納が負に傾くと, 成長期に骨成長障害だけではなく, 成体での骨軟化症を引き起こす。本章では, 骨量・代謝維持に必須な栄養素ビタミンDと, 必須なホルモンである性ホルモン作用について, それら受容体の骨組織での機能を中心に述べたい。

2. 骨組織と骨細胞

骨組織は, 重力に逆らい身体を支える臓器として認識されているが, 生物学的には血中ミネラルの恒常性を担うミネラルの貯蔵庫である。そのため, 骨組織は, 絶えず短期的・長期的に骨形成と骨吸収の正負の代謝を受けることになる。加えて, 個体発生や成長期においては, 骨組織の形成パターンの刻々とした変化とともに, 骨組織自身の成長を伴っている。骨組織は, 解剖学的には硬骨, 軟骨に分類されるが, 概念的には骨成長・伸張を担う軟骨と, ミネラル代謝を担う硬骨に大別できる。硬骨には, 骨の外縁を形作る皮質骨と骨組織内部の強度を保つ海面骨から成るが, いずれも骨形成を担う骨芽細胞と骨吸収を担う破骨細胞が存在する。また, 硬骨のミネラル沈着部には, 骨芽細胞由来の骨細胞が無数埋め込まれており, 複雑な骨細胞間のネットワークが存在することが明らかになりつつある。骨芽細胞群が間葉系幹細胞由来なのに対し, 破骨細胞は血球系由来のマクロファージ様の巨大多核細胞である（図5-1）。

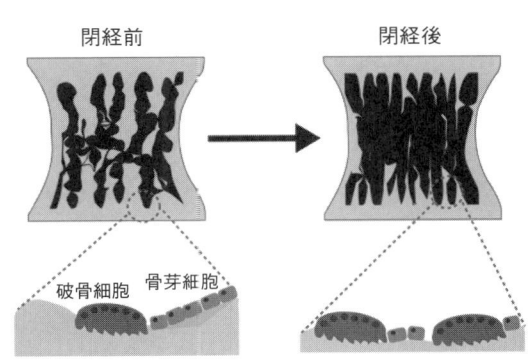

図5-1 骨組織の構造と骨細胞種（概念図）

*東京大学分子細胞生物学研究所　　**ERATO／科学技術振興機構

3. 骨代謝制御因子としての核内受容体

骨成長や代謝を制御する調節因子は数多く存在するが[2,3]，その一つの調節因子群のクラスとして核内受容体群が挙げられる。核内受容体群の多くは低分子量の脂溶性生理活性物質をリガンドとした，転写制御因子であり，一つの遺伝子スーパーファミリーを形成している[4,5]。これら受容体群はリガンド依存的な標的遺伝子群の発現制御を転写レベルで制御する（図5－2）。ステロイドホルモンレセプター群はホモ2量体として，ビタミンDやA，甲状腺ホルモンレセプター群はRXR（retinoid X receptor）とヘテロ2量体として特異的DNA配列に結合する。リガンドが結合した核内受容体は，数多くの転写共役因子複合体群と相互作用することで転写を制御する。最近これら複合体の機能は，染色体の構造調節やヒストンたんぱく質の修飾であることがわかっている[6,7]。

4. ビタミンD受容体（VDR）の骨組織での機能

ビタミンDは，脂溶性ビタミンとしてその生理作用は非常に古くからよく知られている。その活性本体は，1,25(OH)2 D3である。栄養性ビタミンD欠乏はカルシウム摂取不足を引き起こし，そのため骨成長，骨代謝に障害をもたらすため，くる病として広く知られている[8]。ヒトでのVDR遺伝子変異によるVDR完全機能不全は，成長障害や禿頭を代表としたⅡ型くる病を示す[9]。

そこで筆者らは，これらVDRの生体内高次機

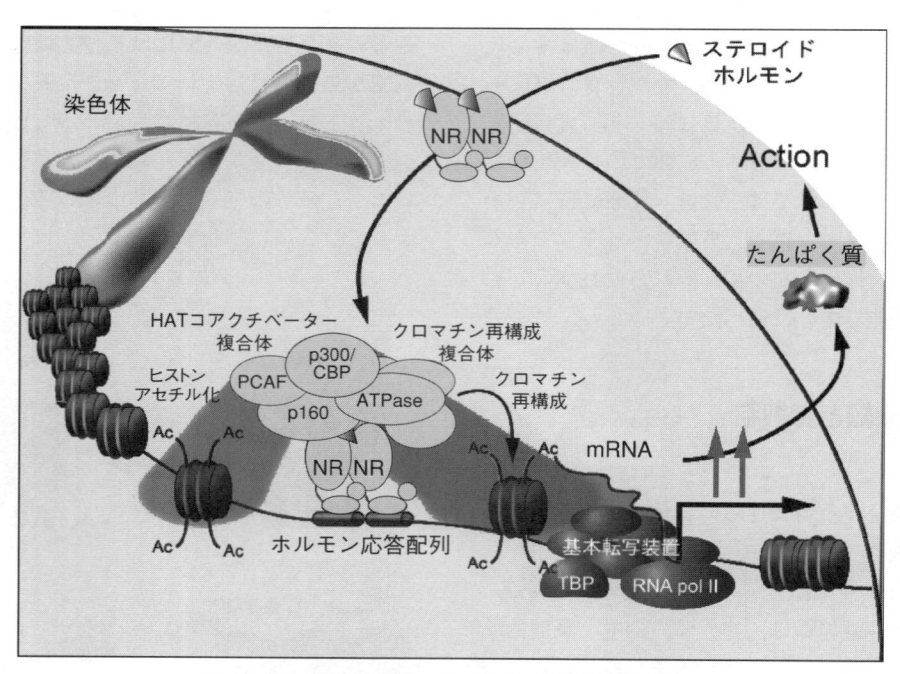

図5－2　核内受容体による情報伝達機構（概念図）
リガンドが結合した核内受容体は，その転写制御能が活性化されているため，DNAに結合すると通常下流の標的遺伝子群の発現を正と負に制御する。この遺伝子発現調節には染色体の構造調節やヒストンたんぱく質の修飾を伴う。こうして発現制御された遺伝子群の産物（たんぱく質）が生理作用を発揮する。

能を検証する目的に，VDR遺伝子破壊マウス（Conventional-VDRノックアウトマウス）を作出した。VDRノックアウトマウスは成長障害，低カルシウム・低リン血症，高PTH血症，血清1α,25(OH)2Dの著しい増加が離乳後に観察された（図5-3）。さらに骨では長軸方向の短縮及び骨端部の幅の増大が観察され，X線解析により骨量が著しく減少していることが明らかになった。また皮膚では脱毛がおこり，典型的なⅡ型くる病症状を示した[10]。このように，成体標的組織でのVDR必須性は，骨と皮膚にあると理解されている。

一方このような顕著な成長障害は，ミネラル代謝異常に伴う骨形成成長不全のためと解釈され，実際高ミネラル食あるいは水により回復することができる[11]。しかしながら，このような状況下では，他のカルシウム代謝調節ホルモンであるPTHの異常上昇や，脱毛などの皮膚での障害などの回復はみられない[12,13]。

以上，これらの観察から，ビタミンDによる骨代謝の制御は，骨組織内でのVDR遺伝子発現制御による直接的な機能よりも，ビタミンDによる血中カルシウム維持作用による間接的効果によるものと推察される。

5．男性ホルモン受容体の骨組織での機能

雄性骨組織は雌性に比較して骨量が多く，骨粗鬆症や骨折の頻度が少ないことが知られる[14]。これは男性ホルモン（アンドロゲン）の同

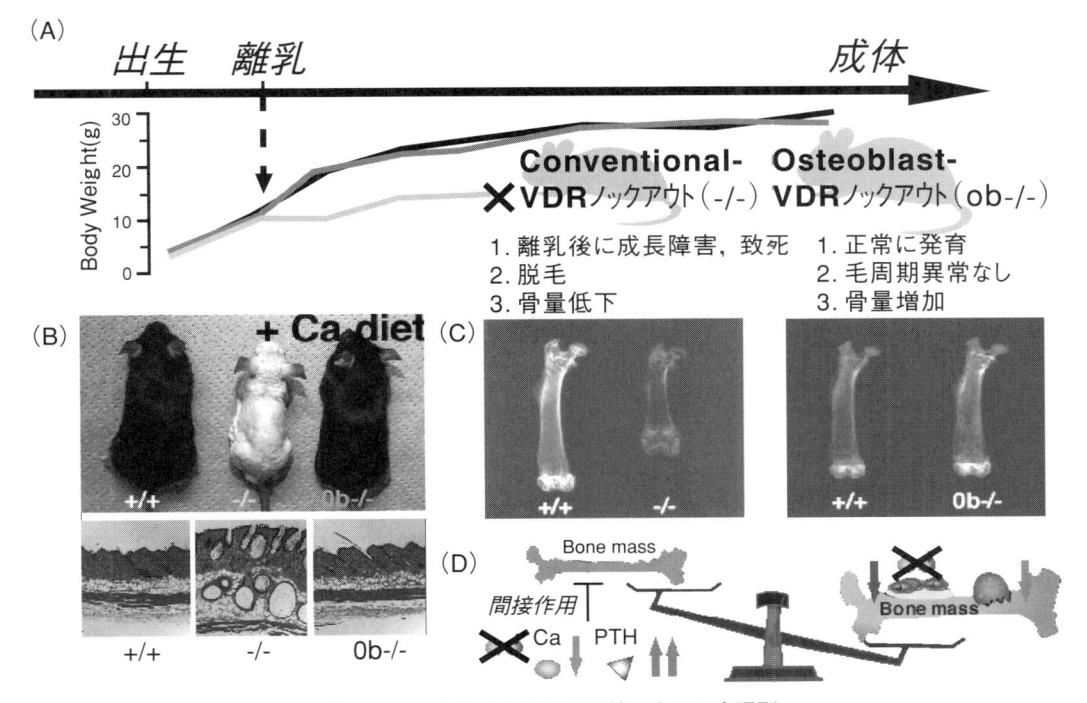

図5-3　全身VDR遺伝子破壊マウスの表現型
(A)：成長は，離乳前まで正常であるが，離乳後くる病発症により，著しい成長障害を示す。しかしながら，離乳期後も高ミネラル食または水を十分量与えると，血中ミネラル濃度の低下が回復され，同時に骨代謝も回復され，成長障害も改善される。(B)：しかしながら，VDR遺伝子欠損による脱毛は，全く改善されない。(C)：Conventional-VDRノックアウトとOsteoblast-VDRノックアウトの骨変異（X線解析）を示す。(D)：骨量バランスとVDR，PTHの関連を概念的に示した。

化作用による骨増強効果と考えられている。実際に筆者らが作製した男性ホルモン受容体（AR）遺伝子欠損（ARKO）マウスでは雄のみで顕著な骨量減少が観察された[15]。しかしながら，このARを介した骨増強作用が骨吸収を司る破骨細胞と骨形成を行う骨芽細胞のどちらを介する作用であるのか明確でなかった。一方，ARは骨芽細胞での発現がよく知られているが，破骨細胞については検出限界以下である。そのため破骨細胞はARの非標的細胞とされ，その機能は不明であった。そこで筆者らはCre/loxPシステムを利用した[12]破骨細胞特異的遺伝子破壊法を確立し，破骨細胞内ARの生体内高次機能について解析を行った。一般的なCreトランスジェニックマウスの問題点である組織特異性の低さや，成長に伴う発現量の低下を回避する為，破骨細胞特異的発現遺伝子であるCathepsin K遺伝子をCre遺伝子に直接置き換えたCathepsin K-Creノックインマウス系統の樹立を行った。各組織でのCre遺伝子発現をRT-PCR Southern法を用いて調べたところ，骨組織に限局した発現が観察された。さらにCAG-CAT-Zテスターマウスとの交配により破骨細胞特異的なLacZ遺伝子の発現が確認され，以上の結果から破骨細胞特異的Cre発現マウス（Ctsk-Creマウス）の作製に成功したと判断した（図5-4）。

次に，AR floxマウスと交配を行い，破骨細胞特異的ARノックアウト（Oc-ARKO）マウスを得た。Oc-ARノックアウトマウスは，全身性ARノックアウトマウスの特徴であるさまざまな異常がみられないことから，二次作用や間接的な

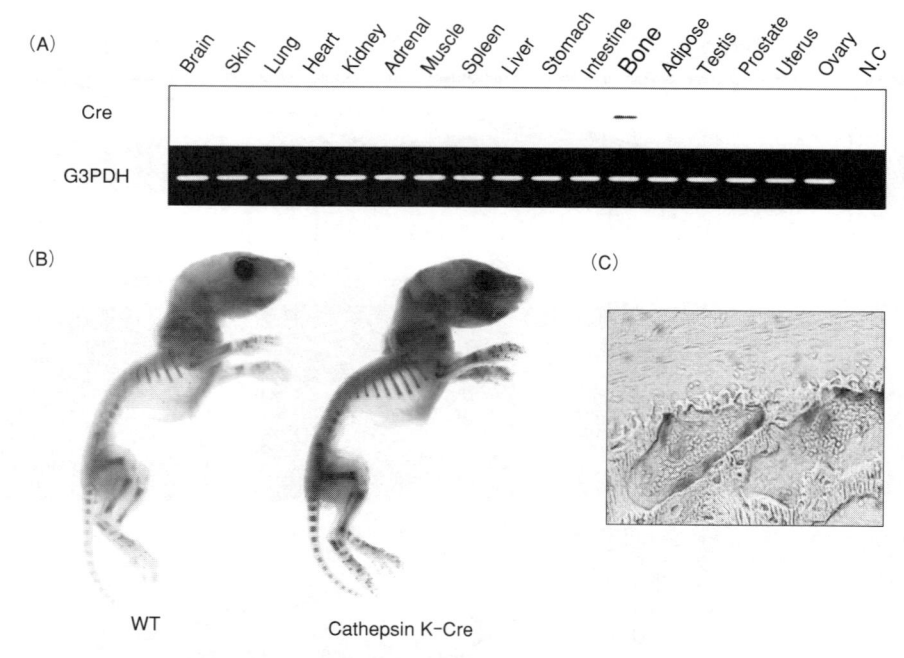

図5-4　破骨細胞特異的遺伝子破壊システムの構築
破骨細胞特異的Creリコンビナーゼ発現マウスとして，Cathepsin K-Creノックインマウス系統を樹立した。
(A)：RT-PCRによる組織ごとのCre遺伝子発現パターン。骨組織に限局したCre遺伝子発現が確認された。
(B)，(C)：CAG-CAT-Zテスターマウスを用いたCre依存的遺伝子組換えの検出。X-gal染色を行うと，組換えが起きた組織での特異的な発色が観察できる。生後1週齢では頭蓋骨・下顎骨・長管骨など破骨細胞数が豊富に存在する部位での特異的な染色がみられる(B)。成体腰椎切片では破骨細胞特異的なCre依存的遺伝子組換えが確認できる(C)。

骨組織への影響を排除した系統であると考えられた。

12週齢雄マウス大腿骨のX線撮影及び三次元マイクロCTによる解析を行った結果，大腿骨遠位部海綿骨量の大幅な減少が観察された（図5-5(A)）。ノックアウト群で観察された海綿骨量減少について詳細に検討するため，骨形態計測を行った結果，破骨細胞数と骨吸収面の著しい増加が観察された。さらに骨吸収マーカーである尿中デオキシピリジノリン濃度が有意に上昇していたことから，破骨細胞機能亢進による骨吸収速度の増加が起きていると考えられた（図5-5(B)）。興味深いことに骨芽細胞数も増加しており，骨形成速度・石灰化速度が上昇傾向にあった。以上の結果をまとめると，Oc-ARノックアウトマウスでは破骨細胞機能が亢進することで骨代謝回転が高回転となり，その結果として海綿骨量の減少が起きていることが明らかとなった（T. Nakamura et al., unpublished results）。

これまでアンドロゲンの骨組織に対する同化作用は骨芽細胞を介した骨形成促進作用によるものと考えられてきたが，Oc-ARノックアウトマウスの解析から，破骨細胞内ARを介した直接的な骨吸収抑制によるものであることを明らかにすることができた（図5-5(C)）。

6．女性ホルモン（エストロゲン）受容体の骨組織での機能

閉経直後の女性では，顕著な骨量減少と高代謝回転型の骨代謝を示す。この骨変異が典型的な骨粗鬆症である[16]。また高等動物の雌から，卵巣摘出して，実験的に女性ホルモン欠乏にす

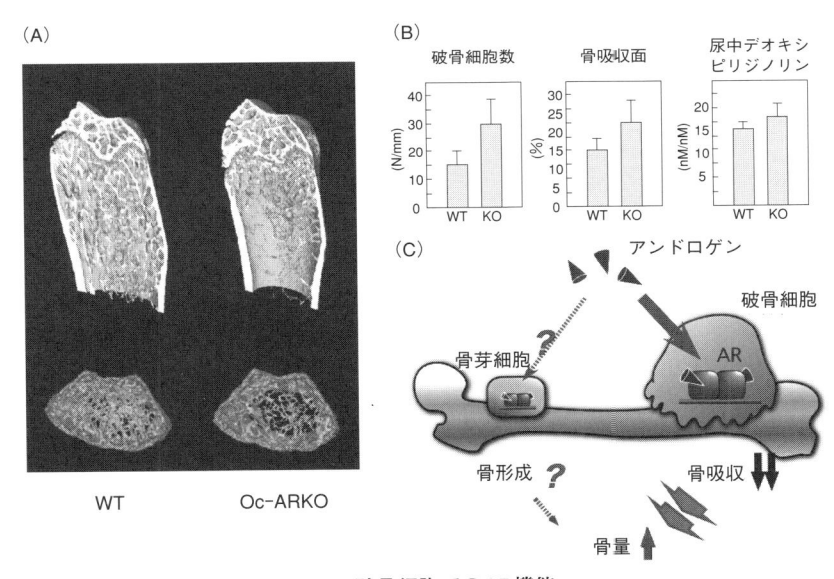

図5-5　破骨細胞でのAR機能

(A)：破骨細胞特異的ARノックアウトマウス大腿骨遠位部の3D-μ（三次元マイクロ）CT画像。Oc-ARノックアウトマウスでは野生型マウス（WT）に比して海綿骨の著しい減少が観察できる。
(B)：骨形態計測による骨吸収パラメータと骨吸収マーカーの変化。破骨細胞特異的ARノックアウトマウスでは単位骨面辺りの破骨細胞数が増加しており，それに伴い骨吸収面の増加も観察される。また，代表的な骨吸収マーカーである尿中デオキシピリジノリン濃度も増加がみられる。
(C)：ARを介した骨増強作用の概念図。破骨細胞特異的ARノックアウトマウスでは骨吸収の亢進による骨量減少が観察された。この結果から，アンドロゲンの骨増強作用は破骨細胞内ARを介した骨吸収抑制によって発揮されることが推察できる。

ると，動物でも同じ骨変異を示す。これら女性ホルモン欠乏動物やヒトに女性ホルモンを投与すると骨量の回復や高代謝回転の正常化がみられることから，女性ホルモンの骨量維持効果は，間違いない[17]。これら女性ホルモンの作用は核内受容体であるERαβを介して発揮される。主たる受容体はERαと考えられ，主たる標的器官での重要性が証明されている。しかしながら，全身に女性ホルモン受容体は一つのサブタイプであるERα遺伝子を破壊したERαノックアウトマウスでは雄・雌ともにBV/TV骨量（BV；bone volume / TV；tissue volume）の上昇が観察されている[18]。骨形態計測の結果，破骨細胞・骨芽細胞数は減少，骨吸収・骨形成速度とも低下した低回転型の骨代謝が行われていることが報告されている。海綿骨骨密度（BMD）に関しては雄で上昇するが，雌での変化はみられない。皮質骨BMDは雄雌ともノックアウトマウスでやや減少，雄・雌ともに血中テストステロン濃度が異常に上昇している。一方ERβノックアウトマウス（雌ERβノックアウトマウス）では海綿骨BMD差がみられないものの，BV/TVの増加がみられる。破骨細胞数は減少，雄では大きな差は観察されていない。このように雌ERノックアウトマウスは，顕著な骨減少は示さない。また，ERαβダブルノックアウトマウスでも同様に顕著な骨変異は報告されていない[19]。このように，女性ホルモンの明確な作用にもかかわらず，女性ホルモン受容体欠損マウスからは，受容体の骨組織・代謝への機能は，明確でなかった。後に述べるように筆者らが作出した破骨細胞特異的なERαノックアウトマウスによる骨変異の観察までは，このように女性ホルモンの骨量減少抑制作用の分子基盤は依然として不明であった。

7．女性ホルモンの骨量維持作用は，破骨細胞の細胞死の誘導を介する

ERααノックアウトマウスでは期待した骨量減少がみられない理由の一つとして，全身ERαα欠損によるよりエストロゲン生合成におけるネガティブフィードバックの破綻と結果として生じる女性ホルモン前駆体であるテストステロンの異常高値によるものと考えられた。すなわち，テストステロンそのものが，弱い男性ホルモン作用を示すため，ERαノックアウトマウスでは異常な男性ホルモンにより，骨量減少が観察されない可能性が考えられた。

そこで筆者らはCre/loxPシステムを用いて，骨組織特異的にERαα遺伝子破壊マウスの作出・解析をすることで，この問題を検討した。筆者らのこれまでの研究から，アンドロゲンの骨吸収抑制作用は，成熟破骨細胞を介することを見いだしていた。そこで性ホルモンの作用は破骨細胞を介した骨吸収の抑制と判断し，破骨細胞特異的な女性ホルモン受容体ノックアウトマウスをCtsk-Creマウスにより作成した。

ERαα遺伝子座にlox P配列をもつERα floxマウス[20]の交配により破骨細胞特異的ERα遺伝子破壊マウス（ERαα$^{\Delta Oc/\Delta Oc}$）を作出した結果，雌マウスにのみ大腿骨遠位及び脊椎骨における海綿骨量の減少を認めた[21]。さらに骨形態計測を行ったところ，雌ERαα$^{\Delta Oc/\Delta Oc}$では，破骨細胞数の増加に伴う高代謝回転型の骨粗鬆症を認めた。そこで雌ERα$^{\Delta Oc/\Delta Oc}$及び対照群（ERα$^{+/+}$）に卵巣摘出（OVX）を施行すると，ERαα$^{+/+}$では海綿骨量減少並びに破骨細胞数の増加を認めたが，ERαα$^{\Delta Oc/\Delta Oc}$では変化を認めなかった（図5-6）。以上の結果から，エストロゲンによる破骨細胞数の調節により，エストロゲンの骨吸収抑制作用が発揮されるものと判断した。

そこで活性型女性ホルモンであるE2（17αβ-

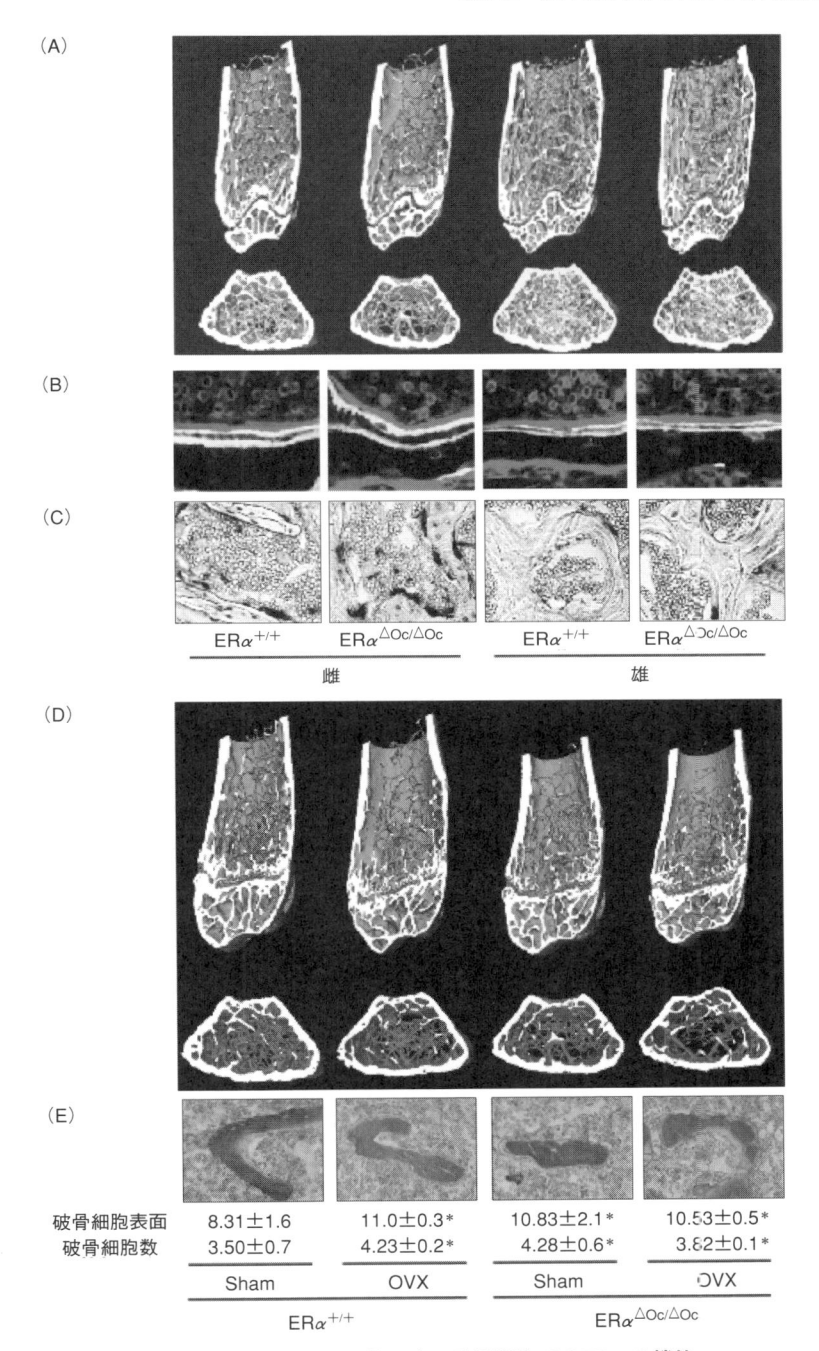

図5-6 雄マウス破骨細胞でのERαの機能
破骨細胞特異的ERα欠損雄マウスでは骨量の変化を認めないが，破骨細胞特異的ERα欠損雌マウスでは，海綿骨量が減少(A)し，骨形成(B)並びに骨吸収(C)も亢進している。$ERα^{+/+}$では卵巣摘出（OVX）により骨量減少を認めるが，$ERα^{ΔOc/Δoc}$ではOVXの影響を受けない(D)。同様に，$ERα^{+/+}$ではOVXにより破骨細胞の増加を認めるが，$ERα^{ΔOc/Δoc}$ではOVXにより破骨細胞の変化を認めない(E)。
＊：統計学的に有意差あり。

estradiol)投与により破骨細胞内で変動する遺伝子発現をGeneChip解析にて検索したところアポトーシス関連遺伝子群が変動し，なかでもFasL (Fas Ligand) の明確なホルモン応答を見いだした．さらに，E2投与により，骨組織におけるFasLの発現上昇，TUNEL/TRAP陽性を示す破骨細胞を認めた（図5-7）．

さらに，ER$\alpha^{\Delta Oc/\Delta Oc}$及びER$\alpha^{+/+}$の骨髄由来細胞を用いた初代培養では，ER$\alpha\alpha^{+/+}$由来破骨細胞でのみE2投与によるFasL mRNA発現の上昇及びTUNEL陽性細胞の有意な上昇を見いだした．

次に，E2による破骨細胞アポトーシス亢進がFasLの発現上昇を介するか否かを評価するため，FasL mutationマウスであるFasL$^{gld/gld}$マウスを用いた．そこで内因性女性ホルモンの影響をOVXにより排除したところ，顕著な骨量低下は認められず，成熟破骨細胞数にも明確な変動がなかった．さらにFasL$^{gld/gld}$マウス骨髄由来初代培養破骨細胞では，E2によるアポトーシスの亢進は観察されなかった[21]．

造血幹細胞からM-CSF及びRANKLに刺激により破骨細胞は分化・成熟する．成熟破骨細胞が骨吸収を担うため，その数の増大が骨吸収を増大させる．そのため，成熟破骨細胞数の減少は，結果として骨吸収抑制となる．今回見いだした知見から，エストロゲンは，破骨細胞内に存在するER$\alpha\alpha$を介し，FasLの発現を促進し，アポトーシスの誘導を引き起こし，破骨細胞の寿命を短縮させることがわかった（図5-8）．このようにエストロゲンの骨吸収抑制による骨防御作用は，成熟破骨細胞の正常な寿命の維持が重要であることがわかった．

8. おわりに

核内受容体の骨組織・代謝調節因子としての役割の一端も個体レベルで明らかにすることができた．一方でその機能は想像以上に複雑であることも明らかになってきた．骨組織への間接的な効果や，骨細胞種特有の作用が混在するため，その結果の解釈は，未だ慎重にすべきである．今後は，骨細胞種特異的な遺伝子破壊法が骨形成や代謝研究に極めて重要なアプローチであろう．このような受容体機能の詳細が明確にできれば，ビタミンDに代表される栄養素や未知栄養素による骨防御の分子機構が解明されるかもしれない．

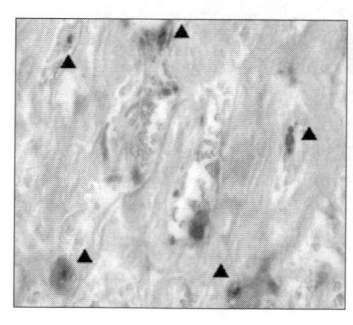

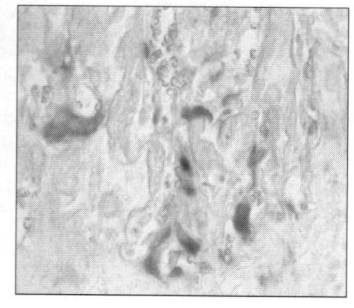

図5-7 E2投与後骨組織標本TRAP/TUNEL二重染色
ER$\alpha^{+/+}$ではTRAP陽性破骨細胞にTUNEL陽性の核（矢頭）を認める（左）が，ER$\alpha^{\Delta Oc/\Delta Oc}$では認めない（右）．

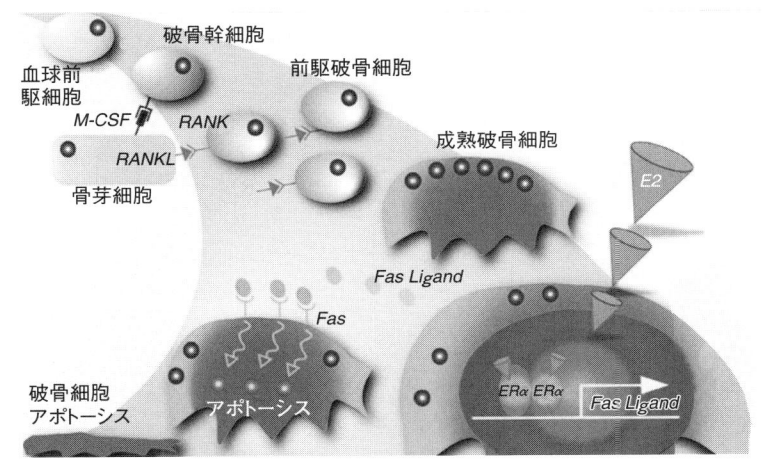

図5-8 女性ホルモンは破骨細胞の寿命を縮めることで骨の吸収を抑制する
成熟破骨細胞(Mature Osteoclast)の寿命は,女性ホルモンによって誘導される細胞死誘導因子(Fas Ligand)によって規定されている。女性ホルモン欠乏下では破骨細胞が延命されるため,結果として余剰の破骨細胞により骨吸収が亢進し,骨量が減少する。

● 文　献

1) Lee N.K., et al.: Endocrine regulation of energy metabolism by the skeleton. Cell, 2007 ; 130 (3) ; (456-69).
2) Zaidi M. : Skeletal remodeling in health and disease. Nature Medicine, 2007; 13; (791-801).
3) Teitelbaum S.L., Ross F.P. : Genetic regulation of osteoclast development and function. Nature, 2003 ; 4 ; (638-649).
4) Mangelsdorf D.J., Thummel C., Beato M., Herrlich P., Schutz G., Umesono K., Blumberg B., Kastner P., Mark M., Chambon P., et al.. he nuclear receptor superfamily : the second decade. Cell, 1995 ; 83 ; (835-839).
5) McKenna N.J., and B.W.O' Malley. : Combinatorial control of gene expression by nuclear receptors and coregulators. Cell, 2002 ; 108 ; (465-74).
6) Shi Y.: Histone lysine demethylases: emerging roles in development, physiology and disease. Nat Rev Genet, 2007 ; 8 (11) ; (829-33).
7) Rosenfeld M.G., Lunyak V.V., Glass C.K. : Sensors and signals : a coactivator/corepressor/epigenetic code for integrating signal-dependent programs of transcriptional response. Genes Dev, 2006; 1; 20(11) ; (1405-28).
8) Holick M.F. : Resurrection of vitamin D deficiency and rickets. J Clin Invest, 2006 ; 116 (8) ; (2062-72).
9) Haussler M.R., Whitfield G.K., Haussler C.A., Hsieh J.C., Thompson P.D., Selznick S.H., Dominguez C.E., Jurutka P.W. : The nuclear vitaminD receptor : biological and molecular regulatory properties revealed. J Bone Miner Res, 1998 ; 13 ; (325-349).
10) Yoshizawa T., Handa Y., Uematsu Y., Takeda S., Sekine K., Yoshihara Y., Kawakami T., Arioka K., Sato H., Uchiyama Y., Masushige S., Fukamizu A., Matsumoto T., Kato S. : Mice lacking the vitamin D receptor exhibit impaired bone formation. Unterine hypoplasia and growth retardation after weaning. Nature Genetics, 1997 ; 16 ; (391-396).
11) Yagishita N., Yoshizawa T., Yamamoto Y., Sekine K., Uematsu Y., Murayama H., Nagai Y., Krezel W., Chambon P., Matsumoto T., Kato S. : Aberrant growth plate development in VDR/RXR gamma double null mutant mice. Endocrinology, 2001 ; 142 ; (5332-5341).
12) Li M., Indra A.K., Warot X., Brocard J., Messaddeq N., Kato S., Metzger D., Chambon P. : Skin abnormalities generated by temporally controlled RXRalpha mutations in mouse epidermis. Nature, 2000 ; 407 ; (633-636).
13) Masuyama, R., Nakaya Y, Tanaka, S., Tsurukami, H., Nakamura, T., Watanabe, S., Yoshizawa, T., Kato, S., Suzuki, K. : Dietary phosphorus restriction reverses the impaired bone mineralization in vitamin D receptor knockout mice. Endocrine, 2001 ; 142 ; (494-497).
14) Vanderschueren D., Vandenput L., Boonen S., Lindberg M L., Bouillo R., Ohlsson C. : Androgens and Bone. Endocrine Reviews, 2004 ; 25 (3) ; (389-425).
15) Kawano H., Sato T., Yamada T., Matsumoto T., Sekine K., Watanabe T., Nakamura T., Fukuda T., Yoshimura K., Yoshizawa T., Aihara K., Yamamoto Y., Nakamichi Y., Metzger D., Chambon P., Nakamura K., Kawaguchi H., Kato S. : Suppressive function of androgen receptor in bone resorption. Proc Natl Acad Sci U S A 100, 2003 ; (9416-942114).
16) Syed F., Khosla S. : Mechanisms of sex steroid effects on bone. BBRC, 2005 ; 328 ; (688-696).
17) Fitzpatrick L.A. : Estrogen therapy for postmenopausal osteoporosis. Arq Bras Endocrinol Metabol, 2006 ; 50 (4) ; (705-19).
18) Sims N.A., et al.: Regulating DeltaFosB expression in adult Tet-off-DeltaFosB trangenic mice alters bone formation and bone mass. Bone, 2002 ; 30 (1) ; (18-25).
19) Windahl S.H., Andersson G., Gustafsson J. : Elucidation of estrogen receptor function in bone with the use of mouse models. TRENDS in Endocrinology & Metabolism, 2002 ; 13 ; (195-200).
20) Dupont S., Krust A., Gansmuller A., Dierich A.,

Chambon P., Mark M. : Effect of single and compound knockouts of estrogen receptors alpha (ERalpha) and beta (ERbeta) on mouse reproductive phenotypes. Development, 2000 ; 127 (19) ; (4277-91).
21) Nakamura T, Imai Y, et al. : Estrogen prevents bone loss via estrogen receptor alpha and induction of Fas ligand in osteoclasts. Cell, 2007 ; 130 (5) ; (811-23).
22) Teitelbaum S.L., Ross F.P. : Genetic regulation of osteoclast development and function. Nature, 2003 ; 4 ; (638-649).

第6章 メタボリックシンドロームにおける肥満とその管理

中村　正*

1. はじめに

近年，栄養過剰や運動不足など食生活やライフスタイルが大きく変化したことにより，肥満人口が急激に増加しており，さまざまな疾病を引き起こしている。なかでも，耐糖能異常，脂質代謝異常，高血圧などが，たとえその程度が軽くても一個人に集積することが，動脈硬化性疾患の発症基盤となることが明らかとなっており，本病態はメタボリックシンドロームとして現在注目を集めている。本章では，メタボリックシンドロームの概念や診断基準，その病態生理や管理の重要性について解説する。

2. メタボリックシンドロームとは？

メタボリックシンドロームは，従来「シンドロームX」，「死の四重奏」，「インスリン抵抗性症候群」，「マルチプルリスクファクター症候群」など，さまざまな名称でよばれてきた。1998年に欧州WHO諮問会議が糖尿病の診断基準に盛り込んだかたちで，2001年に米国NIHが発表したNCEP（National Cholesterol Education Program）ATPⅢ（Adult Treatment Panel Ⅲ）では高コレステロール血症の治療指針として，相次いで「メタボリックシンドローム（metabolic syndrome）」と呼称しその診断基準が提示されたことにより本病態が注目されてきた[1,2]。

表6-1に，2005年に設定された，わが国におけるメタボリックシンドロームの診断基準を示す[3]。まず，腹腔内内臓脂肪蓄積はメタボリックシンドロームにおいて主要な役割を担っており，診断基準では必須項目になっている。内臓脂肪蓄積の基準としては，腹囲径（臍周囲径）が用いられ，男性85cm，女性90cmが基準値となっている。これらは，内臓脂肪量評価の標準である臍レベル腹部CT断面像での内臓脂肪面積100cm^{2}に対応する値である。すなわち，同じ内臓脂肪量であれば，女性は男性より皮下脂肪量が多い分，腹囲径が男性より大きく基準が設定されている。

内臓脂肪蓄積に加えて，高トリグリセリド血症かつ／または低HDLコレステロール血症，高血圧，空腹時高血糖の3項目のうち2項目以上あればメタボリックシンドロームと診断する。NCEPの基準では，高トリグリセリド血症と低HDLコレステロール血症それぞれ独立した項目としているが，この基準では1項目としている。メタボリックシンドロームは内臓脂肪蓄積

---

*大阪大学大学院医学系研究科内分泌・代謝内科学

表6-1 わが国のメタボリックシンドローム診断基準

内臓脂肪蓄積
 腹囲径（臍周囲径）　　　　　　　　　　　　　　　男性≧85 cm
               　女性≧90 cm
可能な限りCTスキャンなどで内臓脂肪量測定を行うことが望ましい。
    内臓脂肪量　男女とも ≧100 cm^2
    上記に加え以下のうち2項目以上

①	高トリグリセライド血症	≧150 mg/dL
	かつ／または	
	低HDLコレステロール血症	<40 mg/dL
		男女とも
②	高血圧	≧130/ ≧85 mmHg
③	空腹時高血糖	≧110 mg/dL

※メタボリックシンドロームと診断された場合，糖負荷試験が薦められるが診断には必須ではない。
※高TG血症，低HDL血症，高血圧，糖尿病に対する薬剤治療を受けている場合は，それぞれの項目に含める。

（日本内科学会雑誌2005より引用）

やインスリン抵抗性を基盤に生じてくる病態であることから，トリグリセリドの上昇とHDL-コレステロールの低下が随伴して起こることが多いことから両者を1項目として扱っている。インスリン抵抗性はメタボリックシンドロームの主要なコンポーネントであるが，これを簡便に診断する指標がないことから，空腹時血糖値が基準として用いられている。動脈硬化のリスク項目として負荷後2時間血糖値も重要であるが，健康診断などでマススクリーニングする場合には適さないことから，空腹時血糖値のみの基準となっている。ただ，空腹時血糖が正常でもメタボリックシンドロームと診断されれば積極的に糖負荷試験を行い，耐糖能異常の有無を評価する必要がある。

3．メタボリックシンドロームの病態

メタボリックシンドロームの上流にある内臓脂肪蓄積が本シンドロームの多彩な病態にかかわるメカニズムは以下のように考えられている[4]。内臓脂肪はトリグリセリドを貯めやすくまた燃やしやすい組織であることが明らかとなっており，内臓脂肪蓄積例では，空腹時にトリグリセリドの分解産物である遊離脂肪酸（FFA）とグリセロールが過剰に放出される。内臓脂肪は門脈につながっているため，放出されたFFAとグリセロールは直接肝臓に流入し，脂質異常，高血糖，さらにインスリンの異化障害を起こし，インスリン抵抗性につながる可能性が示されている。

またもう一つのメカニズムとして，脂肪細胞より分泌されるアディポサイトカインが関与し，それらの産生調節異常（分泌過剰と分泌不全）がメタボリックシンドロームの病態と密接に関連することが明らかとなっている。特に，脂肪組織特異的分泌たんぱく質であるアディポネクチンは，抗動脈硬化作用を有することが明らかとなっており，内臓脂肪蓄積とともに脂肪細胞におけるアディポネクチン分泌不全が起こり，その血中濃度が低下することが知られてい

る[5]。図6-1には，実際のヒトにおける低アディポネクチン血症と冠動脈疾患との関連を示す。糖尿病や高脂血症，高血圧，肥満などの要素を補正しても，血中アディポネクチン濃度が7μg/mL以上の高アディポネクチン血症群の冠動脈発症オッズ比を1とした場合，濃度が4μg/mL未満の低アディポネクチン血症群では，約2倍のオッズ比を示していた[6]。さらに，図6-2に示すように，アディポネクチン分子の164番目のアミノ酸であるイソロイシンがスレオニンにミセンス変異した例では，著しい低アディポネクチン血症を呈し，臨床的特徴としてメタボリックシンドロームの病態を示し高率に冠動脈疾患を合併することが明らかとなっている[7]。すなわち，低アディポネクチン血症は，インスリン抵抗性や糖代謝異常，高血圧さらには動脈硬化に直接強い影響を及ぼす，メタボリックシンドロームのキー分子として注目されている。

また，内臓脂肪組織における酸化ストレス過剰産生も，メタボリックシンドロームの病態にかかわることが明らかになってきた。すなわち，図6-3に示すように，増加した脂肪組織では，NADPHオキシダーゼ経路の活性化，抗酸化システムの低下により酸化ストレスが上昇し，アディポサイトカインの産生異常や種々の臓器の機能異常を引き起こしメタボリックシンドロームの病態形成につながる可能性が考えられる[8]。また，最近，肥満脂肪組織内にたくさんのマクロファージが侵入していることが，病理学的に明らかにされ，マクロファージ由来の種々の炎症性サイトカイン産生が病態にかかわることが示唆されている[9]。活性化マクロファージが酸化ストレスを盛んに産生させることが知られており，肥満脂肪組織の酸化ストレス増大は，進入したマクロファージによるものと考えられている。いずれにしろ，脂肪組織酸化ストレス系は，今後，メタボリックシンドローム

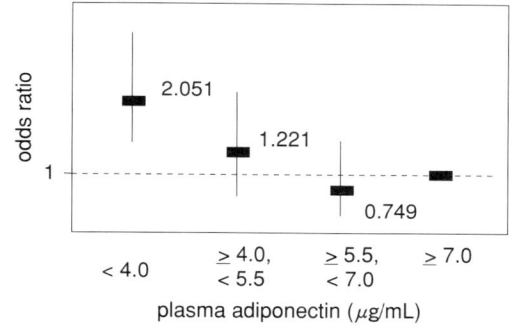

図6-1 冠危険因子としての低アディポネクチン血症（糖尿病，高脂血症，高血圧，肥満を補正した検討）

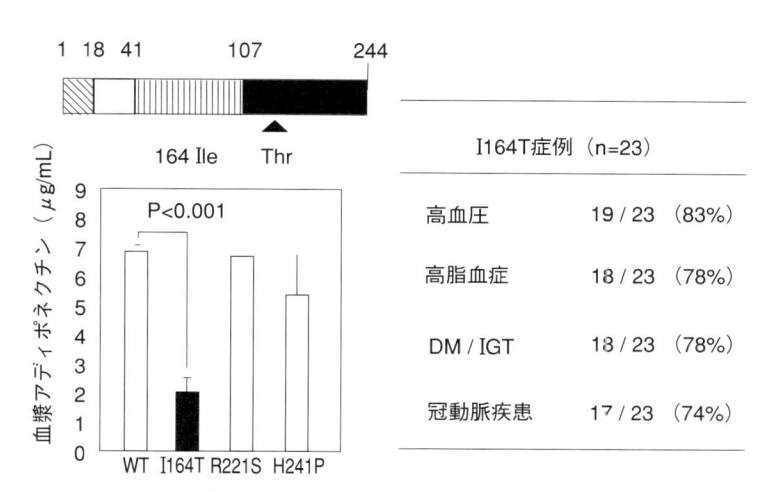

図6-2 遺伝性低アディポネクチン血症の血中アディポネクチン濃度と臨床的特徴

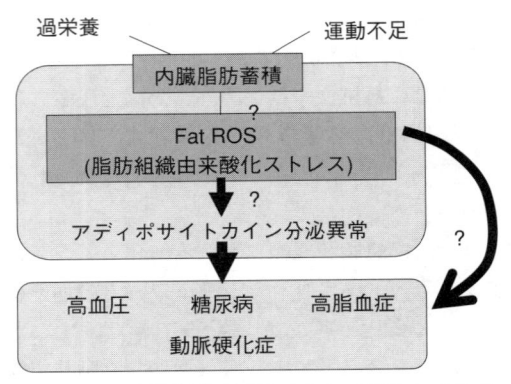

図6-3 脂肪組織の酸化ストレス産生とメタボリックシンドロームの関係

の診断治療標的になるものと思われる。

4. メタボリックシンドローム管理の重要性

ある大規模集団において2004（平成16）年からメタボリックシンドロームの概念を導入した保健指導を実際に行っている。具体的には，心血管疾患発症リスクの緊急度による序列化を行い，危険度の高い例順に保健指導を行っている。まず，重症高血圧，顕性糖尿病，心房細動等不整脈をもつ例には緊急に対応し，それ以外の例には，メタボリックシンドロームの概念に基づいて，マルチプルリスク個数を健診結果に記載し，腹囲径基準を満たした腹部肥満を対象に，リスク個数と耐糖能異常順に序列化し，ハイリスク者には頸部エコー，エルゴ負荷心電図，経口糖負荷試験を行い，その結果をもとに，保健師，栄養士，医師による個別相談や集団指導を行っている。

ちなみに，何らかの指導を行った対象者は，2004（平成16）年度では総数3,802人の18.8％にあたる714人であった。指導を行い成功した事例では，健診結果から自身の状態の危険性を自ら気づき，自分から能動的に生活改善を行う姿勢が認められている。そして，食習慣や運動習慣の改善策が必ずしも実現不可能な厳しいものではなく，長く続けることが可能な目標を立てて実践していることが特徴である。

2003（平成15）年から2005（平成17）年に至る本集団におけるメタボリックシンドローム頻度の経過をみると，図6-4に示すように，男女とも頻度が低下しており，集団全体としても効果が現れていると考えられる。実際に本集団における，心・血管疾患による死亡者も著明な減少を認めた。内臓脂肪面積の変化とメタボリッ

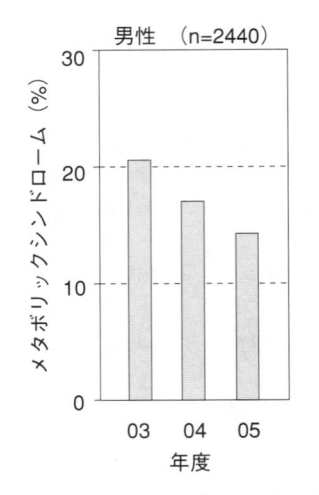

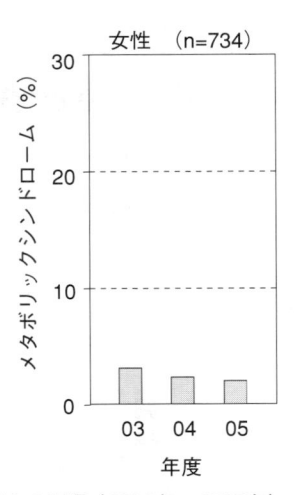

図6-4 メタボリックシンドローム頻度の経過（2003年～2005年）

クシンドローム危険因子合併数の変化をみると，2004（平成16）年度と2005（平成17）年度の健診連続受診者で腹囲の減少と危険因子合併数減少に有意な関連を認め，腹囲3cm以上の減少で危険因子の軽減が認められた。ただし，危険因子が少なく指導対象とならなかった集団のうちごく一部に経年的に腹囲の増大，危険因子増加を認めるようになった例もあることからハイリスク者以外への指導も怠ってはならないと考えられた。

5．おわりに

以上のように，メタボリックシンドロームに対しては，それを構成する因子に個別に対応することは，効果が弱く全く意味がない。むしろ，その病態基盤である肥満特に内臓脂肪蓄積の軽減にターゲットをおいた予防，治療アプローチが重要である。その意味からも，内臓脂肪蓄積の制御機構や蓄積に伴って起こってくる分子異常すなわちアディポサイトカインの分泌異常に焦点を当てる今後の研究の展開が大いに期待される。

●文　献

1) Alberti KGMM, Zimmet PZ for the WHO consultation : Definition, diagnosis and classification of diabetes mellituss and its complications. Part 1 : diagnosis and classification of diabetes mellituss. Provisional report of a WHO consultation. Diabet Med 1998, 15 ; 539-553.
2) Expert Panel on Detection, Evaluation, and Treatment of High Blood Cholesterol in Adults. Executive summary of the third report of the national cholesterol education program (NCEP) expert panel on detection, evaluation, and treatment of high blood cholesterol in adults (adult treatment panel Ⅲ) JAMA 2001, 285 ; 2486-2497.
3) メタボリックシンドローム診断基準検討委員会：メタボリックシンドロームの定義と診断基準．日本内科学会雑誌94；794-809, 2005.
4) Nakamura T, Matsuzawa Y : Life-style related disease and adipocytes. Intern Med 41 ; 68-70. 2002.
5) Matsuzawa Y, Funahashi T, Kihara S, Shimomura I : Adiponectin and metabolic syndrome. Arterioscler Thromb Vasc Biol 24;29-33, 2004.
6) Kumada Y, Kihara S, Sumitsuji S, et al. : Association of hypoadiponectinemia with coronary artery disease in men. Arterioscler Thromb Vasc Biol 23 ; 85-89, 2003.
7) Ohashi K, Ouchi N, Kihara S, et al. : Adiponectin I164T mutation is associated with the metabolic syndrome and coronary artery disease. J Am Coll Cardiol 43 ; 1195-1200, 2004.
8) Furukawa S, Fujita T, Shimabukuro M, et al. : Increased oxidative stress in obesity and its impact on metabolic syndrome. J Clin Invest 114 ; 1752-1761, 2004.
9) Weisberg SP, McCann D, Desai M, et al. : Obesity is associated with macrophage accumulation in adipose tissue. J Clin Invest 112 ; 1796-1808, 2003.

第7章 若年者の自律神経機能と遺伝子多型
―アドレナリン受容体・レニン-アンギオテンシン系―

松永哲郎[*], 津田謹輔[**]

1. はじめに

現在わが国では，生活習慣病の発症の若年化が進んでおり，より若い時期から生活習慣に気を配ることで疾病の発症を防ぐ「一次予防」の重要性が指摘されるようになった。生活習慣病は一般に，食習慣などの生活習慣の乱れである環境要因と複数の遺伝因子が関与する多因子疾患である。同じような生活習慣をもつ人でも疾患を発症する人と発症しない人がいるが，近年の研究でこの環境要因に対する感受性の違いに一塩基多型（SNP；single nucleotide polymorphism）を中心とする遺伝子多型が関与していることがわかってきた。多型によりその遺伝子がコードするたんぱく質の機能や発現量が変化するために，代謝や循環器機能などの生理機能や薬物に対する反応性，食事や運動など環境因子に対する応答に個人差が生じるのである。したがって，生活習慣病の遺伝的素因が濃厚な人ほど，若い頃から健康的なライフスタイルを身につける予防対策が必要である。

自律神経系は血圧や体温，代謝，分泌，消化，呼吸，循環といったほとんどの生理機能の調節や恒常性の維持に機能している。そのため自律神経の機能異常は，高血圧や心疾患，糖尿病，肥満などさまざまな循環器・代謝疾患の発症及び進展に関与する。この自律神経の機能異常にもさまざまな遺伝因子がかかわっていると考えられるが，筆者らはこれまでに循環器・代謝疾患との関連が報告されている遺伝子多型が，若くて健康な段階からすでに自律神経に機能的差異をもたらしていることを明らかにしてきた。生活習慣病の多くが，若年期からその徴候を示すと考えられているが，自律神経の機能低下はそれら徴候の一つであると思われる。本章では自律神経機能との関連が示唆されるアドレナリン受容体及びレニン-アンギオテンシン系における遺伝子多型の影響について筆者らの研究結果を中心に概説する。

2. 自律神経系と肥満，循環器疾患

肥満や高血圧など代謝・循環器疾患の背景には自律神経系の機能異常があると考えられている[1]。高血圧や心不全，その他循環器疾患の罹患者ではしばしば過剰かつ慢性的な交感神経亢進がみられる。交感神経亢進は明らかに心血管系には負担となり，高血圧や心疾患など循環器障害のリスク因子となる。このことはβブロッ

[*]京都大学大学院農学研究科「味の素」食の未来戦略講座　[**]京都大学大学院人間・環境学研究科

カーがこれら疾患の治療薬としてよく使用されていることからも明らかであろう。一方，肥満との関連はどうであろうか。肥満者ではしばしば血中のカテコールアミン濃度が上昇しており，交感神経のpresynapticな活性が慢性的に亢進している。肥満者ではレプチンやインスリンの血中濃度が上昇しているが，これらは交感神経亢進作用を有することがわかっており，肥満に頻繁に合併する高血圧は，一部はこの交感神経の慢性的な亢進によるものと考えられている。しかし，肥満者では交感神経活動が亢進しているにもかかわらず，基礎代謝や熱産生は低下している。これは，交感神経に対する反応性の低下，つまり効果器（アドレナリン受容体，AR; adrenergic receptor）の機能が低下しているためだと考えられる[2]。エネルギー摂取量が過剰になり脂肪蓄積が増すと，反作用的に交感神経が活性化されエネルギー消費が亢進する。しかし，この状況が長期間持続し慢性的にカテコールアミン分泌量が上昇すると，エネルギー消費や熱産生を担うアドレナリン受容体がダウンレギュレーションを起こしてしまう。肥満による慢性的なカテコールアミン分泌亢進はβ-ARシグナル系の脱感作を引き起こし，これが代謝や熱産生を低下させ，さらなる脂肪蓄積をもたらす悪循環となっているのである[2]。肥満の成因及び進展の両方において，β-ARは重要な役割を有しているようである。事実，β-アドレナリン受容体（β_1-, β_2-, β_3-アドレナリン受容体）をノックアウトしたマウス（β-less mice）では，高脂肪食を与えた時の体重増加が著しく，食事誘発性の熱産生能の低下がみられ，さらに寒冷暴露による体温上昇も減弱していた[3,4]。最近，このβ-ARの機能に遺伝子多型による個人差があることがわかってきた。次節でははじめに，脂肪組織におけるエネルギー消費や熱産生を担っているβ_3-ARと脱共役たんぱく質（uncoupling protein 1 ; UCP1）の遺伝子多型について自律神経機能との関連性を中心に述べる。

3. β_3-アドレナリン受容体

β_3-ARはGsたんぱく質（刺激性Gたんぱく質）と共役する7回膜貫通型受容体である。交感神経による受容体刺激によりアデニル酸シクラーゼを活性化し，種々の情報伝達を介して生理作用を発揮する。β_3-ARの機能性については，げっ歯類でよく調べられている。主に脂肪細胞に分布しており，交感神経刺激により脂肪分解（白色及び褐色脂肪細胞）と熱産生（褐色脂肪細胞）を誘発してエネルギー消費に働く。げっ歯類に比べてヒト成人では褐色脂肪組織の量が少なく（約40 g），β_3-ARの発現量も低いことから，ヒトにおけるβ_3-ARの役割と重要度についてはいまだ議論は多い。しかし，ヒトの摘出脂肪組織においてβ_3-AR刺激が脂肪分解を引き起こすことや後述のβ_3-ARの遺伝子多型が各種代謝疾患との関連において数多く報告されていることなどに鑑みると，ヒトにおいてもβ_3-ARはエネルギー代謝亢進や熱産生などにおいて生理学的・臨床学的に重要な役割を有しているものと考えられる。事実，β_3-AR特異的なアゴニストは抗肥満・抗糖尿病薬としての期待も高い。

1995年，ヒトβ_3-ARにおける64番目残基のトリプトファン（Trp）がアルギニン（Arg）に置換した遺伝子多型（Trp64Arg）の報告がN Engl J Med誌に3報同時に掲載された[5-7]。1報はピマインディアンにおいて糖尿病発症の早期化，基礎代謝率の低下が認められ[6]，別の1報ではフィンランド人で糖尿病発症の早期化，腹部肥満，拡張期血圧高値，インスリン抵抗性との関連性を認め[7]，残りの1報はフランス白人の高度肥満者で20歳以降の25年間における体重増加量が変異保有群で有意に高値を示したとの報告であった[5]。N Engl J Med誌の報告以降，肥満，糖尿病を中心に関連研究が数多く実施されてきた。関連があるとする報告もなしとする報

告もともに相当数に上るため，明確な結論は出ていないが，数報のメタアナリシスを参照すると，本多型はBMI高値やインスリン抵抗性とは関連するようである。Kurokawaらは日本人6,582人のデータを用いたメタアナリシスで，Arg64保有者は非保有者に比してBMIが平均で0.26kg/m^2上昇することを報告している[8]。またZhanらは12,805人のデータを用いたメタアナリシスで，インスリン抵抗性指標（空腹時インスリン値，経口糖負荷試験の2時間インスリン値，HOMA-R）について調べたところ，アジア人Arg64保有ではインスリン抵抗性と関連することを見いだしている[9]。本多型のArg64アリル頻度は白人が10％前後なのに対し，日本人では約20％でイヌイット（38％）やピマインディアン（31％）に次いで高い。

本多型は受容体の第1膜貫通領域直下の細胞内部分に存在し，Argタイプの受容体はTrpタイプと比べて受容体刺激によるアデニル酸シクラーゼ活性及びcAMP産生量が低下し，脂肪分解能が減弱している[10]。

一方，全身の代謝レベルでみた場合どれほどの影響度を有しているのであろうか。本多型と基礎代謝率低下との関連を検討した報告がいくつかある。前述のN Engl J Med誌の報告のピマインディアンでは，Trp64ホモ保有群に比して，Arg64ホモ保有群で約80 kcal/day，ヘテロで約40kcal/dayの低下が認められており，肥満フィンランド人ではArg64保有群で約65kcal/dayの低下が報告されている[11]。日本人においても肥満女性を対象とした検討で，Arg64ホモ保有群で400kcal/day，ヘテロで200kcal/dayの安静時代謝率の低下が示され，食事・運動療法による減量効果が低いことが示唆されている[12]。正確な基礎代謝率への影響についてはさらに大規模集団で慎重に検討していく必要があると思われるが，少なくとも本多型は全身の代謝レベルにおいてもエネルギー消費低下をもたらす可能性があるようである。

本多型は若年健常時からすでにその影響を有しているのであろうか。先行研究の多くが中高年の罹患者を対象としているため，若年者への影響については不明な点も多い。そこで筆者らは若年健常者における本多型と自律神経機能との関連性を心拍変動解析により検討した[13,14]。そもそも肥満や生活習慣病は健常人から進展するので，発症前にその徴候を検出できれば「一次予防」の観点からもその有用性は高い。心拍変動の低下は循環器疾患や糖尿病の罹患者，肥満者においてしばしばみられ，自律神経機能低下との関連が示唆されている[15]。図7-1に$β_3$-AR Trp64Arg多型の各遺伝子型保有者の代表的な心拍変動（RR間隔変動）のヒストグラムとスペクトル解析例を示す。Arg64保有者では明らかに心拍変動（揺らぎ）が小さくスペクトルのパワーも低下していることがわかる。このことは，Arg64保有者はTrp64ホモ保有者と比べて自律神経活動が低下していることを示唆するものである。これは肥満者でみられる心拍変動の動態と類似している。Piccirilloらは，肥満者では血中のカテコールアミン濃度が高いにもかかわらず，心拍変動スペクトルパワーの低下がみられトータルとしての自律神経活動は低下していることを示している[16]。筆者らの結果は肥満者でみられるような心拍変動の低下（自律神経活動の低下）が，$β_3$-AR Arg64保有者では若年時からすでにみられることを示すものであった。将来的に加齢や生活習慣の乱れが加わることで，非保有者よりも肥満や糖尿病など関連する疾患が顕性化しやすい可能性が考えられる。Arg64保有者は食事・運動療法による減量の効果が鈍いことがわかっており，本多型保有者はより早期に生活習慣病の一次予防に取り組むことが重要であろう。

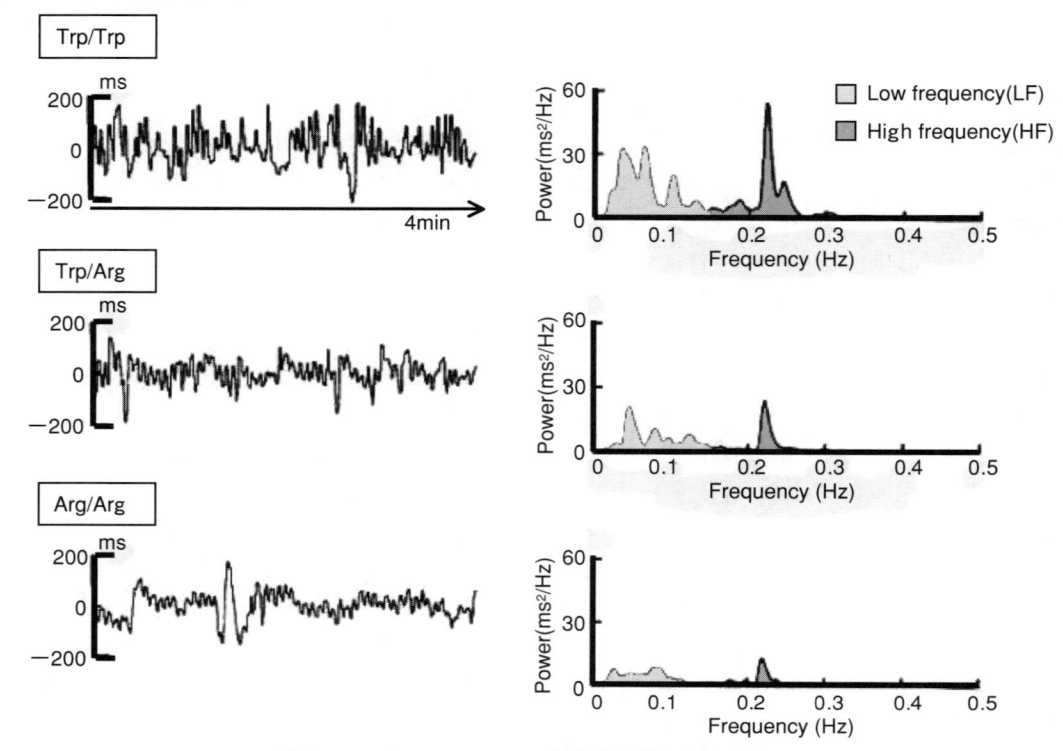

図7−1　β_3-AR Trp64Arg遺伝子多型と心拍変動

β_3-AR Trp64Arg遺伝子多型の各遺伝子タイプ保有者の安静臥位時4分間における代表的な心拍変動タコグラムとパワースペクトル解析例を示す。Arg64保有者ではTrp64ホモ保有者と比べて，心拍の揺らぎが小さく，各スペクトルパワーも低いことがわかる。

＜心拍変動のパワースペクトル解析＞

心拍の間隔は自律神経の働きにより時々刻々と変動しており，心拍変動を観察することで自律神経活動を評価することができる[51]。特に心拍変動を周波数成分に変換して解析するパワースペクトル解析は，交感−副交感神経バランスを評価することができ，より詳細な自律神経活動の定量化が実施できる。心拍変動解析は現在では，循環器疾患や糖尿病性神経障害の罹患者の病状の把握や予後評価に幅広く臨床応用されている。パワースペクトル解析により得られる主な指標を下記に挙げる。

Low frequency（LF）：低周波数領域（＜ 0.15 Hz）のパワー（ms^2）。交感神経遮断薬投与により減少し，併せて副交感神経遮断薬を投与すると完全に消失する。交感及び副交感神経活動を反映する。

High frequency（HF）：高周波数領域（＞ 0.15 Hz）のパワー（ms^2）。副交感神経遮断薬投与によりほぼ完全に消失する。副交感神経活動を反映。

Very low frequency（VLF）：超低周波数領域（＜ 0.035 Hz）のパワー（ms^2）。熱産生や体温調節，レニン−アンギオテンシン系との関連性が示唆されている[18),19)]。

Total power（TP）：総パワー（ms^2）。自律神経活動全体の指標。

LF/HF：LFとHFのパワー比。交感神経と副交感神経活動のバランスの指標。この値が高いと神経バランスとして交感神経優位に傾いているといえる。高血圧やその他循環器疾患の罹患者では，しばしばこの値が高値を示すことが報告されている。

％HF：総パワーに占めるHFのパワーの割合（％）。HF/（TP−VLF）×100で算出する。副交感神経活動の指標。

（文献13）より引用改定）

4. β_3-AR遺伝子多型とUCP1一塩基多型の重複

　β_3-ARを介した褐色脂肪組織における熱産生（非ふるえ熱産生：nonshivering thermogenesis）は主に脱共役たんぱく質UCP1が担っている。褐色脂肪細胞においてUCP1は，ミトコンドリア内膜に形成されたプロトン濃度勾配を解消して電子伝達系とATP合成を脱共役させ，エネルギーを熱として放出させる。UCP1のノックアウトマウスは寒冷暴露による熱産生能の低下がみられ，ヒトにおいても肥満者の脂肪組織ではUCP1のmRNA量の低下が認められている。ヒトUCP1には複数の遺伝子多型が存在し，なかでもプロモーター領域の一塩基多型（-3826 A > G）がよく調べられている。G-3826保有によりUCP1 mRNA発現量が低下し，BMI高値，体重増加との関連が報告されている。筆者らはβ_3-AR Trp64Arg多型との重複の影響を心拍変動解析で調べたところ，β_3-AR Arg64とUCP1 G-3826の両方を保有する群では心拍変動の超低周波数成分（VLF：very low frequency component）が顕著に落ちていることが認められた[14, 17]。VLFは体温調節や熱産生能との関連が多数報告されているスペクトル成分である[18, 19]。寒冷環境においては，熱産生が亢進するのでそれに伴いVLFのパワーが上昇する[18, 19]。このことから，両多型の重複保有者では，脂肪組織における熱産生能が低下していることが示唆された。β_3-ARとUCP1は熱産生において協調的に働いていることから，両多型の重複は熱産生能の低下に相乗的な影響を有している可能性がある。事実，両多型の重複はどちらかの多型を単独でもつ場合に比べて，さらなる基礎代謝率の減少や体重増加が起こり，運動・食事療法による減量がさらに困難になることが報告されている[20-22]。そのため，両多型の重複保有者はより厳しく普段の生活習慣に気を配る必要があると思われる。生活習慣病は複数の遺伝因子が関与する多遺伝子性疾患であることから，このように複数の遺伝因子の重複の影響を考慮した検討が今後より重要になってくるであろう。β_3-AR Trp64Arg多型との重複の影響については，UCP1の他にβ_1-ARやβ_2-AR, lipoprotein lipase, type 2 deiodinase, cholecystokinin 1 receptor, UCP3などにおける遺伝子多型が肥満や冠動脈疾患，メタボリックシンドロームとの関連で調べられている。

5. β_1, β_2-アドレナリン受容体

　β-ARにはβ_3-AR以外にβ_1-ARとβ_2-ARの二つのサブタイプが存在し，ともにGたんぱく質共役型の7回膜貫通型受容体である。β_1-ARは交感神経による受容体刺激により心筋収縮力及び心拍数を上げる。β_2-ARの心機能における役割はまだ不明な点も多いが，心臓における交感神経シナプス前からのノルアドレナリン分泌増強に関与しており，各種心疾患との関連が指摘されている。β_2-ARは心臓の他に，血管や気管支，消化管の平滑筋，脂肪組織，白血球，肝細胞など幅広く発現がみられる。β_1-AR並びにβ_2-ARには多数の遺伝子多型が同定されているが，最も精力的に調べられているのはβ_1-ARではSer49GlyとArg389Gly多型，β_2-ARではArg16GlyとGln27Glu多型の計4多型である（表7-1, 7-2）。いずれもその生理的役割から循環器疾患や高血圧との関連が報告されており，β_2-ARについては喘息や肥満との関連についても多数報告されている[23, 24]。各多型のアリル頻度と受容体機能に及ぼす影響について表7-1にまとめた。筆者らはこれら4多型について，若年健常者を対象に自律神経機能との関連を心拍変動解析により調べた[25]。結果を表7-2に示す。β_1-ARについては両多型とも自律神

表7-1 アドレナリン受容体，レニン-アンギオテンシン系における遺伝子多型のアリル頻度と機能変化

	遺伝子名	染色体座位	多型領域	多型		アリル頻度（白人／アフリカ系アメリカ人／アジア人）	機能変化（in vitro）
β-アドレナリン受容体	ADRB1（β_1-AR）	10q24-q26	Coding	Ser49Gly（非同義）	Gly	0.11-0.15 / 0.13, 0.29 / 0.15	Gly：AC活性上昇，ダウンレギュレーション亢進
			Coding	Arg389Gly（非同義）	Gly	0.24-0.28 / 042-0.44 / 0.26-0.29	Arg：Gsカップリング及びAC活性の上昇
	ADRB2（β_2-AR）	5q31-q32	Coding	Arg16Gly（非同義）	Arg	0.51-0.66 / 0.51 / 0.41	Gly：ダウンレギュレーションの亢進
			Coding	Gln27Glu（非同義）	Glu	0.35 / 0.21 / 0.07	Glu：ダウンレギュレーションの減弱
	ADRB3（β_3-AR）	8p12-p11.2	Coding	Trp64Arg（非同義）	Arg	0.08 / 0.10-0.12 / 0.18	Arg：AC活性低下
α-アドレナリン受容体	ADRA1A（α_{1A}-AR）	8p21-p11.2	Coding	Arg347Cys（非同義）	Cys	0.54 / 0.30 / 0.16	変化なし
	ADRA2A（α_{2A}-AR）	10q24-q26	5′ UTR	-1291 C>G	G	0.27 / 0.66 / 0.72	不明
			Coding	Asn251Lys（非同義）	Lys	0.004 / 0.05 / -	Lys：Giカップリングの増強
			3′ UTR	DraI RFLP	6.3-kb	0.17 / 0.31 / 0.35	6.3-kb：mRNA発現量の低下
	ADRA2B（α_{2B}-AR）	2p13-q13	Coding	3 Glu Del 301-303	Del	0.31 / 0.12 / 0.43	Del：脱感作の減弱
	ADRA2C（α_{2C}-AR）	4p16	Coding	Gly-Ala-Gly-Pro Del 322-325	Del	0.04 / 0.38-0.41 / 0.06	Del：Giカップリングの減弱
レニン-アンギオテンシン系	AGT（アンギオテンシノーゲン）	1q42-q43	Coding	Met235Thr（非同義）	Thr	0.42 / 0.77 / 0.78	Thr：-6 G>A多型により遺伝子発現が上昇
	ACE（アンギオテンシン変換酵素）	17q23	Intron 16	287 bp Del	Del	0.56 / 0.60 / 0.39	Del：連鎖不平衡にある別多型により活性上昇？
	AT$_1$R（AngⅡタイプ1受容体）	3q21-q25	3′ UTR	1166 A>C	C	0.29 / 0.06 / 0.09	不明

UTR：untranslated region　　AC：adenylate cyclase

〈参考文献〉β-アドレナリン受容体：10），23）　　α-アドレナリン受容体：10），23），33），34），35），（Am J Hypertens 1995；8：390-394），（Obes Res 1995；3：249-255），（Mol Med 2002；8：88-94）
レニン-アンギオテンシン系：42），45），（J Am Soc Nephrol 2006；17：504-512）

表7−2 アドレナリン受容体，レニン-アンギオテンシン系における遺伝子多型の生理機能への影響，疾患との関連，自律神経機能への影響

多　型		生理機能への影響	関連疾患	心拍変動パワースペクトル解析による自律神経機能との関連※
ADRB1	Ser49Gly	Gly：心拍数低下？	高血圧，心不全，冠動脈疾患	N.S.
	Arg389Gly	Arg：β-ブロッカーに対する反応性上昇？	高血圧，心不全，冠動脈疾患	N.S. ADRB2 Arg16Gly 多型との交互作用あり
ADRB2	Arg16Gly	Gly16：血中NA上昇，血管・気管支反応性，脂質代謝への影響など	高血圧，冠動脈疾患，肥満，喘息など	Argホモ保有：LF/HF↓，％HF↑
	Gln27Glu	Glu27：血管・気管支反応性，脂質代謝への影響など	高血圧，冠動脈疾患，肥満，喘息など	Gluアリル保有：LF↑ Argアリル保有：TP↓，
ADRB3	Trp64Arg	Arg：脂肪分解能の低下，基礎代謝率低下など	肥満，糖尿病，インスリン抵抗性，脂質代謝異常，高血圧など	LF↓
ADRA1A	Arg347Cys	Cys：影響なしの報告多数。ARBによる血圧応答上昇。ECG PR間隔延長	不明	Cysアリル保有：LF/HF↓，％HF↑
ADRA2A	−1291 C>G	G：不明	体重増加？	N.S.
	Asn251Lys	Lys：不明	不明	多型保有者なし
	DraI RFLP	6.3-kb：血小板凝集能上昇，自律神経反応性上昇，脂質・糖代謝への影響	高血圧，脂肪分布の変化	ヘテロ保有：LF↓，HF↓
ADRA2B	3Glu Del 301-303	Del：血管拡張能の低下，血流低下，基礎代謝率低下	高血圧，心疾患，肥満など	Delホモ保有：LF↑，VLF↑，LF/HF↑，％HF↓
ADRA2C	Gly-Ala-Gly-Pro Del 322-325	Del：カテコールアミン分泌上昇	心不全	Delアリル保有：LF/HF↑，％HF↓
AGT	Met235Thr	Thr：血漿アンギオテンシノーゲン濃度上昇	高血圧，冠動脈疾患，腎症，脳卒中など	Thrホモ保有：LF/HF↑，起立によるLF/HFや％HF変化率低下
ACE	Intron 16 287 bp Del	Del：血漿及び組織ACEレベル上昇		N.S. AGT Met235Thr多型との交互作用あり
AT1R	1166 A>C	C：アンギオテンシンⅡに対する反応性上昇		Cアリル保有：立位時LF↑，LF/HF↑

N.S.：not significant　　NA：noradrenaline　　ECG：electrocardiogram
※各指標の説明は図7−1の説明文を参照。
〈心拍変動パワースペクトル解析欄の参考文献〉ADRB1，ADRB2：25)　　ADRB3：13)，14)，17)　　ADRA1A，ADRA2A，ADRA2C：33)　　ADRA2B：35)　　AGT，ACE，AT1R：43)
〈その他の欄の参考文献〉ADRB1，ADRB2，ADRB3：10)，23)，24)　　ADRA1A，ADRA2A，ADRA2B，ADRA2C：10)，23)，34)，(Am J Hypertens 1995；8：390-394)，(Obes Res 1995；3：249-255)，(Mol Med 2002；8：88-94)　　AGT，ACE，AT1R：42)，45)，46)，(J Am Soc Nephrol 2006；17：504-512)

経機能に有意差はみられなかった。一方，β_2-ARではArg16ホモ保有者で交感神経活動指標であるLF/HFや%LFが有意に低く，%HF（副交感神経活動指標）は高値を示した。この結果はβ_2-ARのArg16ホモ保有者では，Gly16保有者と比較して交感神経活動が抑制されていることを示すものである。また，これを反映してかArg16ホモ保有者の拡張期血圧と平均血圧はGly16保有者よりも有意に低値を示していた。先行研究では，Arg16ホモ保有の正常血圧者で心拍出量，動脈圧，左室径短縮率，駆出率がGly16保有者よりも低値を示したとの報告がされている[26, 27]。これはArg16ホモ保有者では心臓交感神経活動が抑制されていることを示唆するものであり，筆者らの心拍変動解析の結果と一致する。Masuoらは非肥満及び正常血圧の日本人男性において，Gly16保有者ではArg16ホモ保有者と比べ血中のノルアドレナリン濃度が高く，それに伴い血圧及び脂肪量の高値，インスリン抵抗性との関連が認められること，また5年間の追跡調査によりGly16保有者では体重増加並びに血圧上昇率が有意に高いことを報告している[28, 29]。Gly16保有と高血圧との関連性については他にも複数の報告がなされている[23, 24]。Gly16保有者では多型による受容体機能の変化により，Arg16保有者よりも相対的に交感神経活性が高く，このことが将来的に血圧上昇をはじめ体重増加やインスリン抵抗性などさまざまな代謝・循環器障害と関連する可能性があることが推測される。筆者らの心拍変動解析の知見では，若年時ではGly16保有により交感神経が亢進しているというよりも，どちらかといえばArg16保有による交感神経抑制が本多型の本質であると考えられるので，たとえGly16保有者であっても若い時期から生活習慣を見直し一次予防に取り組むことで，関連疾患の発症は予防できると考えている。一方，Gln27Glu多型ではGlu27保有者でLFが有意に高いという結果を得ている。

β_1-ARのSer49GlyとArg389Gly多型では心拍変動との関連において単独の影響はみられなかったが，β_2-AR Arg16Gly多型とArg389Gly多型との間で有意な交互作用が認められた。β_1-ARのGly389とβ_2-ARのArg16ホモの重複保有者では，他の遺伝子型保有者と比べて交感神経活動値が顕著な低値を示し，副交感神経活動値は逆に高値を示した。Gly389はβ_1-ARの受容体刺激によるシグナル伝達を減弱させることがわかっており，β_2-AR多型との重複によりその影響が顕在化したものと考えられる。これはβ_2-AR Arg16Gly多型の自律神経活動への影響がβ_1-AR Arg389Gly多型によって変化することを示唆するものであり興味深い結果である。この両多型の重複の影響が関連する疾患にどのようにかかわっているか，今後詳細に検討していく必要がある。

β_1-AR及びβ_2-ARの遺伝子多型についてはさまざまな角度から多数の検討がなされておりかなりの数の報告があるので，文献10, 23, 24）を参照いただきたい。しかしその一方で，両多型と生活習慣病との関連については一致した見解が得られていないのが現状である。β_2-ARにはプロモーター領域を含めて多数の多型が同定されている[10, 23, 24, 30]。現在までに13のSNPが同定されているが，これら多型間には連鎖不平衡が存在し，多型の組合せであるハプロタイプは12パターンしかない[10]。個別の多型では検出できない病態との相関も，ハプロタイプで解析することで多型の影響をより感度良く検出できると考えられ，ハプロタイプ解析の重要性が指摘されている。

6. α-アドレナリン受容体

(1) α₁-アドレナリン受容体

　α₁-ARは血管収縮や末梢抵抗，心肥大において重要な役割を有している。α₁-ARの各サブタイプには複数の遺伝子多型が同定されているが，α₁Bやα₁D-ARにおける多型についてはその機能性や病態との関連はほとんど解明されていないのが現状である。一方，1996年に同定されたα₁A-AR遺伝子のArg347Cys多型（当初はArg492Cys多型として報告された）については複数の報告がある。本多型の受容体機能への影響については，リガンドの結合能やカルシウムシグナル伝達など*in vitro*の検討では有意差の報告はない。また，α₁-ARアゴニスト投与による血管反応性でも差がみられず，高血圧，前立腺肥大，統合失調症との関連も調べられたが相関は検出されなかった。だが，ごく最近の報告でJiangらは，Cys347保有者ではイルベサルタン（アンギオテンシンⅡ受容体アンタゴニスト）に対する血圧応答が良いとの結果を示している[31]。またSnapirらは，若年健常者において，Cys347ホモ保有と心電図PRインターバルの延長との関連を報告しており[32]，本多型の生理的意義についてはさらなる詳細な検討が必要だと思われる。筆者らはArg347Cys多型について，若年者の心拍変動との関連解析を行ったところ，Cys347保有者ではArg347ホモ保有者と比べて交感神経活動値が有意に低く，副交感神経活動値が有意に高いことを認めた[33]（表7-2）。このことは，少なくとも若年時においてCys347保有者は交感神経活動が抑制されていることを示唆するものである。ただし，本多型についてはその臨床的意義も含めてまだ不明な点も多く，他多型との連鎖不平衡解析など今後さらなる解析が必要であろう。

(2) α₂A-アドレナリン受容体

　α₂A-ARは心血管系，中枢，末梢レベルにおいて交感神経末からのカテコールアミン放出を抑制し，交感神経抑制に働いている。α₂A-AR遺伝子には，5'UTR（非翻訳領域），コーディング領域，3'UTRそれぞれに多型が同定されている。Asn251Lys多型は第3膜貫通領域の細胞内部分に存在し，受容体刺激によるGiたんぱく質とのカップリングが増強していることがわかっている[10]。しかしLys251のアリル頻度は極端に低く，白人で0.4％，アフリカ系アメリカ人で5％程度である。筆者らも日本人約150名を調べたが，Lys251保有は検出されなかった[33]。本多型の機能の解明には大規模集団での検討が必要だと思われる。一方，3'UTRには*Dra*I（制限酵素名）による制限断片長多型が同定され，高血圧，体脂肪分布，血小板凝集能，糖代謝との関連が報告されている[23]。*in vitro*の検討では，6.3-kb断片型ではα₂A-ARのmRNA発現量が低下することがわかっている[34]。健常者を対象とした解析では，下半身陰圧負荷試験などにおいて自律神経応答性の増強との関連性が報告され，本多型の交感神経機能への影響が示唆されている[34]。筆者らも若年健常者を対象に自律神経機能との関連を心拍変動解析により調べたところ，6.7-kbホモ保有者と比べてヘテロ保有者ではLFやHF成分が低値を示した[33]。しかし，6.3-kbホモ保有者との間には保有人数が少なく有意差がみられなかったことから，さらに被験者数を増やしての再検討が必要だと考えている。プロモーター領域には−1291 C＞G一塩基多型が同定されており，高血圧，肥満，気分障害，統合失調症との関連が調べられているが，報告は少なく詳細は不明である。筆者らも心拍変動との関連を調べたが，有意な相関は検出されなかった[33]。

(3) α_{2B}-アドレナリン受容体

α_{2B}-ARはα_{2A}-ARとは反対に交感神経による受容体刺激により血管収縮や血圧上昇を引き起こす。α_{2B}-AR遺伝子にも多型が同定されており，第3細胞内ドメイン部分に存在する3連続グルタミン酸の挿入／欠失多型（ポリグルタミン酸領域の12個のグルタミン酸が9個となる多型）がよく調べられている。in vitroの検討では，欠失型受容体ではアゴニスト刺激による脱感作作用が減弱していることが認められており[10]，循環器疾患や高血圧との関連が示唆されている。欠失型ホモ保有により早発性高血圧，心筋梗塞，心臓突然死のリスクが上昇する結果も示されている[23]。筆者らは本多型について自律神経機能への関与を若年者を対象に検討した。その結果，欠失型ホモ保有者では相対的な交感神経優位がみられ，副交感神経活動値は低値を示した[35]。詳細なメカニズムは不明だが，おそらく欠失型受容体では脱感作が減弱しているため，結果として交感神経シグナル伝達の慢性的な増強を引き起こしていることが考えられる。欠失型保有者は交感神経優位という循環器疾患の潜在的リスクを有している可能性が高く，今後より詳細な検討が必要である。

本多型は代謝異常との関連も多数報告されている。Heinonenらは欠失型ホモ保有者では挿入型ホモ保有者と比較して基礎代謝率が5.6%（94 kcal/day）低下していることを報告している[36]。またSiveniusらは，中年男性を対象とした10年間の追跡調査により，欠失型ホモ保有者では体重増加量が有意に高値を示したこと[37]，また欠失型ホモ保有者は自律神経活動が低下していることを心拍変動解析により報告しており[38]，本多型と肥満との関連が示唆されている。

(4) α_{2C}-アドレナリン受容体

α_{2C}-ARは，α_{2A}-ARと同様に交感神経におけるカテコールアミン放出のネガティブフィードバックに働いている。ヒトのα_{2C}-AR遺伝子には連続4アミノ酸（position 322-325）が欠失する遺伝子多型が同定されている。欠失型のα_{2C}-ARではGたんぱく質との共役が低下して受容体を介した情報伝達が障害されており，カテコールアミン放出の抑制効果が減弱していることがわかっている[10]。筆者らの若年健常者を対象とした心拍変動解析においても，欠失型保有者では顕著に交感神経活動値が高値を示していた[33]。本多型は潜在的に交感神経亢進をもたらし，将来的に冠動脈疾患のリスク因子となる可能性が考えられる。事実，Smallらは本多型が心不全のリスクとなることを報告しており[39]，またBredeらは心不全重症度との間に有意な関連を認めている[40]。加えてSmallらは心不全のリスクにおいて，本多型とβ_1-AR Arg389Gly多型との相乗効果を検出している[39]。β_1-ARのArg389とα_{2C}-ARの欠失型との重複保有により，心臓におけるβ_1-ARの作用がさらに亢進して心不全リスクのさらなる上昇を引き起こすことが考えられる。本多型については，心疾患のリスク因子としてさらなる検討が求められるが，他のARサブタイプの遺伝子多型との重複の影響やハプロタイプ[41]についても調べる必要があると考えている。

7．レニン－アンギオテンシン（RA）系

RA系は体液量や血圧の調節など循環機能の重要な調節系である。RA系の最終産物はアンギオテンシンⅡ（AngⅡ）であり，AngⅡは心収縮，血管収縮，体液量増加に作用して強力な昇圧作用を有する。そのため，RA系の機能異常は高血圧や腎疾患，動脈硬化などに深く関与している。RA系は自律神経系との相互作用により血圧や循環機能の調節を行っている。AngⅡはAngⅡタイプ1受容体（AT_1R）を介して交感

神経末からのノルエピネフィリン放出を促し，交感神経活性の亢進を引き起こす。降圧や心血管系保護を目的に，高血圧や循環器疾患の治療においてアンギオテンシン変換酵素（ACE）阻害剤やAT$_1$Rのアンタゴニスト（ARB）がしばしば用いられているが，この作用機序の一つは交感神経活動の抑制であることがわかっている。RA系の構成因子には多数の遺伝子多型が同定されており，高血圧，心疾患，腎疾患との関連を中心に多くの検討がなされている。その中でもアンギオテンシノーゲン遺伝子（AGT）のMet235Thr多型，ACE遺伝子の挿入／欠失多型，AT$_1$Rの1166 A＞C一塩基多型は報告数が多くよく調べられている。

　アンギオテンシノーゲンはAngⅡ産生の律速因子の一つである。AGTのThr235保有により血漿中のアンギオテンシノーゲン濃度が上昇することがわかっている。高血圧をはじめ心疾患や腎疾患との有意な相関が多数報告されており[42]，本多型は循環器疾患のリスク因子の一つである可能性が考えられる。筆者らが本多型と自律神経機能との関連性を調べたところ，Thr235ホモ保有者ではMet235保有者と比べて交感神経指標値が有意に高値を示していた[43]。Thr235保有によりアンギオテンシノーゲン産生量が増加し，結果として交感神経系に作用するAngⅡ活性が上昇したことが推測される。

　ACE遺伝子ではイントロン16における287塩基対のAlu配列の挿入／欠失多型がよく調べられている。欠失型保有者では挿入型保有者と比べて，血漿及び組織におけるACE活性が高いことが報告されている[44]。筆者らが心拍変動との関連を検討した結果，本多型単独での関連性は検出されなかった[43]。しかし一方で，先述のAGT Met235Thr多型との有意な交互作用が認められ，AGT多型のThr235とACE多型の欠失型アリルを重複して保有すると，交感神経活動が顕著に高値を示すことが明らかとなった。先行研究においても両多型の交互作用が心肥大や高血圧との関連において報告されており，両多型の重複が疾患リスクをさらに上昇させる可能性がある。RA系における複数の遺伝子多型の重複が生理機能や関連疾患にどのような影響を有しているのか興味深い研究課題だと考えている。本多型については循環器疾患との関連を中心に相当数の検討が実施されているので詳細は他文献[45]も参照いただきたい。

　AT$_1$R遺伝子には，プロモーター領域や非翻訳領域を含めると100以上の多型が報告されている。なかでも最もよく検討されているのは3′UTRに存在する1166 A＞C一塩基多型である。本多型自身の機能性は不明だが，C1166アリル保有者ではAngⅡに対する感受性が上昇していることがわかっており，高血圧をはじめ冠動脈疾患，心筋梗塞，動脈硬化，左室肥大との関連性が示唆されている[46]。筆者らが自律神経機能との関連性を検討したところ，C1166アリル保有者ではA1166ホモ保有者と比べて起立時の交感神経指標が有意に高値を示していた[43]。先述のようにAngⅡはAT$_1$Rを介して交感神経を賦活化する。そのためC1166保有によりAngⅡに対する交感神経亢進の感受性が亢進している可能性が考えられた。

　このようにRA系のコンポーネントにおける一部の多型では自律神経系，とりわけ交感神経機能への影響を有しており，このことが関連疾患の発症・進展に関与することが考えられる。一方，RA系の多型については，食塩感受性やナトリウムハンドリングとの関連も複数報告されており，RA系多型による疾患感受性は食塩摂取量によって変化することが示されている。HuntらはAGT Thr235保有者（正確には連鎖不平衡にある−6G＞A多型のA−6保有者）では高血圧リスクが高くなるとする一方で，減塩による高血圧予防効果が高いとの報告をしている[47]。SvetkeyらもThr235保有者では食事療法による降圧の効果が高いことを認めている[48]。これらの知見は，たとえ変異保有者であっても食習慣

の改善によって遺伝素因を克服できる可能性を示唆するものであり興味深い。

8．おわりに

筆者らの知見を中心に自律神経機能と遺伝子多型との関連性について述べてきた。自律神経系に関与する遺伝子は多数存在するため，本稿で紹介した遺伝子多型はおそらくその中のごく一部であろうことを付記しておく。アドレナリン受容体やRA系の多型以外にも，Gたんぱく質β3サブユニットやGsαサブユニットの遺伝子多型についても自律神経機能との有意な相関が得られているので，文献49,50）を参照いただきたい。いずれにせよ，一部の遺伝子多型は若年時より自律神経系への影響を有しており，このことが将来的に関連疾患のリスクとなることが考えられる。事実，正常血圧者であっても心拍変動の交感神経指標が高いことは将来的な高血圧発症のリスク因子となることが報告されている。また心拍変動の低下は冠動脈疾患や心臓突然死の予測因子としても重要であることがわかっている。そのため，心拍変動と相関のみられる遺伝子多型の保有者は早期に関連疾患の一次予防に取組む必要があるのかもしれない。高血圧や循環器疾患を含む生活習慣病は健常人から発症するものであるので，一次予防の観点からも今後健常者を対象とした検討が多型解析において重要になると考えている。

一方で，生活習慣病は遺伝因子ですべて説明できるものではなく，食習慣など環境因子の関与も考慮する必要がある。遺伝因子と環境因子の相互作用が解明されることで，個々人の遺伝背景に合わせて，特定の栄養成分の摂取や制限，限られた生活習慣の改善によって遺伝素因を克服できる可能性がある。筆者らは現在，遺伝子多型と自律神経機能との関連性について，食習慣など環境要因を解析のパラメーターに加えて遺伝-環境相互作用を検討中である。今のところ，遺伝子多型情報を生活習慣病の一次予防の柱に据えるにはまだ議論の多いところであるが，将来的にはテーラーメード医療の中核を担う判断材料になるものと期待している。

●文　献

1) Mancia G, Bousquet P, Elghozi JL, et al.: The sympathetic nervous system and the metabolic syndrome. J Hypertens 2007 ; 25 (5) ; 909-20.
2) Seals DR, Bell C. Chronic sympathetic activation ; consequence and cause of age-associated obesity? Diabetes 2004 ; 53 (2) ; 276-84.
3) Bachman ES, Dhillon H, Zhang CY, et al.: betaAR signaling required for diet-induced thermogenesis and obesity resistance. Science 2002 ; 297 (5582) ; 843-5.
4) Jimenez M, Leger B, Canola K, et al.: Beta (1) /beta (2) /beta (3) -adrenoceptor knockout mice are obese and cold-sensitive but have normal lipolytic responses to fasting. FEBS Lett 2002 ; 530 (1-3) ; 37-40.
5) Clement K, Vaisse C, Manning BS, et al.: Genetic variation in the beta 3-adrenergic receptor and an increased capacity to gain weight in patients with morbid obesity. N Engl J Med 1995 ; 333 (6) ; 352-4.
6) Walston J, Silver K, Bogardus C, et al.: Time of onset of non-insulin-dependent diabetes mellitus and genetic variation in the beta 3-adrenergic-receptor gene. N Engl J Med 1995 ; 333 (6) ; 343-7.
7) Widen E, Lehto M, Kanninen T, et al.: Association of a polymorphism in the beta 3-adrenergic-receptor gene with features of the insulin resistance syndrome in Finns. N Engl J Med 1995 ; 333 (6) ; 348-51.
8) Kurokawa N, Nakai K, Kameo S, et al.: Association of BMI with the beta3-adrenergic receptor gene polymorphism in Japanese : meta-analysis. Obes Res 2001 ; 9 (12) ; 741-5.
9) Zhan S, Ho SC. Meta-analysis of the association of the Trp64Arg polymorphism in the beta3 adrenergic receptor with insulin resistance. Obes Res 2005 ; 13 (10) ; 1709-19.
10) Small KM, McGraw DW, Liggett SB. Pharmacology and physiology of human adrenergic receptor polymorphisms. Annu Rev Pharmacol Toxicol 2003 ; 43 ; 381-411.
11) Sipilainen R, Uusitupa M, Heikkinen S, et al.: Polymorphism of the beta3-adrenergic receptor gene affects basal metabolic rate in obese Finns. Diabetes 1997 ; 46 (1) ; 77-80.
12) Yoshida T, Sakane N, Umekawa T, et al.: Mutation of beta 3-adrenergic-receptor gene and response to treatment of obesity. Lancet 1995 ; 346 (8987) ; 1433-4.
13) Shihara N, Yasuda K, Moritani T, et al.: The association between Trp64Arg polymorphism of the beta3-adrenergic receptor and autonomic nervous system activity. J Clin Endocrinol Metab 1999 ; 84 (5) ; 1623-7.
14) Yasuda K, Matsunaga T, Adachi T, et al.: Adrenergic receptor polymorphisms and autonomic nervous system function in human obesity. Trends Endocrinol Metab 2006 ; 17 (7) ; 269-275.
15) Thayer JF, Lane RD. The role of vagal function in the risk for cardiovascular disease and mortality. Biol Psychol 2007 ; 74 (2) ; 224-42.
16) Piccirillo G, Vetta F, Fimognari FL, et al.: Power spectral analysis of heart rate variability in obese subjects ; evidence of decreased cardiac sympathetic responsiveness. Int J Obes Relat Metab Disord 1996 ; 20 (9) ; 825-9.
17) Shihara N, Yasuda K, Moritani T, et al.: Synergistic effect of polymorphisms of uncoupling protein 1 and beta3-adrenergic receptor genes on autonomic nervous system activity. Int J Obes Relat Metab Disord 2001 ; 25 (6) ; 761-6.
18) Matsumoto T, Miyawaki T, Ue H, et al.: Autonomic responsiveness to acute cold exposure in obese and non-obese young women. Int J Obes Relat Metab Disord 1999 ; 23 (8) ; 793-800.
19) Fleisher LA, Frank SM, Sessler DI, et al.: Thermoregulation and heart rate variability. Clin Sci (Lond) 1996 ; 90 (2) ; 97-103.
20) Kogure A, Yoshida T, Sakane N, et al.: Synergic effect of polymorphisms in uncoupling protein 1 and beta3-adrenergic receptor genes on weight loss in obese Japanese. Diabetologia 1998 ; 41 (11) ; 1399.

21) Sivenius K, Valve R, Lindi V, et al.: Synergistic effect of polymorphisms in uncoupling protein 1 and beta3-adrenergic receptor genes on long-term body weight change in Finnish type 2 diabetic and non-diabetic control subjects. Int J Obes Relat Metab Disord 2000; 24 (4); 514-9.

22) Valve R, Heikkinen S, Rissanen A, et al.: Synergistic effect of polymorphisms in uncoupling protein 1 and beta3-adrenergic receptor genes on basal metabolic rate in obese Finns. Diabetologia 1998; 41 (3); 357-61.

23) Kirstein SL, Insel PA. Autonomic nervous system pharmacogenomics: a progress report. Pharmacol Rev 2004; 56 (1); 31-52.

24) Leineweber K, Buscher R, Bruck H, et al.: Beta-adrenoceptor polymorphisms. Naunyn Schmiedebergs Arch Pharmacol 2004; 369 (1); 1-22.

25) Matsunaga T, Yasuda K, Adachi T, et al.: Association of beta-adrenoceptor polymorphisms with cardiac autonomic modulation in Japanese males. Am Heart J 2007; 154 (4); 759-66.

26) Snyder EM, Beck KC, Dietz NM, et al.: Arg16Gly polymorphism of the beta2-adrenergic receptor is associated with differences in cardiovascular function at rest and during exercise in humans. J Physiol 2006; 571 (Pt 1); 121-30.

27) Tang W, Devereux RB, Kitzman DW, et al.: The Arg16Gly polymorphism of the beta2-adrenergic receptor and left ventricular systolic function. Am J Hypertens 2003; 16 (11 Pt 1); 945-51.

28) Masuo K, Katsuya T, Fu Y, et al.: {beta}2- and {beta}3-Adrenergic Receptor Polymorphisms Are Related to the Onset of Weight Gain and Blood Pressure Elevation Over 5 Years. Circulation 2005.

29) Masuo K, Katsuya T, Fu Y, et al.: Beta2-adrenoceptor polymorphisms relate to insulin resistance and sympathetic overactivity as early markers of metabolic disease in nonobese, normotensive individuals. Am J Hypertens 2005; 18 (7); 1009-14.

30) Brodde OE, Leineweber K. Beta2-adrenoceptor gene polymorphisms. Pharmacogenet Genomics 2005; 15 (5); 267-75.

31) Jiang S, Mao G, Zhang S, et al.: Individual and joint association of alpha1A-adrenergic receptor Arg347Cys polymorphism and plasma irbesartan concentration with blood pressure therapeutic response in Chinese hypertensive subjects. Clin Pharmacol Ther 2005; 78 (3); 239-48.

32) Snapir A, Koskenvuo J, Toikka J, et al.: Effects of common polymorphisms in the alpha1A-, alpha2B-, beta1- and beta2-adrenoreceptors on haemodynamic responses to adrenaline. Clin Sci (Lond) 2003; 104 (5); 509-20.

33) Matsunaga T, Yasuda K, Adachi T, et al.: Alpha-adrenoceptor gene variants and autonomic nervous system function in a young healthy Japanese population. J Hum Genet 2006.

34) Finley JC, Jr., O'Leary M, Wester D, et al.: A genetic polymorphism of the alpha2-adrenergic receptor increases autonomic responses to stress. J Appl Physiol 2004; 96 (6); 2231-9.

35) Suzuki N, Matsunaga T, Nagasumi K, et al.: Alpha(2B)-adrenergic receptor deletion polymorphism associates with autonomic nervous system activity in young healthy Japanese. J Clin Endocrinol Metab 2003; 88 (3); 1184-7.

36) Heinonen P, Koulu M, Pesonen U, et al.: Identification of a three-amino acid deletion in the alpha2B-adrenergic receptor that is associated with reduced basal metabolic rate in obese subjects. J Clin Endocrinol Metab 1999; 84 (7); 2429-33.

37) Sivenius K, Lindi V, Niskanen L, et al.: Effect of a three-amino acid deletion in the alpha2B-adrenergic receptor gene on long-term body weight change in Finnish non-diabetic and type 2 diabetic subjects. Int J Obes Relat Metab Disord 2001; 25 (11); 1609-14.

38) Sivenius K, Niskanen L, Laakso M, et al.: A deletion in the alpha2B-adrenergic receptor gene and autonomic nervous function in central obesity. Obes Res 2003; 11 (8); 962-70.

39) Small KM, Wagoner LE, Levin AM, et al.: Syn-

ergistic polymorphisms of beta1-and alpha2C-adrenergic receptors and the risk of congestive heart failure. N Engl J Med 2002 ; 347 (15) ; 1135-42.
40) Brede M, Wiesmann F, Jahns R, et al. : Feedback inhibition of catecholamine release by two different alpha2-adrenoceptor subtypes prevents progression of heart failure. Circulation 2002 ; 106 (19) ; 2491-6.
41) Small KM, Mialet-Perez J, Seman CA, et al. : Polymorphisms of cardiac presynaptic alpha2C adrenergic receptors : Diverse intragenic variability with haplotype-specific functional effects. Proc Natl Acad Sci U S A 2004 ; 101 (35) ; 13020-5.
42) Wang JG, Staessen JA. Genetic polymorphisms in the renin-angiotensin system : relevance for susceptibility to cardiovascular disease. Eur J Pharmacol 2000 ; 410 (2-3) ; 289-302.
43) Nishikino M, Matsunaga T, Yasuda K, et al. : Genetic variation in the Renin-Angiotensin system and autonomic nervous system function in young healthy Japanese subjects. J Clin Endocrinol Metab 2006 ; 91 (11) ; 4676-81.
44) Agerholm-Larsen B, Nordestgaard BG, Tybjaerg-Hansen A. ACE gene polymorphism in cardiovascular disease : meta-analyses of small and large studies in whites. Arterioscler Thromb Vasc Biol 2000 ; 20 (2) ; 484-92.
45) Sayed-Tabatabaei FA, Oostra BA, Isaacs A, et al. : ACE polymorphisms. Circ Res 2006 ; 98 (9) ; 1123-33.

46) Baudin B. Angiotensin II receptor polymorphisms in hypertension. Pharmacogenomic considerations. Pharmacogenomics 2002 ; 3 (1) ; 65-73.
47) Hunt SC, Cook NR, Oberman A, et al. : Angiotensinogen genotype, sodium reduction, weight loss, and prevention of hypertension : trials of hypertension prevention, phase II. Hypertension 1998 ; 32 (3) ; 393-401.
48) Svetkey LP, Moore TJ, Simons-Morton DG, et al. : Angiotensinogen genotype and blood pressure response in the Dietary Approaches to Stop Hypertension (DASH) study. J Hypertens 2001 ; 19 (11) ; 1949-56.
49) Matsunaga T, Nagasumi K, Yamamura T, et al. : Association of C825T polymorphism of G protein beta3 subunit with the autonomic nervous system in young healthy Japanese individuals. Am J Hypertens 2005 ; 18 (4 Pt 1) ; 523-9.
50) Yasuda K, Matsunaga T, Moritani T, et al. : T393C polymorphism of GNAS1 associated with the autonomic nervous system in young, healthy Japanese subjects. Clin Exp Pharmacol Physiol 2004 ; 31 (9) ; 597-601.
51) Heart rate variability : standards of measurement, physiological interpretation and clinical use. Task Force of the European Society of Cardiology and the North American Society of Pacing and Electrophysiology. Circulation 1996 ; 93 (5) ; 1043-65.

第2編
食品成分と機能

第8章　食品機能研究の進歩
　　　　　………………………… 寺尾　純二

第9章　緑茶カテキン受容体を介したEGCGの機能
　　　　性発現とシグナリング
　　　　　………………………… 立花　宏文

第10章　食品成分による免疫調節
　　　　　………………………… 八村　敏志

第11章　食物アレルギーの多様性と変動解析
　　　　　………………………… 森山　達哉

第12章　緑茶カテキンの脂質代謝改善作用
　　　　　………………………… 池田　郁男

第13章　NGF作用増強因子：食べ物による神経細胞
　　　　機能改善は可能か？
　　　　　………………………… 内田　浩二

第14章　微生物機能を活用した食品機能の創出
　　　　　………………………… 小川　　順

第8章　食品機能研究の進歩

寺尾 純二*

1．はじめに

　食品とは，ヒトの生命活動を律する栄養素群と非栄養素群から成る混合物である。したがって，食品がヒトに及ぼす機能は一次機能（栄養素としての機能），二次機能（嗜好性に関与する機能），三次機能（体調調節機能）に分けられる。このうち，栄養素群がかかわるのは主に一次機能であるが，食品中に存在する多くの非栄養素群は二次機能や三次機能に深くかかわる。医食同源や薬食同源という言葉で表されるとおり，食品の三次機能は疾病予防や健康増進との関連で関心が高く，食品の三次機能の解明に向けたさまざまな研究が世界中で進行している。本編は，食品成分がもつ多彩な三次機能について最先端の研究者による最新成果を取上げて紹介する。そこで本章は，国内外における食品の三次機能研究の変遷を機能成分別にレビューしたい[1-3]。

2．三次機能研究の創出と展開

　疾病予防に寄与することを目指した「機能性食品」の研究が開始されたのは，1984（昭和59）年文部省特定研究「食品機能の系統的解析と展開」プロジェクトである。このプロジェクトは1995（平成7）年に一応終了するが，その間に本研究プロジェクトの成果を受けて，1991（平成3）年にわが国は世界に先駆けて食品の三次機能を対象とした法律である「特定保健用食品制度」を施行した。

　この制度により科学的根拠に基づいて健康強調表示が許可された「健康食品」である特定保健用食品が誕生した。その第1号は，東京大学荒井綜一教授らが開発した低アレルゲン米であった。その後，2001（平成13）年に本制度は改正され，保健機能食品制度として特定保健用食品とともにビタミンやミネラルなどの栄養素を対象とした栄養機能食品も導入された。さらに2005（平成17）年には，「条件つき特定保健用食品制度」及び「規栓基準型特定保健用食品制度」が導入されて，現在に至っている。2007（平成19）年現在の特定保健用食品品目は700品目に及び市場規模は5千億円以上にもなるが，その周辺には科学的根拠に乏しいさまざまな「健康食品」が存在し，利用されていることにも注意しなければならない。さて，三次機能研究の当初のターゲットは生活習慣病予防のためのバイオマーカーである「血糖値」，「血圧」，「血中脂質」

*徳島大学大学院ヘルスバイオサイエンス研究部

の調節作用及び「整腸」作用に関するものが多かった。これらの作用にかかわる有効成分の発見は特定保健用食品に直結しやすいため，基礎研究から応用研究さらにヒト臨床試験を経て，商品化されたものが多い。

現在でもさまざまな食品素材を特定保健用食品へ展開するためのターゲットとして，これらの作用について幅広い研究が進行している。一方，生体調節において重要な位置を占める免疫調節作用や生体抗酸化作用，抗炎症作用など生体防御にかかわる食品成分についても，三次機能研究が始まった当初から多くの基礎研究が行われた。中枢神経系を標的とした高次脳機能に働く食品機能成分も研究されていた。しかし，生体防御や中枢神経系にかかわる機能を個々の疾病予防に直接結びつけることは難しく，また疾病との関連が明確なバイオマーカーに乏しいために，特定保健用食品としての応用開発は困難な状況であった。そこで，食品機能と疾病予防を結びつける新しいバイオマーカーが必要であると考えられるようになり，食品機能を評価するための新規バイオマーカーの開発が始まった。一方，21世紀初頭のヒトゲノム完全解読を受けて，ポストゲノム時代の食品機能研究者達は食品成分の摂取がヒト遺伝子発現へ及ぼす影響を網羅的に解析することで新規な機能性を探そうとした。すなわち，ニュートリゲノミクスの誕生である。

現在国内外で食品成分のニュートリゲノミクス研究が活発に行われており，今後はトランスクリプトミクス，プロテオミクス，メタボロミクスに至る生命科学の基本戦略が食品機能研究でも展開すると思われる。このように，生体をまるごと理解しようとするシステムバイオロジーにより，食品摂取に対する生体側の反応を生命科学のサイドから総合評価する時期は意外に早いのではないだろうか？

一方，食品科学のサイドからは，食品成分という化学物質による生体作用を構造化学や反応化学・計算化学などを駆使して理解しようとするケミカルバイオロジーによるアプローチが盛んになると思われる。モレキュラーバイオロジーとともにケミカルバイオロジーが食品機能の解明に果たす役割は大きい。

3．バイオアベイラビリティー研究の重要性

食品成分の機能性を評価する場合，機能そのものに加えて，摂取した機能成分のバイオアベイラビリティー（生体利用性）を明らかにすることは極めて重要である。

通常の食品は経口摂取するものであり，消化管腔で作用を発揮する場合には消化管口腔での滞留時間と管腔内標的部位への分布が問題となる。一方，生体内で機能を発揮する成分の場合，消化管上皮細胞からの吸収と代謝が鍵であり，さらに標的部位への移行や排泄過程に至る一連の生体ダイナミクスを明らかにする必要がある。培養細胞を用いた実験系で食品機能を評価する研究においては，対象とする成分そのものが生体内に存在し得るかどうか，成分濃度が生理的に有り得る濃度であるかどうか，生体内で実際に標的の細胞に移行し得るか，などの疑問点に答えなければならない。緑茶の機能成分であるエピガロカテキンガレート（EGCG）を各種培養細胞に高濃度で与えると，さまざまな生理活性がみられることが知られている。しかし，そのような高濃度に達することは生体内では起こらず，また高濃度における生理活性はEGCGそのものではなく，EGCGの自動酸化で発生する過酸化水素に由来することが示されている[4]。

また食品機能成分は生体内で代謝されると活性を失うと一般に考えられているが，最近の研究では代謝されることによりむしろ機能性が発現される例も報告されており，代謝プロセスについても詳細な検討が必要である。

さて，食品機能成分の腸管上皮細胞における吸収機構は，①トランスポーターによる輸送，②トランスサイトーシス，③細胞間輸送経路，④単純拡散，に分類される。低分子のペプチドやアミノ酸，糖はそれぞれのトランスポーターにより，フェルラ酸やコーヒー酸などの有機酸はモノカルボン酸トランスポーターにより，脂溶性のカロテノイド類やフラボノイド類は単純拡散で吸収されると考えられてきた。しかし，最近では脂溶性成分の輸送に関与する受容体の存在も示唆されている[4]。一方，高分子のたんぱく質や多糖類そのものは加水分解されない限り基本的には吸収されないが，それらの一部は細胞間輸送経路やトランスサイトーシスで生体吸収されると考えられている。いずれにせよ食品機能成分のバイオアベイラビリティーを評価する場合，消化管における成分の挙動を解明することが第一歩であるが，個々の成分については不明な点が多く，研究の進展が待たれている。

4．食品機能成分研究の変遷

（1）たんぱく質，ペプチド

機能性たんぱく質として植物性たんぱく質の代表である大豆たんぱく質の研究が，以前から活発に行われてきた。その機能性の一つである血清コレステロール低下作用は，大豆たんぱく質が消化管で胆汁酸と結合することにより肝臓でのコレステロールからの胆汁酸合成の促進を促すことで説明されている。また，たんぱく質画分のうちでも β-コングリシニンに強い血中脂質低下作用があることも報告された。さらに新規たんぱく質としてキノア，アマランスなどの雑穀たんぱく質に関する機能性研究も始まっている。最近ではホルモン様作用をもつたんぱく質としてアディポネクチンレセプターに結合するオスモチンが注目されている[5]。オスモチンは野菜や果実に存在するたんぱく質であり，今後の研究が期待される。一方，動物たんぱく質としては，ラクトフェリンに関する研究が進んでいる。ラクトフェリンは乳腺で合成される鉄結合性の糖たんぱく質であるが，抗菌作用や免疫賦活作用，抗酸化作用などが報告されており，健康食品としても応用開発されている。α-ラクトアルブミンなど他の乳たんぱく質についての研究も進みつつある。

たんぱく質から生じるペプチドの機能性については多くの研究が成し遂げられた。特に血圧低下作用にかかわるアンギオテンシン変換酵素（ACE）阻害物質が機能性ペプチドとしてよく研究された。その数は400種類にも及び，乳カゼインやかつお節由来など特定保健用食品として実用化されたペプチドも数種類存在する（表8-1）。一方，食品たんぱく質のアミノ酸配列には生体内に存在する生理活性ペプチドと同一のものが存在する場合がある。アミノ酸配列情報に基づいて，各種食品たんぱく質の酵素分解物からさまざまな生理活性ペプチドを探索する試みが行われている。これらのうちモルヒネ状の鎮痛作用を示すオピオイドペプチドがよく知られているが，その他にも動脈弛緩ペプチド，摂食調節ペプチド，免疫調節ペプチドなどがあり，応用開発が待たれている。

（2）脂　　質

脂質の機能性については，必須脂肪酸としての植物油由来リノール酸に始まり，魚油の機能からイコサペンタエン酸（EPA）やドコサヘキサエン酸（DHA）が注目されるようになった。その後 n-3/n-6 系脂肪酸のバランスの問題に研究が発展したことはよく知られている。その一方で，健康食としての地中海食への関心から n-9 系モノ不飽和脂肪酸であるオレイン酸に富むオ

表8-1　特定保健用食品として認められている代表的なたんぱく質・ペプチド

種　類	成　分	機　能
たんぱく質	小麦アルブミン 大豆たんぱく質 乳塩基性たんぱく質	糖質の消化吸収をおだやかにする 血中コレステロールを低下させる 骨密度を高める
ペプチド	カゼインホスホペプチド カゼインデカペプチド かつお節オリゴペプチド サーディンペプチド ラクトトリペプチド グロビンたんぱく質分解物 リン脂質結合ペプチド	カルシウム吸収を促進する 血圧が高めの方に適した食品 食後の血清中性脂肪の上昇を抑える コレステロールの吸収を抑える

（出典：文献3））

リーブ油の消費が高まっている。

　最近注目されている機能性脂肪酸の一つに共役リノール酸（CLA；conjugated linoleic acid）がある。CLAは牛，羊などの反芻動物の乳や食肉にみられる不飽和脂肪酸であるが，動物モデルでの発癌抑制作用や癌細胞のアポトーシス誘導，免疫調節作用，脂質代謝調節作用などが報告されている。

　一方，機能性構造脂質としてのジアシルグリセロールは，その体脂肪蓄積抑制作用に基づいて特定保健用食品に応用された。中鎖脂肪酸を構成成分とするMCT（meduim chain fatty acid triacylglycerol）は門脈を経由してすばやく肝臓に運ばれてβ酸化されることにより，エネルギー源として効率よく利用される。中鎖脂肪酸を長鎖脂肪酸と組合せたトリアシルグリセロールには体脂肪蓄積抑制作用が認められたことから，特定保健用食品として利用されている。極性脂質であるリン脂質については，リン脂質結合大豆ペプチドのコレステロール低下作用が報告され，特定保健用食品として認可されている。

　ホスファチジルセリンはアポトーシス細胞のバイオマーカーであるが，脳機能改善効果の報告があることから中枢神経系に作用する機能性リン脂質として研究の進展が期待される。ステロールに関しては，植物ステロールのもつコレステロール吸収阻害作用が特定保健用食品で実用化されている。生理活性脂質として神経系に作用するアナンダミド，2-アラキドノイルグリセロール，抗酸化作用をもつプラズマローゲン，脳機能にかかわるスフィンゴミエリンなどの脂質の新規な生理機能が明らかになりつつある。したがって，食事由来で摂取するこれら脂質の機能性も今後は研究対象となり，研究がさらに拡がると予想される。

(3) 糖　　質

　糖質の三次機能は食物繊維やオリゴ糖による整腸作用に代表されており，すでに多くの特定保健用食品が開発されている（表8-2）。

　β-グルカンなどの多糖類の免疫賦活化作用も注目されている。糖質は三次機能の研究が最も進んだ研究対象といえる。最近では二糖類としてトレハロースとパラチノースが注目されている。トレハロースはグルコース2分子がα,α-1,1結合した二糖であるが，水の保持能が大きいという特徴があり，さまざまな生理機能が期待されている。パラチノースはグルコースとフルクトースがα-1,6結合した二糖であるが，同じ単糖で構成されるショ糖と比べて血糖

表8-2 特定保健用食品として認められている代表的な食物繊維・糖質

種類	成分	機能
食物繊維	ガラクトマンナン	おなかの調子を整える
	グアーガム分解物	
	ポリデキストロース	
	寒天由来食物繊維	
	小麦ふすま	
	ビール酵母由来食物繊維	
	難消化性デキストリン	おなかの調子を整える
		糖の吸収をおだやかにする
	サイリウム種皮	おなかの調子を整える
	低分子アルギン酸ナトリウム	コレステロールの吸収を抑える
	キトサン	コレステロールの吸収を抑える
多糖	フノラン	歯の再石灰化を増強する
オリゴ糖	イソマルトオリゴ糖	ビフィズス菌を増やして腸内環境を改善する
	ガラクロオリゴ糖	
	フラクトオリゴ糖	
	ラクチュロース	
	大豆オリゴ糖	
	乳果オリゴ糖	
	パラチノース	虫歯の原因にならない
単糖	L-アラビノース	ショ糖の消化・吸収をおだやかにする
糖アルコール	還元パラチノース	虫歯の原因にならない
	エリスリトール	
	マルチトール	虫歯の原因にならない
	キシリトール	歯の再石灰化を増強する。

(出典：文献3))

値が上がりにくく，インスリンの上昇も穏やかであることが報告されている。一方，単糖そのものではN-アセチルグルコサミンの肌質改善効果や，ピニトールの糖尿病改善効果などが研究されつつある。

(4) テルペノイド

テルペノイドとは炭素鎖構造をもつ植物二次代謝産物の一群であり，構造上からは炭素数に基づいてモノテルペン，セスキテルペン，ジテルペンなどに分類される。モノテルペンとしては柑橘類の精油に含まれるリモネンの発癌抑制効果が動物実験で認められている。セスキテルペンとしてはパルテノライドのNF-κB (nuclear factor-kappa B) 核内移行の抑制やAP-1 (activated protein 1) 阻害などが報告されている (NFκBについては(う)参照)。ジテルペンではイチョウ葉に含まれるギンコライドが有名である。ギンコライドは血小板活性化因子 (PAF；platelet activating factor) の拮抗阻害因子として働くことで，PAFによるアレルギーの抑制や抗炎症作用を発揮する。トリテルペンの代表的なものに高麗人参のジンセノサイドがある。ジンセノサイドは中枢神経抑制作用，中枢神経興奮作用や降圧作用など多彩な機能をもつ。総じ

て，食品に含まれるこれらテルペノイドの機能性として癌や動脈硬化の化学予防の有効性が議論されることが多い。しかし食品素材中のテルペノイド含有量は極微量であり，そのままで機能発現することは考えにくい。したがって，テルペノイドの生体利用性を高めた食品の開発が期待される。

（5）カロテノイド

カロテノイドは植物が産生する色素類テルペノイドである。プロビタミンA活性以外にも多様な生理機能をもつことからその積極的な応用が期待された。特に癌の化学予防物質としての期待が高く，実際に代表的なカロテノイドであるβ-カロテンの大規模ヒト介入試験が1980年代の後半に相次いで行われた。しかし，ヒト喫煙者を対象とした介入試験ではむしろβ-カロテン大量摂取が肺癌発生を促進する結果になったことはよく知られている事実である。

β-カロテン大量摂取による肺癌促進作用の機構は現在でも不明であるが，現在ではβ-カロテン以外の野菜・果実由来カロテノイド類への関心が高まっている。例えば，リコペンには前立腺癌予防の期待がある。キサントフィル類であるルテインやゼアキサンチンは眼球網膜組織に存在する唯一のカロテノイドであり，網膜黄斑部の視覚機能に寄与するものと推定されている。実際にルテイン，ゼアキサンチンの摂取は黄斑の異常である加齢性黄斑変性症の発生を抑えることが示唆されている。ヒト皮膚のUVA暴露は紅斑形成やシワ，タルミの生成により光老化症状をもたらすが，β-カロテンやリコペン摂取はこの皮膚光老化を抑制するという報告がある。一方，海藻類のフコキサンチンや甲殻類のアスタキサンチンは，抗メタボリックシンドロームの観点からわが国で特に研究が進展しつつあるユニークなカロテノイドである。

（6）クルクミン

クルクミンとはターメリック（ウコン）の主要な機能成分として知られている。漢方薬として古くから用いられてきたが，ウコンエキスの肝機能改善効果を謳った健康食品も最近では市場を賑わしている。その作用機構としては，クルクミンが胆汁分泌を促すことによって肝機能を活性化すると考えられている。一方，クルクミンの抗癌作用について動物実験レベルでは多くの研究成果が蓄積している。その作用機構としては，抗酸化作用以外にも細胞周期調節，アポトーシス誘導作用，COX-2（cyclooxyngenase-2）発現抑制作用などが示唆されている。COX-2発現抑制に関しては，COX-2発現にかかわる転写因子であるNF-κBの不活性化がクルクミンの標的であるとされる。NF-κBはCOX-2やさまざまな炎症性サイトカインの発現に関与する転写因子であることから，NFκB不活性化は抗炎症作用をもつ食品機能成分をスクリーニングするための有用な標的となる。

（7）カカオポリフェノール

チョコレートやココアなどの原料であるカカオには（-）-エピカテキンやその重合物（プロシアニジン）が多く含まれている。これらは強い抗酸化活性を有しており，酸化ストレスが関与する疾病予防への期待から多くの研究がなされてきた。実際に，カカオ粉末のヒトへの長期摂取は血漿HDLを増加させるとともに酸化LDLの生成を抑えることが報告されている[6]。カカオポリフェノールの吸収代謝に関する研究も進んでいる。重合物はほとんど吸収されず，生体には主に単量体であるエピカテキンが吸収されるが，ヒト血中にはその多くがグルクロン酸抱合体あるいはO-メチル化されたグルクロン酸抱合体として存在する。これらの代謝物の抗酸化活性は弱く，血中濃度も～10^{-6}M程度であるこ

とから，抗酸化活性でその生理作用を説明することは難しい。最近,カカオポリフェノールは血管内皮細胞のスーパーオキシド(O_2^{-})産生酵素であるNADPH-オキシダーゼ（NOX）の強い阻害剤であり，O_2^{-}産生阻害によりペルオキシナイトライト生成を抑えて一酸化窒素（NO）の有効性を高めることが報告された[7]。

興味深いことにNOX酵素阻害はエピカテキンそのものではなく，そのO-メチル化代謝物で顕著にみられた。代謝物による内皮細胞のO_2^{-}産生阻害や，誘導型NO合成酵素（iNOS）発現上昇による血管拡張作用がカカオポリフェノールの抗動脈硬化作用の新しいメカニズムとして提案されている（図8-1）。

（8）野菜ポリフェノール

野菜摂取は虚血性心疾患などの動脈硬化に由来する疾病の予防に働くことが多くの疫学調査で示されている。その作用にはビタミン類の寄与とともにさまざまな非栄養素機能成分の関与が考えられるが，その中でポリフェノールに関する研究が進んでいる。野菜にはさまざまな種類のポリフェノールが存在するが，その主要なものはフラボノール型フラボノイドであるケルセチンやケンフェロールである。とくにケルセチンは強い抗酸化活性を有することから関心がもたれている。ケルセチンは野菜中では糖が結合した配糖体（イソケルシトリン，ルチン，ヒペロシドなど）として存在するが，腸管吸収過程で糖が遊離してアグリコンに変換した後，硫酸・グルクロン酸抱合体に代謝されて血中に移行する[8]。血中では，ケルセチン及びそのO-メチル化物（イソラムネチン）の抱合体として存在し，アグリコンとして存在することはない。血中濃度が低い（〜10^{-6}M）ことや，代謝物の多くは抗酸化活性を失うことから考えて，野菜ケルセチンの摂取が生体内抗酸化活性を直接に高めることは考えにくい。一方，ケルセチン代謝物である抱合体にはリポキシゲナーゼやキサンチンオキシダーゼなどの酸化酵素の阻害作用が報告されている[9]。

最近，ケルセチンやイソラムネチンはO_2^{-}産生酵素であるNOX構成サブユニットの一つであるp47phoxの内皮細胞における過剰発現を抑えることにより，内皮障害を抑制することが報告された[10]。筆者らのグループは，ケルセチン抱合体代謝物は正常な動脈壁には蓄積しないがヒト動脈硬化巣のマクロファージに集積することを報告した[11]。さらに活性化マクロファージはケルセチン抱合体を脱抱合してアグリコンを取込むと同時にO-メチル化してイソラムネチンに変換すること，さらにイソラムネチンには酸化LDLスキャベンジャー受容体の発現抑制作用があることを示した。すなわち，ケルセチンやその関連ポリフェノールは障害が起こった場合にのみ内皮下に侵入してマクロファージをターゲットとして機能するという新しい概念を提出した（図8-2）。

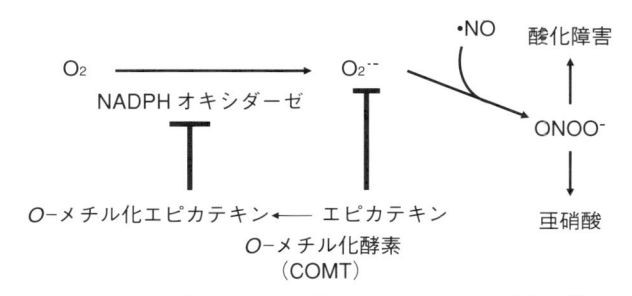

図8-1　内皮細胞におけるエピカテキンの・NO保護作用[7]

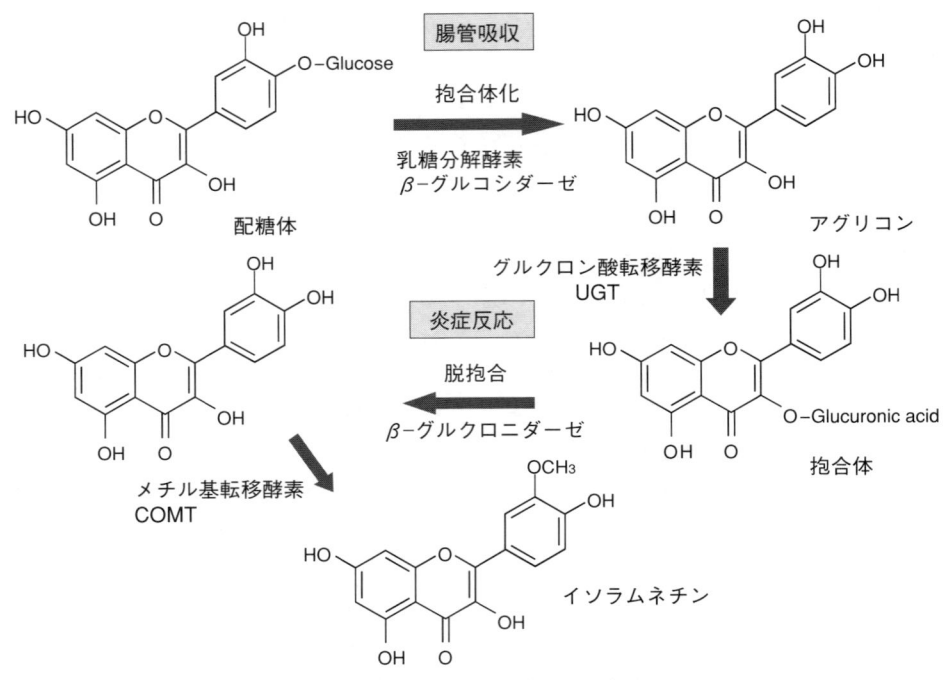

図8-2 ケルセチンの代謝経路と活性化反応

(9) ワインポリフェノール

ブドウ種子にはアントシアン類やカテキン類などさまざまなポリフェノールが含まれており，種子も利用する赤ワインのポリフェノール含量が特に多い。

しかし，フレンチパラドックスで知られるワイン摂取と動脈硬化発症低下との関係がポリフェノールに起因するかどうかは確定していない。ブドウの赤色色素であるアントシアニンは強い抗酸化・抗炎症作用を有し，さらに抗癌作用も研究されている。アントシアンのごく一部は代謝されずに吸収されそのままの構造で血中に検出されるが（$<10^{-7}$M），そのバイオアベイラビリティーは他のポリフェノールに比べて非常に低い。したがって，生体内で機能する本体についてはさらなる検討が必要であろう。

一方，ブドウやワインにはスチルベン誘導体であるレスベラトロールが特徴的に存在する。レスベラトロールは脂肪燃焼にかかわる核内受容体であるPPARα（peroxisome proliferator-activated receptor-α）のリガンドであるが，PPARαのリガンドは高脂血症治療薬として利用されることからメタボリックシンドローム改善への期待がかかる。PPARαやPPARγのリガンドとして作用する食品成分は新しい機能成分として今後の研究開発が期待されている。さて，レスベラトロールは老化制御遺伝子といわれるSirtuin FamilyであるSirt 1の活性化因子としても注目される。最近ではマウス実験においてレスベラトール摂取が高カロリー食による寿命短縮を抑制したことも報告された[12]。これは，カロリー制限によらない機能性食品による老化抑制の先駆け研究として注目される。

(10) 茶カテキン

緑茶にはエピカテキン（EC），エピガロカテキン（EGC），エピカテキンガレート（ECG），エピガロカテキンガレート（EGCG）の主に4種類

のカテキン類が含まれる。そのうちで最も量が多いのがEGCGであり，抗酸化作用もEGCGがもっとも強い。

有名な静岡県の疫学調査から緑茶カテキンの抗癌作用への期待が高まり，緑茶カテキンの抗癌作用について多くの研究が行われてきた。しかし，未だ十分な結論には至っておらず，むしろ否定的な考えもある。実際に緑茶を摂取した場合のEGCGの吸収は僅少（血中濃度＜10^{-7}M）であり，この濃度で生理機能を発現するためには何らかの特別な分子メカニズムが必要である。Tachibanaら[13]は生理的低濃度のEGCGが特異的に67kDaラミニンレセプター（67LR）に結合することを報告した。67LRは悪性度の高い癌細胞に高発現してその増殖や転移などに関与する。したがって，EGCGは67LRに結合することによりその下流の情報伝達系に影響を与えて，癌細胞の増殖を抑える可能性がある（第9章参照）。一方，アリール炭化水素受容体（AhR）にダイオキシンなどの発癌物質がリガンドとして結合すると，形質転換したAhRは核内に移行してDNA上のダイオキシン応答配列に結合して発癌物質代謝活性化酵素であるCYP1Aを発現する。

したがって，AhRの形質転換を抑制する食品成分はダイオキシンや多環芳香族水素の毒性を軽減できる可能性がある[14]。

ケルセチンやその他のフラボノイド類はAhRのリガンドとして作用して形質転換を抑制することが示されている。興味深いことに，カテキン類はごく弱いかあるいは全くリガンドとしては作用しないが，AhRの形質転換を抑制することが報告されている。

（11）大豆イソフラボンとエクオール

イソフラボンは，フラボノイドと同じdiphenylpropane（C6-C3-C6）構造を有するが，B環のphenyl基がC3位に結合するという特徴をもつ。大豆にはダイゼイン，グリシテイン，ダイゼインがそれらの配糖体として存在する。イソフラボンの機能はエストロゲン受容体（ER：estrogen receptor）修飾因子として特徴づけられる。イソフラボンの構造はエストロゲンに類似するためにエストロゲン受容体に拮抗的に結合することで，エストロゲン作用（アゴニスト）と抗エストロゲン作用（アンタゴニスト）を発揮することができる。

ホルモン依存性の乳癌ではエストロゲン存在下で癌細胞の増殖が増大するために，イソフラボンの抗エストロゲン作用が期待される。一方，骨ではイソフラボンがエストロゲン作用を発揮することで骨粗鬆症の予防が期待される。イソフラボンはコレステロール合成の律速酵素であるHMG-CoA（hydroxymethylglutayl CoA）還元酵素を阻害することも知られている。脂質やコレステロール代謝調節にかかわる核内受容体SREBP（sterol regulatory element-binding protein）の活性化による脂質代謝改善も期待されている。大豆イソフラボンは他のフラボノイドと同様にその配糖体が吸収の過程でいったんアグリコンに変換した後，硫酸・グルクロン酸抱合体として体内に輸送される。一方，腸内細菌によるダイゼインの代謝産物であるエクオールの生理活性が注目されている。エクオールはダイゼインよりもERへの親和性が高いため，エストロゲン作用も強い。エクオール生成には各個人の腸内細菌叢が影響するが，日本人では約50％がエクオール生産者であるとされる。さて，イソフラボンの機能性発現には性ホルモン受容体がかかわることから，内分泌攪乱物質として作用する可能性もあり，機能食品として利用するにはその安全性にも十分留意しなければならない。

2006（平成18）年，内閣府食品安全委員会はイソフラボンの一日摂取目安量の上限値をアグリコンとして70-75mgに設定した。さらに特定保健用食品としてのイソフラボン一日上乗せ摂

取量の上限値も30mgとなったが，これらの設定基準の妥当性についてはさまざまな議論が起こっている。

（12）含硫化合物

含硫化合物はネギ属野菜やアブラナ科野菜に特に多く含まれる。

そのうち，ネギ属のニンニクやタマネギにはチオールスルフィネート（アリシン），ポリスルフィド（ジアリルジスルフィド，ジアリルトリスルフィド，メチルアリルトリスルフィド：MATS）などが香辛成分として含まれている。生理機能として，抗菌活性やヒト血小板凝集阻害活性はよく調べられている。これら含硫化合物の抗腫瘍活性についても検討され，第二相酵素の誘導や腫瘍細胞のアポトーシス誘導が報告されている。アブラナ科植物についてはその活性本体の一つがイソチオシアナート（R-N=C=S）である。そのよく知られている機能にやはり抗腫瘍活性がある。そのメカニズムは生体異物の解毒代謝における第二相酵素であるキノン還元酵素（QR）やグルタチオン S-トランスフェラーゼ（GST）などの選択的誘導である。Talalayら[15]はブロッコリーから強い誘導物質スルフォラファンを単離したが，これは，スルフォラファンの多い発芽スプラウトとしてすでに商品化されている。一方，日本独特の植物であるワサビから同様にGST誘導物質であるワサビスルフィニルが単離同定された[16]。これらの活性物質はいずれも転写因子であるNrf2（NF-E2-related factor 2）を活性化して核内移行を促し，Nrf2がARE（antioxidant response element）に結合して第二相酵素の遺伝子発現を上昇させるものである。

Nrf2は第二相酵素発現ばかりでなく，酸化ストレス応答因子として各種抗酸化酵素群を誘導する。したがって，Nrf2活性化は酸化ストレスに対する食品成分の新規な機能発現の標的として研究の展開が期待される。

●文 献

機能成分全般については以下の1)－3)の文献を参考にした。

1) 荒井綜一，吉川敏一，金沢和樹ほか：機能性食品の事典，朝倉書店，2007
2) 山田耕路：食品成分のはたらき，朝倉書店，2004
3) 寺尾純二，山西倫太郎，高村仁知，食品機能学，光生館，2003
4) Hou Z., Sang S., H. You H. et al.: Mechanism of action of (−)-epigallocatechin-3-gallate: auto-oxidation-dependent inactivation of epidermal growth factor receptor and direct effects on growth inhibition in human esophageal cancer KYSE 150 cells. Cancer Res 2005；65；8049-8056.
5) Narasimhan M.L., Coca M.A., Jin J et al.: Osmotin is a homolog of mammalian adiponectin and controls apoptosis in yeast through a homolog of mammalian adiponectin receptor Mol Cell 2005；17；171-180.
6) Baba S.,Osakabe M., Kato Y. et al: Continuous intake of polyphenolic compounds containing cocoa powder reduces LDL oxidative susceptibility and has beneficial effects on plasma HDL-cholesterol concentrations in humans Am J Clin Nutr 2007；85；709-717.
7) Steffen Y., Schewe T., Sies H.: (−)-Epicatechin elevates nitric oxide in endothelial cells via inhibition of NADPH oxidase. Biochem Biophys Res Comm 2007；359；828-833.
8) 東敬子，室田佳恵子，寺尾純二：野菜フラボノイドの生体利用性と抗酸化活性，ビタミン 2006；80；403-410.
9) Williamson, G., Barron D., Shimoi K et al.: In vitro biological properties of flavonoid conjugates found in v_vo. Free Radic Res 2005；39；457-469.
10) Sanchez M., Lodi F., Vera R., et al.: Quercetin and isorhamnetin prevent endothelial dysfunction, superoxide production, and overexpression of P47 phox induced by angiotensin II in rat aorta. J Nutr 2007；137；910-915.
11) Kawai Y., Nishikawa T., Shiba Y., et al.: Macrophage as a target of quercetin glucuronides in human atherosclerotic arteries； implication in the anti-atherosclerotic mechanism of dietary flavonoids. J Biol Chem In press.
12) Baur JA, Pearson K.J., Price N.L. et al.: Resveratrol improves health and survival of mice on a high-calorie diet. Nature 444；337-342 (2006)
13) Tachibana H., Koga K., Fijimura Y et al.: A receptor for green tea polyphenol EGCG. Nature Struct Mol Biol 2004；11；380-381.
14) 寺尾純二，芦田均：機能性ポリフェノール，化学と生物 2006；44；688-698.
15) Zhang Y., Kensler T.W., Cho C.-G. et al.: Anticarcinogenic activities of sulforaphane and structurally related synthetic norbornyl isothiocyanates Proc Natl Acad Sci USA 1994；91；3147-3150.
16) Morimitsu Y.,Hayashi K., Nakagawa Y., et al.: Anticarcinogenic activities of sulforaphane and structurally related synthetic norbornyl isothiocyanates Biofactors 2000；13；271-276.

第9章　緑茶カテキン受容体を介したEGCGの機能性発現とシグナリング

立花 宏文*

1．はじめに

　茶（*Camellia sinensis*）は世界で最も広く消費されている嗜好飲料の一つである。その生理作用として，抗酸化作用，抗癌作用，抗アレルギー作用，血圧上昇抑制作用，動脈硬化抑制作用，脂質代謝改善作用，抗ウイルス作用などが報告され，茶の健康増進作用に期待が寄せられるとともに，茶葉に含まれる活性成分に関する研究が盛んに行われている。緑茶葉1gの熱湯抽出で250～350mgの抽出物が得られるが，その内30～40％（乾燥重量）がフラバン-3-オール構造をもつカテキン類である。その約半量を占めるのがEGCG（(−)-epigallocatechin-3-gallate）であり，他にECG（(−)-epicatechin-3-gallate），EGC（(−)-epigallocatechin），EC（(−)-epicatechin）が主な茶カテキンである（図9−1）。これら茶カテキンの中でもEGCGは他の茶カテキンと比較して強い生理活性を示すとともに，茶以外の植物には見いだされていないことから緑茶を特徴づける成分である。最近，EGCGを50％含む緑茶カテキン摂取の二重盲検試験において，顕著なヒト前立腺癌予防作用が観察されたこともあり[1]，EGCGの癌予防作用は特に注目されている。本章では，EGCGの癌細胞増殖抑制作用を仲介する細胞膜上の受容体（緑茶カテキン受容体）として筆者らが同定した67LR（67kDa ラミニンレセプター）を介した作用とその発現機序（緑茶カテキンシグナリング）について述べる。

2．EGCGの生体利用性

　EC及びEGCは血中では主に包合体化されているが，EGCGは70％以上が遊離体の形で存在する。EGCG摂取後の血中濃度は1.5～2.5時間後にピークに達し，その後24時間後には消失する。EGCGの吸収率は動物種による差が大きいが（ラットとマウスでは100倍以上の差），ヒトの場合摂取形態に違いはあっても，血中濃度の最大は1μM程度である[2,3]。

3．EGCGの結合分子

　EGCGによる抗癌作用を理解する上で，EGCGが直接相互作用（結合）する分子を知ることは極めて重要である。これまでに，種々の*in vitro*モデル試験において，以下に述べる分子がEGCGの標的分子候補として報告されている。

*九州大学大学院農学研究院

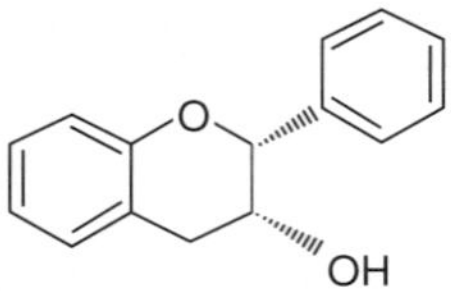

図9-1 主要な緑茶カテキン類とフラバン-3-オールの構造

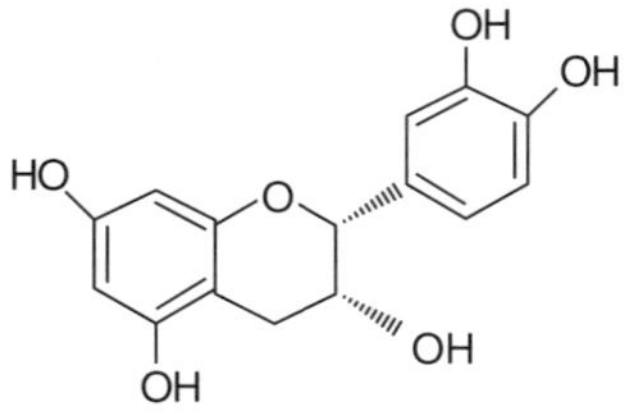

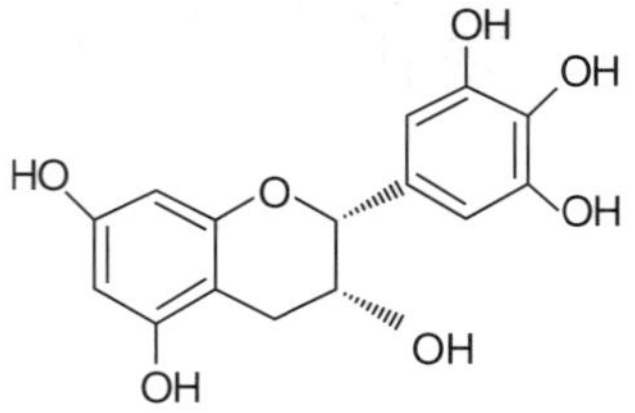

(1) マトリックスメタロプロテアーゼ

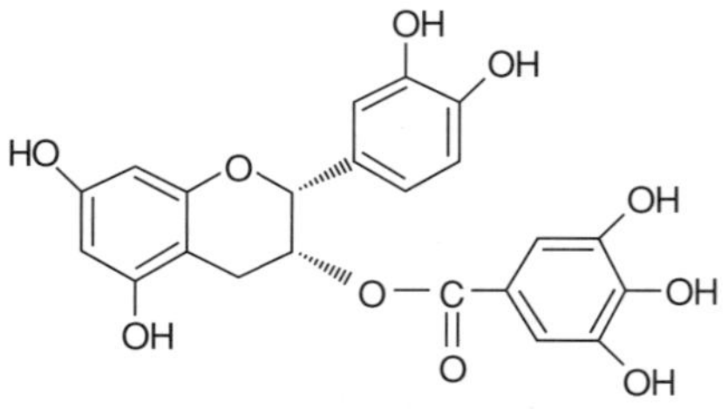

癌の転移や浸潤にはさまざまなマトリックスメタロプロテアーゼ，特にMMP-2とMMP-9の関与が知られている。EGCGはこれら二つのプロテアーゼ活性を$IC_{50}=20〜50\mu M$にて阻害するとともに，ヒト線維肉腫細胞株HT1080のマトリゲル浸潤を$0.1\mu M$の濃度で50％以上抑制することが報告されている[4]。さらに，メタロプロテアーゼの一種である炭疽菌致死因子の酵素活性をEGCGが強力に阻害すること（$IC_{50}=0.1\mu M$），また，EGCGはその酵素の基質であるMAPKKの切断を阻害し，炭疽菌毒素の致死毒性に対する細胞保護作用があることが示されている[5]。

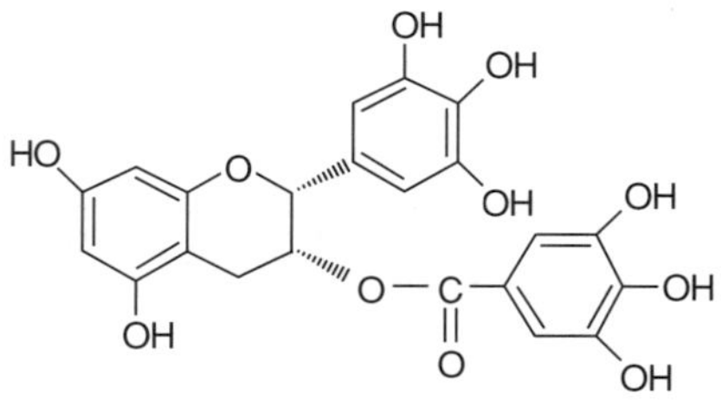

(2) プロテアソーム

プロテアソームは真核生物においてユビキチン化たんぱく質の分解を実行する60以上ものサブユニットから構成される巨大な複合体型プロテアーゼである。細胞周期や細胞死を調節している多くのたんぱく質がこのプロテアソームの基質であることが明らかにされている。プロテアソームのたんぱく質分解活性の阻害は細胞周期調節因子であるサイクリン依存性キナーゼの阻害因子である$p27^{kip}$の蓄積を招き，その量の増大は細胞周期を停止させる方向に働く。EGCGはこのプロテアソーム活性に対し，$in\ vitro$（$IC_{50}=86〜194nM$）及び細胞レベル（$IC_{50}=1〜10\mu M$）において阻害作用を示すとともに，$1〜10\mu M$の濃度領域において$p27^{kip}$の蓄積を誘導する[6]。

（3）ERK1/2，Akt

　細胞増殖因子EGFは，その受容体ErbB1への結合により，細胞増殖関連たんぱく質の活性調節酵素であるERK1/2，p38，JNKといったMAPKやAktの活性化（リン酸化）を誘導する。これらセリン/スレオニンキナーゼは抗癌剤の分子標的としても重要視されている。細胞にEGFを作用させることで誘導されるMAPKやAktのリン酸化を，EGCGは10～50μMの濃度領域で抑制することが報告されている[7]。また，EGFによって活性化したこれら酵素を免疫沈降法により回収し，活性化されたこれらキナーゼに対するEGCGの直接的阻害作用の解析から，EGCGはERK1/2及びAktに対しては5μMで阻害するが，p38及びJNK1/2に対しては30～50μM以上の濃度でしか阻害されないことが示されている。

（4）DNAメチルトランスフェラーゼ

　DNAメチルトランスフェラーゼ（DNA (cytosine-5)-methyltransferase）は，シトシンのメチル化を介してクロマチン構造や遺伝子発現を調節し，X染色体不活化やゲノム刷り込みに関与している。また，細胞増殖，アポトーシス，DNA修復などに関与する遺伝子のエピジェネティックな発現調節の鍵となる酵素であり，癌化学予防における標的分子の一つとされている。EGCGはこのDNAメチルトランスフェラーゼと結合することでその活性をKi=6.89μMで阻害すること，EGCGとの結合は，酵素の活性中心を構成するPro^{1223}，Glu^{1265}，Cys^{1225}，Ser^{1229}，Arg^{1309}との水素結合を介した配位であるとするモデルが提唱されている[8]。阻害活性の指標であるKi=6.89μMあるいはIC_{50}=20μMという値は，実際の生体利用性からすると高い濃度であるが，口腔内や胃といった直接EGCGが到達できる組織においては効果が期待できるとして

いる。

（5）Bcl-2

　Bcl-2はC末端の疎水性領域を介してミトコンドリア膜，核膜及び小胞体膜に結合し，アポトーシスの抑制活性を示す。PellecchiaらはEGCGとBcl-2ファミリーたんぱく質との直接的な結合を，Bcl-2ファミリーたんぱく質と特異的に結合するBH3ペプチドとの競合試験にて解析し，Bcl-2に対してKi=335nMで阻害する一方，ECやEGCのそれは100μM以上であることを明らかにした[9]。ただし，細胞に作用させたEGCGが実際に細胞内のBcl-2に結合するかどうかの検証はなされていない。

（6）vimentin

　vimentinはEGCGを固定化したアフィニティー担体を用いて精製されてきたたんぱく質である。EGCGに対するKd値は3.3nMであり，vimentinに結合することで，vimentinを基質とするcdc2やPKAによるリン酸化を阻害すること，また，EGCG濃度15μM以上で観察されるJB6の細胞増殖に対する阻害作用が，RNAiによるvimentin発現のノックダウンにより抑制されることが示されている[10]。

4．緑茶カテキン受容体としての67kDaラミニンレセプター

　先の項で，EGCGと結合する酵素や細胞内たんぱく質について紹介したが，いずれも細胞の外に取出したたんぱく質分子との相互作用や活性に対する評価であり，細胞レベルにおける検証では10～100μMといった生理的濃度から大きくかけ離れた量のEGCGが使用されている。つまり，上述した分子において，生理的濃度で

ある1μMにおけるEGCGの標的分子として実証された分子は皆無である。また，高濃度のEGCGを培地に添加した場合，EGCG自身の酸化によって培地中に発生するH_2O_2の影響を無視できない。実際，高濃度のEGCGによるEGF受容体シグナリングの阻害作用やアポトーシス誘導作用は，培地へのSODやカタラーゼの添加により消失することが報告されている[11,12]。筆者らはこうした点を踏まえ，生理的濃度のEGCGの活性発現に関与する真の標的分子の探索を試みた。

（1）67kDaラミニンレセプター

67LRは最初，基底膜の主要な構成成分であるラミニンに結合する細胞膜たんぱく質として同定されていた分子であり，悪性度の高い癌細胞に高発現し，その増殖，浸潤，転移などに関与することが知られている[13]。また，サイトカインの一種であるGM-CSFの受容体と会合し，GM-CSFの結合とそのシグナリングを調節すること[14]や，神経ペプチドにより刺激を受けたT細胞に発現が誘導され，そのホーミングを制御すること[15]などが報告されている。その他にも病原性プリオンたんぱく質の受容体としての機能[16]やsindbis virus, adeno-associated virus, dengue virusといったウイルスの受容体として機能することが報告されている[17-19]。

（2）EGCGは細胞膜脂質ラフトに局在する

茶葉中に含まれるカテキン類の癌細胞増殖抑制作用はよく知られた生理活性の一つであるが，その活性の有無や強弱には明確な違いがある。従来，カテキンの生理作用に関する研究は，その生理機能と抗酸化力を関連づけた研究がほとんどであったが，筆者らは，カテキン類の構造とその抗癌作用の関係を探る過程で，カテキン類の中でも活性の強いECGやEGCGが細胞の表面に結合するのに対し，活性の弱いECやEGCは結合しないことを見いだした。そこでまず，EGCGの細胞膜に対する直接的な結合を検討した。

細胞膜マイクロドメイン脂質ラフト（図9－2）はさまざまなシグナル伝達分子の機能発現の場として知られている[20]。そこで，EGCGの細胞表面結合性とその生理作用の発現における脂質ラフトの関与について検討した。MβCD（メチルβ-シクロデキストリン）を用いた脂質ラフトの破壊により，好塩基球細胞株におけるEGCGの細胞表面結合性並びにその生理作用（ヒスタミン放出抑制作用や高親和性IgE受容体発現抑制作用）のいずれもが顕著に阻害された[21]。また，EGCGは脂質ラフト画分に局在し，非ラフト画分にはほとんど存在しないこと（図9－2），MβCD処理によりラフトへの局在が低下する

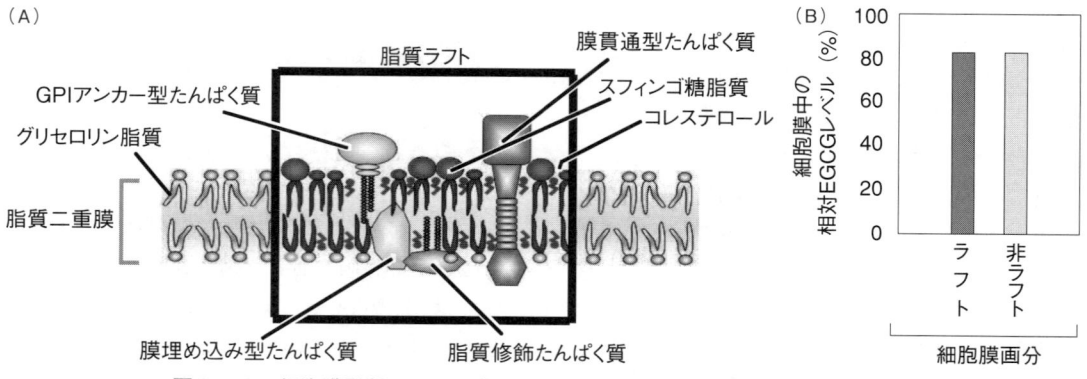

図9－2　細胞膜脂質ラフトの構造（A）とEGCGの脂質ラフトへの局在（B）

ことを見いだした[21]。以上の結果から，EGCGは細胞膜上に存在する脂質ラフトに存在する分子に結合してその生理作用を発揮していると考えられた。そこで，EGCGと特異的に結合し，その抗癌作用を担う受容体が細胞膜上に存在するのではないかとのコンセプトのもと，細胞表面上におけるEGCGの標的分子の探索を試みた。

（3）緑茶カテキン受容体としての発見

まず，ATRA (all-*trans*-retinoic acid) が乳癌細胞株の細胞表面におけるEGCGの結合性及びその増殖抑制活性を増強させることを見いだした。そこで，ATRA処理を行った細胞ではEGCGの結合に関与する遺伝子の発現が増大すると仮定し，サブトラクションクローニング法を用いてその遺伝子のクローニングを行った。その結果，67LRを見いだした[22]。その後，67LRが脂質ラフトに局在すること（図9-3），MβCD処理により67LRの細胞表面における発現が低下することを明らかにした[23]。この事実はEGCGが脂質ラフトに局在し，また，脂質ラフトへの局在がMβCD処理により低下するという先行事実を支持した。EGCGと67LRたんぱく質との直接的な結合力を，表面プラズモン共鳴センサーにて解析したところ，Kd値は約40nMであった。

先に述べたように，これまでEGCGの抗癌作用に関する研究の多くは，10〜100μMという濃度で行われてきた。しかしながら，私たちが数杯の茶を摂取しても，EGCGの血中最大到達濃度は約1μM程度である。そこで，1μMのEGCGに応答しない癌細胞株に67LRを過剰発現させたところ，0.1μMのEGCGによってもその細胞増殖が顕著に抑えられた。一方，67LRに対する抗体でその細胞表面に発現している67LRを塞ぐと，EGCGの細胞表面への結合が低下するとともに，その細胞増殖抑制作用も阻害された。さらに，67LRの発現をノックダウンしたマウスメラノーマ細胞株B16を用いたマウス腫瘍モデル実験において，EGCGの経口摂取による腫瘍成長抑制作用が，67LRの発現抑制により完全に阻害された[24]。以上の結果から，67LRは生理的濃度におけるEGCGの細胞増殖抑制作用を仲介する受容体であることが明らかになった。この緑茶カテキン受容体の発見は，*Nature*誌や*Nature Reviews Cancer*誌にリサーチハイライトとしても取上げられ，受容体を介したEGCG作用機構の解明とその癌予防薬開発への応用が期待されている[25]。

5．緑茶カテキン受容体におけるEGCGの結合部位

67LR分子におけるEGCGの結合部位を同定するため，67LRの細胞外ドメインを10分割した各20aa長のペプチドを合成し，これらペプチドによるEGCGの細胞表面結合性及び細胞増殖抑制作用に対する中和活性を評価した。その結果，いずれの評価においても161-180の配列ペプチドのみが中和活性を示した。次に161-180の配列を一部カバーするさまざまなペプチドを用いた検討から，161-170の配列ペプチド（67LR161-170）がこれら中和活性の発現に必要かつ十分であること，さらに，67LR161-170とEGCGとの結合ピークが質量分析により確認された。以上の結果から，67LRにおけるEGCGの結合部位は161-170配列であることが示された（図9-4）。このEGCG結合配列161-170は，ラミニンの結合部位173-178と隣接し，プリオン

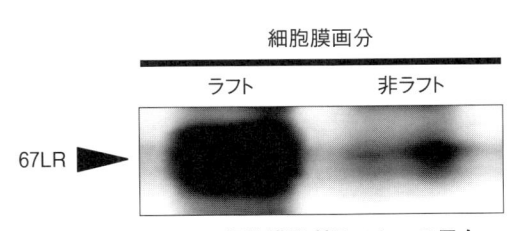

図9-3 67LRの細胞膜脂質ラフトへの局在

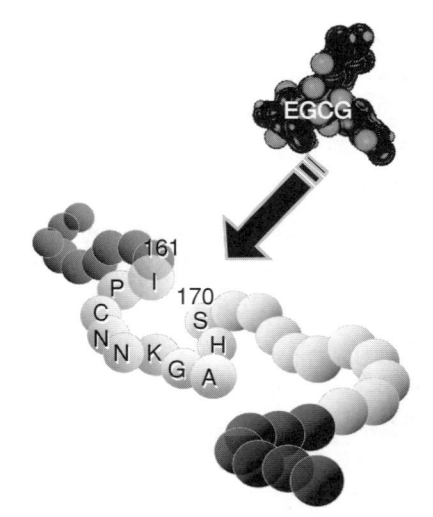

図9-4　67LRにおけるEGCGの結合部位

との結合部位161-179とも重複しており，EGCGの多彩な生理作用を考える上で興味深い。

6．緑茶カテキン受容体を介したEGCGの細胞増殖抑制作用

アクチンは細胞骨格の主要なメンバーの一つで，細胞が形を変化させる力の発生の基礎となっている。アクチンが力を発生するためには二つの方法がある。一つはアクチン重合により，アクチンフィラメントを伸張させること自体によって発生される力であり，もう一つはアクチンフィラメントの上でミオシンが運動することによって発生する力である。後者において代表的なものに，アクチンフィラメントとミオシンの束であるストレスファイバーの収縮がある。その形成，収縮はアクチンとミオシンの相互作用によりもたらされ(図9-5)，その相互作用にはミオシン頭部に会合しているミオシン軽鎖のThr-18/Ser-19におけるリン酸化が重要である[26]。

ヒト子宮頸癌由来細胞株HeLaを用いて，EGCGが細胞形態及びアクチン細胞骨格に及ぼす影響を検討したところ，EGCG処理した細胞では未処理の細胞と比べ明らかな形態変化が観察された[27]。また，アクチンフィラメントを蛍光染色しEGCGのアクチン細胞骨格への影響を検討した結果，EGCG処理した細胞ではストレスファイバーが消失し，アクチン細胞骨格がダイナミックに再編成されていた(図9-6)。EGCG処理によりストレスファイバーが消失していたことから，その形成に重要なミオシン軽鎖のThr-18/Ser-19におけるリン酸化に及ぼすEGCGの影響を検討したところ，EGCGはその

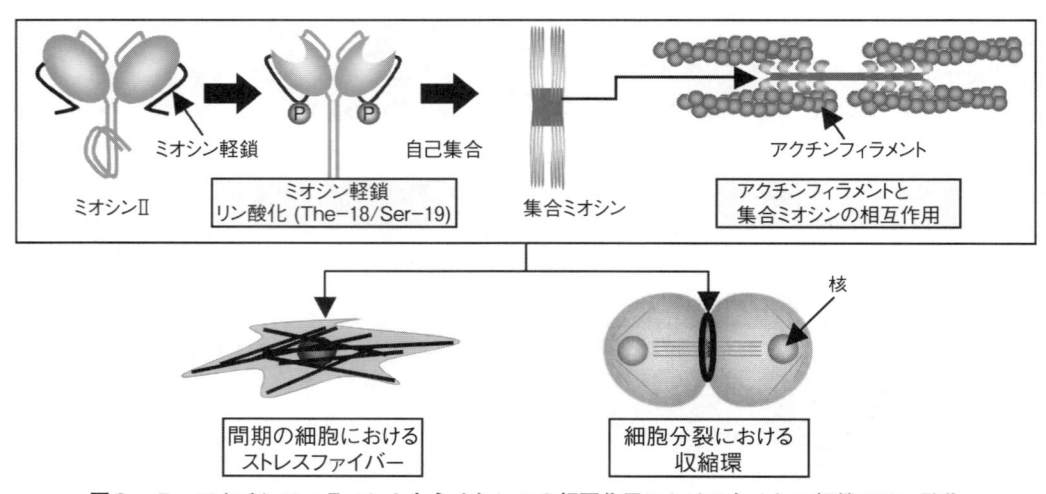

図9-5　アクチンフィラメントとミオシンⅡの相互作用におけるミオシン軽鎖のリン酸化

対照　　　　　　　　　EGCG

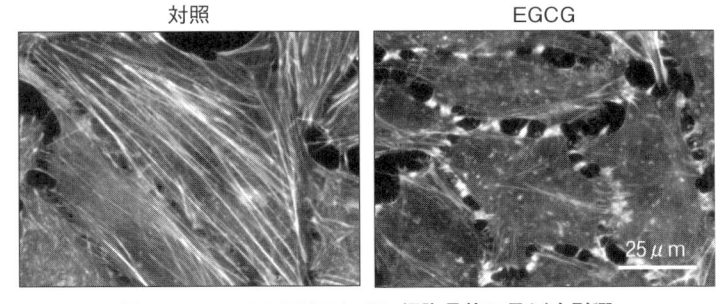

25μm

図9-6　EGCGがアクチン細胞骨格に及ぼす影響

リン酸化レベルを濃度依存的に低下させた。さらに，その作用はEGCG処理によるストレスファイバーの消失と相関していた。以上の結果より，EGCGはミオシン軽鎖のThr-18/Ser-19におけるリン酸化レベルを低下させることでストレスファイバーの消失など，ダイナミックなアクチン細胞骨格再編成を誘導することが示唆された。

ストレスファイバー同様，アクチンフィラメントとミオシンから成る収縮性の束が一時的に形成される例として，動物細胞の細胞分裂時に現れる収縮環がある（図9-5）。収縮環は細胞分裂期に細胞膜直下に現れ，力を生じて細胞膜を内側へ引っ張り，細胞の中央部を締めつけて2個の娘細胞にくびり切る。収縮環は細胞分裂が始まるとアクチンやミオシンなどのたんぱく質が集合して形成されるが，ストレスファイバー同様，その形成にはミオシン軽鎖のThr-18/Ser-19におけるリン酸化が重要である。前述のように，EGCGはミオシン軽鎖のThr-18/Ser-19におけるリン酸化レベルを顕著に低下させることから，EGCGは収縮環の形成を阻害することが予想された。そこで，細胞分裂期にあるHeLa細胞をEGCGで処理し，アクチンフィラメントを蛍光染色することで，EGCGの収縮環形成に及ぼす影響を検討した。その結果，EGCG処理した細胞では，未処理の細胞に比べ，細胞分裂溝におけるアクチンフィラメントの蛍光シグナルが弱く，収縮環の形成が阻害されていた[27]。

EGCG処理により収縮環の形成が阻害され，細胞分裂が円滑に行われなければ，G2/M期にある細胞の割合が増え，細胞増殖は阻害されるはずである。そこでEGCGがHeLa細胞の細胞周期及び増殖に及ぼす影響を検討した結果，EGCG処理によりG2/M期にある細胞の割合が濃度依存的に増大していた。これらの結果より，EGCGはミオシン軽鎖のThr-18/Ser-19におけるリン酸化レベルを低下させることでストレスファイバー形成阻害だけでなく，細胞分裂時の収縮環形成阻害を介して細胞周期をG2/M期で遅延させることが示唆された。

こうしたEGCGの作用における67LRの関与を検討するため，HeLa細胞において67LRの発現をRNAiによりノックダウンしたところ，細胞増殖抑制作用及びミオシン軽鎖リン酸化レベルの低下作用はともに阻害された。以上の結果から，ミオシン軽鎖のリン酸化レベルの低下がもたらす収縮環形成阻害が，EGCGの細胞増殖抑制作用の一因であることが示された[27]。

7. 緑茶カテキン受容体を介したEGCGのアポトーシス誘導作用

EGCGの癌細胞致死作用もよく知られた生理活性の一つである。ハーバード大学のグループは最近，多発性骨髄腫患者由来の骨髄腫細胞に対しEGCGが効率よくアポトーシスを誘導する

が正常な末梢血リンパ球には影響を与えないこと，また，多発性骨髄腫細胞には67LRが高発現していることを報告した[28]。さらに，EGCGによるアポトーシス誘導作用が67LR分子を介した作用かどうかを検討し，67LR特異的siRNA導入により67LR発現を抑制した細胞では顕著にそのアポトーシスが阻害されることを明らかにした。このEGCGによるアポトーシス誘導作用に関与する細胞内イベントとして，DAPK-2，p18，p63，p73といったアポトーシスに関与する遺伝子の発現増強がDNAマイクロアレイ解析から示唆されている。

8. 緑茶カテキン受容体を介したEGCGの抗アレルギー作用

（1）ヒスタミン放出抑制作用

花粉症や蕁麻疹などに代表されるⅠ型アレルギーでは，B細胞から産生されるアレルゲン特異的IgEが中心的役割を担っており，これがマスト細胞や好塩基球の細胞膜上に発現している高親和性IgE受容体FcεRIに結合する。そこに，アレルゲンが再び侵入してこれら細胞上のIgEを架橋すると，細胞内に予め蓄えられていたヒスタミンや新たに合成されたロイコトリエンなどのアラキドン酸代謝産物の放出（脱顆粒）が誘導されることでアレルギーの発症に至る（図9-7）。このようにアレルギー反応はさまざまなステップから構成されることから，各ステップが抗アレルギー因子を検索する上での有効なターゲットに成り得る。特に，ヒスタミン放出阻害活性は重要な抗アレルギー活性の指標である。ミオシン軽鎖のリン酸化は細胞内の顆粒の移動や細胞膜への融合に関与することが知られており，そのリン酸化レベルは抗原/IgE刺激された細胞の脱顆粒強度と相関を示し，ミオシン軽鎖のリン酸化を阻害すると脱顆粒が抑制される[29]。

筆者らは，ヒト好塩基球細胞株においてEGCGがヒスタミン放出阻害作用を示すこと，また，細胞内カルシウムイオンの上昇によって誘導されるミオシン軽鎖のリン酸化を強力に低下させることを見いだした[30]。そこで，このヒスタミン放出阻害作用における67LRの関与を検討したところ，RNAiにより67LRをノックダウンしたヒト好塩基球細胞株では，EGCGのヒスタミン放出抑制作用及びミオシン軽鎖リン酸化レベルの低下作用のいずれも阻害された。また，抗67LR抗体の処理によっても同様に阻害された。さらに，EGCGはヒスタミン放出過程において生じる細胞膜ラッフリングを攪乱するが，この攪乱作用も67LRのノックダウンにより阻害されることを明らかにした[30]。以上の結果より，EGCGは67LRを介してミオシン軽鎖のリン酸化を阻害し，ヒスタミン放出を阻害することが示された[30]。

（2）高親和性IgE受容体発現抑制作用

IgEの受容体であるFcεRIはマスト細胞や好塩基球に高発現しており，IgEとの特異的結合にかかわるα鎖，シグナル伝達を担うβ鎖及びγ鎖から構成されている（図9-7）。FcεRIの凝集を介したマスト細胞や好塩基球の活性化が，Ⅰ型アレルギーの発症に必須であることは，α鎖の遺伝子をノックアウトしたマウスではIgE依存的な炎症反応が惹起されないことからも明らかである。そのため，FcεRIの発現を低下させることはIgE-抗原複合体によるアレルギー反応の抑制につながる。

FcεRIを高発現しているKU812細胞のFcεRI発現抑制活性を指標として，主要な緑茶カテキンを検討したところ，EGCGのみがFcεRIの細胞表面発現の抑制活性を示し，その発現抑制にはα鎖及びγ鎖のmRNA発現量の低下，並びに

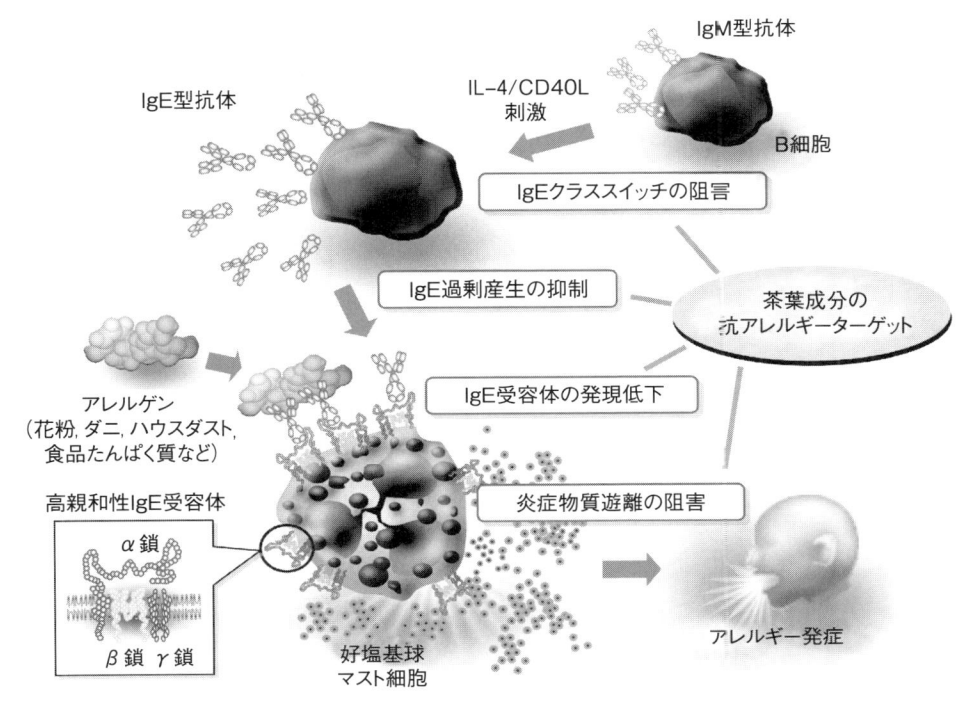

図9-7　I型アレルギー反応とその抑制ターゲット

α鎖の発現を正に制御しているERK1/2のリン酸化レベルの低下が関与することを見いだした[31]。そこで，このFcεRI発現抑制作用における67LRの関与を検討したところ，抗67LR抗体はEGCGの細胞表面への結合を低下させるとともに，FcεRI発現抑制作用並びにERK1/2リン酸化レベルの低下作用をともに抑制した。また，RNAiで67LR発現を特異的にノックダウンさせた場合もEGCGの作用は阻害され，FcεRIの発現抑制作用は67LRを介することが明らかになった[23]。

(3) メチル化カテキンの抗アレルギー作用を仲介する緑茶カテキン受容体

メチル化カテキン（(-)-epigallocatechin 3-O-(3-O-methyl) gallate）は抗アレルギー作用を示す茶葉中から発見された成分であり[32,33]，日本緑茶の代表的な品種である"やぶきた"には全く含まれない成分である（図9-8）。EGCGと比較してメチル化カテキンの抗アレルギー活性の優位性は動物試験において顕著であるが，生体における安定性や吸収率が高いことがその要因の一つと考えられている[34]。また，メチル化カテキンの作用には，マスト細胞の活性化の初期相において中心的な役割を担うプロテインチロシンキナーゼ群の活性化阻害が関与している[35]。こうした検証から，メチル化カテキンを含む茶の飲用による抗アレルギー効果が期待さ

図9-8　メチル化カテキン
((-)-epigallocatechin-3-O-(3-O-methyl) gallate)

れ，メチル化カテキンを豊富に含む"べにふうき緑茶"[36)]の花粉症患者に対する二重盲検試験では有意な症状の緩和効果が示されている。

筆者らはこれまでに，メチル化カテキンもEGCGと同様に，FcεRIの発現やヒスタミン放出を強力に抑制することを明らかにしている[37)]。そこでこうしたメチル化カテキンの作用に67LRが関与しているかどうか検討した。その結果，67LR発現のノックダウンにより，細胞表面結合性，ヒスタミン放出抑制作用，FcεRI発現抑制作用並びにFcεRIの発現を正に制御しているリン酸化ERK1/2レベルの低下作用のいずれもが阻害され，EGCGと同様，メチル化カテキンの抗アレルギー作用に67LRが関与していることが示された[38)]。

9．67LRはガレート化合物受容体か？

緑茶にはカテキン類以外にもカフェインなどの生理活性物質が含まれているが，試験に供したEGCG以外の成分（カテキン，EC，EGC，カフェイン，ケルセチン）はいずれも，67LRの発現増強にかかわらず細胞表面との結合は観察されず，細胞の増殖抑制作用も発現しなかった（図9-9）。また，他のカテキン類の細胞表面結合性とヒスタミン放出抑制活性における67LRの関与について検討したところ，ヒスタミン放出抑制活性を示すガレート型カテキンは細胞表面への高い結合性を示すが，非ガレート型カテキンは抑制活性を示さず細胞表面にも結合しないこと，また，RNAiにより67LRの発現をノックダウンさせた細胞では，ガレート型カテキンの細胞表面に対する結合活性並びにヒスタミン放出抑制作用はいずれも低下した。以上の結果から，EGCGを含むガレート型カテキンは67LRを介して細胞表面に結合し，その機能性を発現すること，また，細胞表面結合性にガレート基が関与することが示唆された。

一方，筆者らはこれまでに，EGCGと同様にガレート基を有する茶葉成分strictinin（図9-10）が細胞表面に結合して，IL-4誘導性の

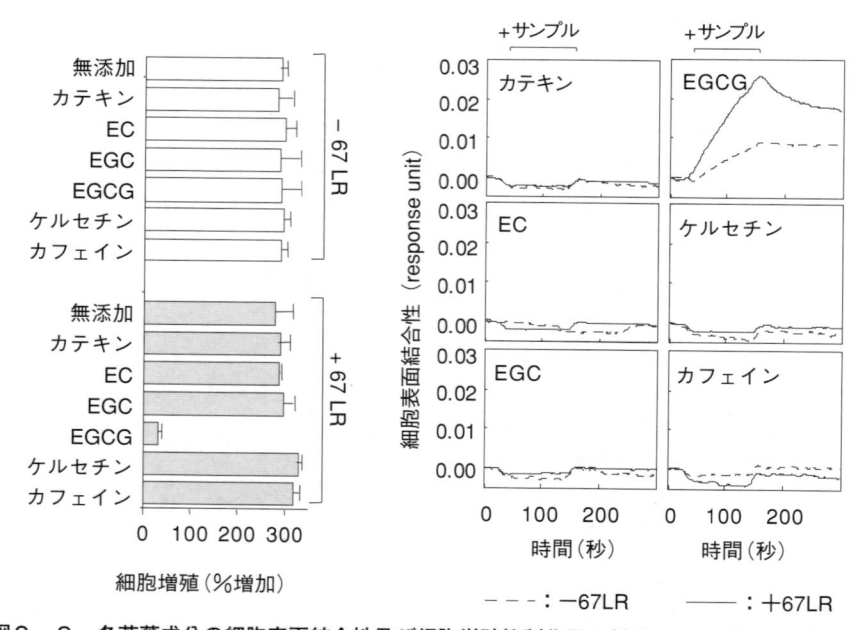

図9-9　各茶葉成分の細胞表面結合性及び細胞増殖抑制作用に対する67LR過剰発現の影響

STAT6活性化によるIgE産生を阻害することを報告してきた[39]。そこで、strictininの細胞表面結合性とSTAT6活性化阻害作用における脂質ラフトや67LRの関与を検討した。その結果、stricitininは非ラフト画分にのみ局在し、脂質ラフトには全く検出されなかった(図9-10)。また、その細胞表面結合性及びSTAT6活性化阻害作用は67LR発現のノックダウンの影響を受けなかった。以上の結果から、ガレート基のみならずフラバン-3-オール構造が67LRへの結合に関与している可能性があると推察している。

10. 緑茶カテキン受容体シグナリングを担う分子

私たちの体はさまざまな生体外シグナルに適切に応答しながら、生体の健全性、恒常性を維持している。例えば、病原細菌の侵入といった生体外シグナルを、toll like receptorといった細胞表面受容体によって分子認識し、生体にその侵入情報を伝達している。これに倣えば、緑茶カテキンEGCGもその受容体である67LRを介して、生命現象に影響を与える生体外シグナルととらえることができる。

これまで述べてきたように、67LRはEGCGを受け取り、細胞増殖抑制作用、アポトーシス誘導作用、抗アレルギー作用などの生理作用を仲介する細胞表面受容体分子として機能する。また、その過程において、EGCGはミオシン軽鎖のリン酸化レベルを低下させるという細胞内イベントを明らかにしてきた。しかしながら、EGCGが67LRに結合した後、どのようにその作用が伝達されるのか、67LRとミオシン軽鎖のリン酸化レベル低下作用との間に位置するシグナル伝達経路については不明であった。そこで、フォワードジェネティクス的手法を用いて67LRを介したシグナル伝達に関与する細胞内分子の同定を試みた。本手法は、断片化cDNAを細胞に導入し、導入された遺伝子断片が、その由来遺伝子の機能をアンチセンスRNAまたはドミナントネガティブ変異体として阻害することを期待して、機能を担う遺伝子を網羅的に同定する方法である。

マウスメラノーマ細胞株B16にマウス胚由来の断片化cDNAライブラリーを導入し、EGCG存在下でも増殖可能となった細胞を複数クローニングした。こうして得られた細胞から導入された遺伝子断片を回収し、DNAシーケンスにより遺伝子を特定するとともに、各遺伝子断片を再導入し、EGCGに対する感受性が低下するか評価した。その結果、eEF1A (eukaryotic elongation factor 1 alpha) がEGCGの細胞増殖抑制作用に不可欠な遺伝子としてスクリーニングされてき

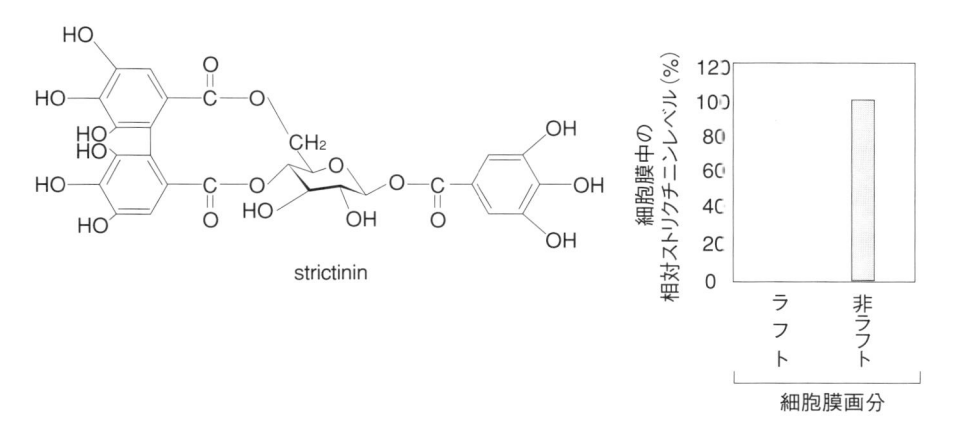

図9-10 strictininは細胞の非脂質ラフト領域に局在する

た。eEF1Aを過剰発現させたところ，EGCGの細胞増殖抑制作用及びミオシン軽鎖のリン酸化レベル低下作用が亢進した。一方，これらEGCGの作用はRNAiによるeEF1A発現の特異的ノックダウンにより消失した。さらに，マウス腫瘍モデルにおいて，コントロールB16細胞移植マウスではEGCG経口摂取により腫瘍の成長が阻害されたが，eEF1Aの発現を抑制したB16細胞移植マウスでは阻害されなかった。これらの結果より，eEF1AはEGCGの細胞増殖抑制作用を伝達する細胞内分子であることが示された[24]。

EGCGによる細胞増殖抑制作用並びにヒスタミン放出抑制作用にミオシン軽鎖のリン酸化レベルの低下が関与していることを示してきたが，ミオシン軽鎖のリン酸化はミオシン軽鎖キナーゼとミオシン軽鎖フォスファターゼにより調節されている。そこで，ミオシン軽鎖フォスファターゼの活性調節サブユニットMYPT1の関与について検討した結果，RNAiによるMYPT1の発現抑制により，EGCGによる細胞増殖抑制作用，ヒスタミン放出抑制作用，ミオシン軽鎖のリン酸化低下作用のいずれもが阻害された。また，EGCGはMYPT1の活性を負に制御しているThr-696のリン酸化レベルを低下させるが，Thr-853のリン酸化には影響しないこと，このThr-696リン酸化低下作用が67LRもしくはeEF1Aのノックダウンにより阻害されることを明らかにした。つまり，EGCGは67LR及びeEF1Aを介してミオシン軽鎖フォスファターゼを活性化することが示された。さらに，MYPT1の発現をノックダウンしたB16細胞移植マウスにおいてもEGCG経口摂取による腫瘍成長抑制作用が阻害された[24]。これらの結果より，eEF1A及びMYPT1がEGCGの細胞増殖抑制作用を伝達する細胞内分子であることが示され，67LRからMYPT1の活性化につながるシグナル伝達経路の存在が明らかになった（図9－11）。

11．おわりに

これまで紹介してきたように，EGCGシグナリングを担う67LR，eEF1A，MYPT1の各分子の発現量を低下させた細胞では，EGCGによる癌細胞増殖抑制作用やヒスタミン放出抑制作用が発現せず，いわば「EGCG抵抗性」を示す。つまりEGCGのシグナリング関連分子の発現量が，EGCGの効き具合を左右すること示している。緑茶カテキン受容体67LRを介したカテキンシグナリングの研究は始まったばかりである。今後，EGCGの生理作用の伝達に関与する分子群の解明が，カテキン特異的な生体応答の分子的基盤となり，将来，緑茶カテキンに対する感受性の違い（例えばEGCGに感受性を示す癌と示さない癌，カテキンが効きやすい人と効きにくい人など）における遺伝学的背景が明らかにされ，EGCGが機能性食品素材や癌予防薬として，より安全で効果的に利用されることを期待したい。

EGCGには血圧上昇抑制作用，動脈硬化抑制作用，脂質代謝改善作用，抗ウイルス作用といった多彩な生理作用が報告されている。こうしたEGCGの作用に67LRを介したシグナリングが関与するのか，今後の検討が待たれる。

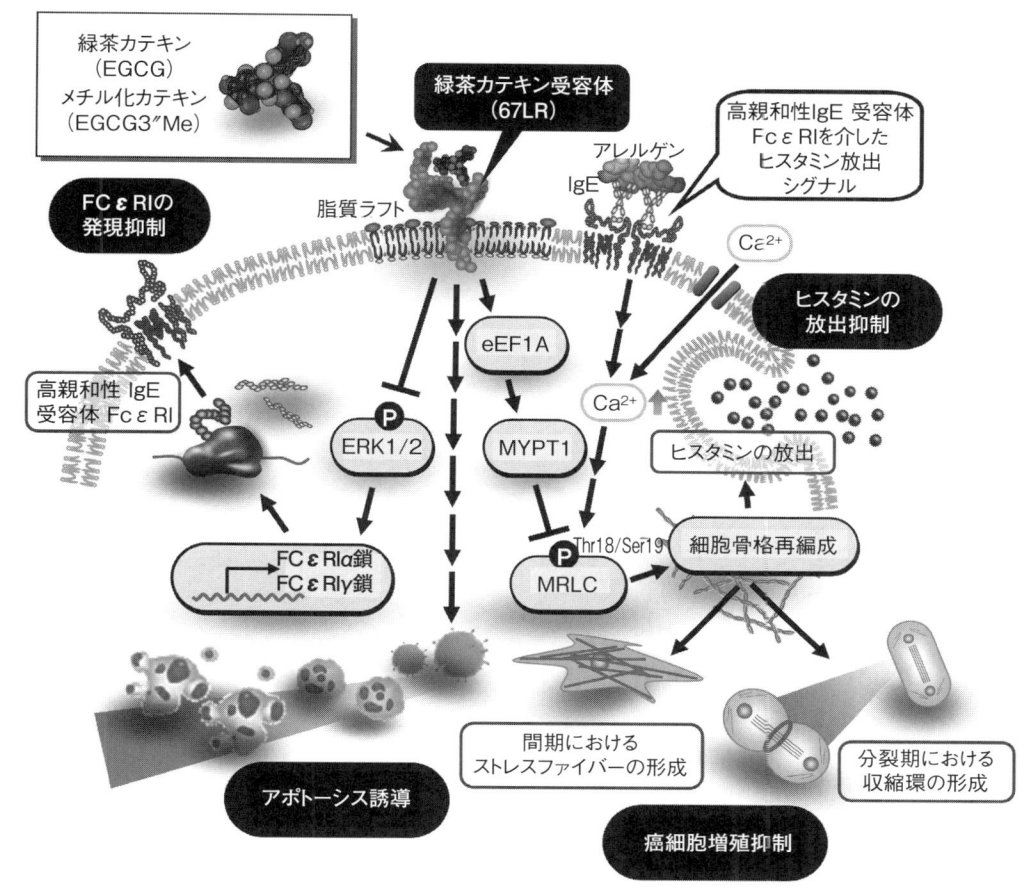

図9-11 緑茶カテキン受容体67LRを介したEGCGシグナリングとその機能性発現の模式図

● 文 献

1) Bettuzzi S. et al.：Chemoprevention of human prostate cancer by oral administration of green tea catechins in volunteers with high-grade prostate intraepithelial neoplasia：a preliminary report from a one-year proof-of-principle study. Cancer Res 2006；66；1234-1240.
2) Chow H-H. et al.：Pharmacokinetics and safety of green tea polyphenols after multiple-dose administration of epigallocatechin gallate and polyphenon E in healthy individuals. Clin Cancer Res 2003；9；3312-3319.
3) Kim S. et al.：Plasma and tissue levels of tea catechins in rats and mice during chronic consumption of green tea polyphenols：Nutr Cancer 2000；37；41-48.
4) Garbisa S. et al.：Tumor invasion：molecular shears blunted by green tea. Nat Med 1999；5；1216.
5) Dell 'Aica I et al.：Potent inhibitors of anthrax lethal factor from green tea. EMBO Rep 2004；5；418-422.
6) Nam S. et al.：Ester bond-containing tea polyphenols potently inhibit proteasome activity in vitro and in vivo. J Biol Chem 2001；276；13322-13330.
7) Sah J.F. et al.：Epigallocatechin-3-gallate inhibits epidermal growth factor receptor signaling pathway. Evidence for direct inhibition of ERK1/2 and AKT kinases. J Biol Chem 2004；279；12755-12762.
8) Fang M.Z. et al.：Tea poluphenol (-) -epigallocatechin 3-gallate inhibits DNA methyltrabsferase and reactivities methylation-silenced genes in cancer cell lines. Cancer Res 2003；63；7563-7570.
9) Leone M. et al.：Cancer prevention by tea polyphenols is liked to their direct inhibition of antiapoptotic Bcl-2-family proteins. Cancer Res 2003；63；8118-8121.
10) Ermakova S. et al.：The intermediate filament protein vimentin is a new target for epigallocatechin gallate. J Biol Chem 2005；280；16882-16890.
11) Hou Z. et al.：Effects of tea polyphenols on signal transduction pathways related to cancer chemoprevention. Mutat Res 2004；555；3-19.
12) Hou Z. et al.：Mechanism of action of (-) -epigallocatechin-3-gallate：auto-oxidation-dependent inactivation of epidermal growth factor receptor and direct effects on growth inhibition in human esophageal cancer KYSE 150 cells. Cancer Res 2005；65；8049-8056.
13) Menard S. et al.：New insights into the metastasis-associated 67 kD laminin receptor. J Cell Biochem 1997；67；155-165.
14) Chen J. et al.：The laminin receptor modulates granulocyte-macrophage colony-stimulating factor receptor complex formation and modulates its signaling. Proc Natl Acad Sci USA 2003；100；14000-14005.
15) Chen A.：The neuropeptides GnRH-II and GnRH-I are produced by human T cells and trigger laminin receptor gene expression, adhesion, chemotaxis and homing to specific organs. Nat Med 2002；1421-1426.
16) Gauczynski S. et al.：The 37-kDa/67-kDa laminin receptor acts as the cell-surface receptor for the cellular prion protein. EMBO J 2001；20；5863-5875.
17) Wang K.S. et al.：High-affinity laminin receptor is a receptor for Sindbis virus in mammalian cells. J Virol 1992；66；4992-5001.
18) Akache B. et al.：The 37/67-kilodalton laminin receptor is a receptor for adeno-associated virus serotypes 8, 2, 3, and 9. J Virol 2006；80；9831-9836.
19) Thepparit C. et al.：Serotype-specific entry of dengue virus into liver cells： identification of the 37-kilodalton/67-kilodalton high-affinity laminin receptor as a dengue virus serotype 1 receptor. J Virol 2004；78；12647-12656.
20) Simons K. et al.：Functional rafts in cell membranes. Nature 1997；387, 569-572.
21) Fujimura Y. et al.：Lipid raft-associated catechin suppresses the FcεRI expression by inhibiting phosphorylation of the extracellular

signal-regulated kinase1/2. FEBS Lett 2004 ; 556 ; 204-210.
22) Tachibana H. et al. : A receptor for green tea polyphenol EGCG. Nat Struct Mol Biol 2004 ; 11 ; 380-381.
23) Fujimura Y. et al. : A lipid raft-associated 67 kDa laminin receptor mediates suppressive effect of epigallocatechin-3-O-gallate on Fc ε RI expression. Biochem Biophys Res Commun 2005 ; 333 ; 628-635.
24) Umeda D. et al. : Green tea polyphenol EGCG signaling pathway through 67-kDa laminin receptor. J Biol Chem 2008 ; 283 ; 3050-3058.
25) Novak K. : Tea time. Nat Reviews Cancer 2004 ; 4 ; 251.
26) Iwasaki T. et al. : Diphosphorylated MRLC is required for organization of stress fibers in interphase cells and the contractile ring in dividing cells. Cell Struct. Funct 2001 ; 26 ; 677-683.
27) Umeda D. et al. : Epigallocatechin-3-O-gallate disrupts stress fibers and the contractile ring by reducing myosin regulatory light chain phosphorylation mediated through the target molecule 67kDa laminin receptor. Biochem Biophys Res Commun 2005 ; 336 ; 674-681.
28) Shammas M. A. et al. : Specific killing of multiple myeloma cells by (-)-epigallocatechin-3-gallate extracted from green tea : Biological activity and therapeutic implication. Blood 2006 ; 108 ; 2804-2810.
29) Revera J. : Molecular adapters in Fc (epsilon) RI signaling and the allergic response. Curr Opin Immunol 2002 ; 14 ; 688-693.
30) Fujimura Y. et al. : The involvement of the 67 kDa laminin receptor-mediated modulation of cytoskeleton in the degranulation inhibition induced by epigallocatechin-3-O-gallate. Biochem Biophys Res Commun 2006 ; 348 ; 524-531.
31) Fujimura Y. et al. : A tea catechin suppresses the expression of the high affinity IgE receptor Fc ε RI in the human basophilic KU812 cells. J Agric Food Chem 2001 ; 49 ; 2527-2531.
32) Sano M. et al. : Novel antiallergic catechin derivatives isolated from oolong tea. J Agric Food Chem 1999 ; 47 ; 1906-1910.
33) Tachibana H. et al. : Identification of a methylated epigallocatechin gallate as an inhibitor of degranulation in human basophilic KU812 cells. Biosci Biotech Biochem 2000 ; 64 ; 452-454.
34) Maeda-Yamamoto M. et al. : In vitro and in vivo anti-allergic effects of 'benifuuki' green tea containing C-methylated catechin and ginger extract enhancement. Cytotechnology in press.
35) Maeda-Yamamoto M. et al. : O-methylated catechins from tea leaves inhibit multiple protein kinases in mast cells. J Immunol 2004 ; 172 ; 4486-4492.
36) 安江正明ら：通年性アレルギー性鼻炎患者を対象とした「べにふうき」緑茶の抗アレルギー作用並びに安全性評価．日本臨床栄養学会誌 2005 ; 27 ; 33-51.
37) Fujimura Y. et al. : Antiallergic tea catechin, (-)-Epigallocatechin-3-O-(3-O-methyl) gallate, suppresses Fc ε RI expression in human basophilic KU812 cells. J Agric Food Chem 2001 ; 50 ; 5729-5734.
38) Fujimura Y. et al. : The 67kDa laminin receptor as a primary determinant of anti-allergic effects of O-methylated EGCG. Biochem Biophys Res Commun 2007 ; 364 ; 79-85.
39) Tachibana H. et al. : Identification of an inhibitor for interleukin 4-induced ε germline transcription and antigen-specific IgE production in vivo. Biochem Biophys Res Commun 2001 ; 280 ; 53-60.

第10章　食品成分による免疫調節

八村　敏志*

1. はじめに

　食品成分の免疫系に対するさまざまな作用が明らかとなってきている。腸管は，栄養吸収器官である一方で経口的に侵入した病原体に対する生体防御の最前線であるという特殊な性質のため，巨大な免疫器官でもあるが，これら食品成分が実際に接するのがこの腸管免疫系である。腸管免疫系においては，食品たんぱく質に対する免疫抑制機構（経口免疫寛容），免疫グロブリンA（IgA）抗体分泌など，他の部位とは異なる特有の免疫応答が誘導される。本章では，腸管免疫系について概説するとともに，食品成分の免疫調節作用について述べたい。

2. 腸管免疫系の構造

　腸管の免疫器官を総称して腸管リンパ装置（GALT：gut-associated lymphoid tissue）とよばれる。GALTはパイエル板，腸間膜リンパ節，粘膜固有層，腸管上皮などから成る（図10-1）。パイエル板は，抗原の進入ルートとして重要であり，IgA抗体応答の主要な誘導部位である。腸管上皮細胞も，サイトカインを産生することなどにより，免疫調節機能があることが知られている。また，小腸絨毛の上皮層内には独特のT細胞集団である腸管上皮内リンパ球（IEL：intraepithelial lymphocyte）が存在する。さらに，粘膜固有層には抗体分泌細胞が多く存在する。これらの器官・組織には腸間膜リンパ節もつながっている。

3. 食品たんぱく質に対する免疫寛容（経口免疫寛容）

　食品たんぱく質は，抗原として，T細胞，B細胞の抗原レセプターにより認識される。腸管免疫系の一つの大きな特徴は，腸管から吸収されるたんぱく質に対し，「経口免疫寛容」とよばれる免疫抑制機構がはたらくことである[1]。実験的にはたんぱく質抗原をあらかじめ経口投与しておくとその抗原特異的に免疫応答能が低下する現象で，食品たんぱく質に対して過剰な免疫応答を防ぐ機構として，後述のアレルギーの中で，食物が原因のアレルギー（食物アレルギー）の抑制機構の一つと考えられている。経口免疫寛容では条件により種々の免疫応答応答が低下するが，この応答低下は主にCD4$^+$T細胞による

*東京大学大学院農学生命科学研究科

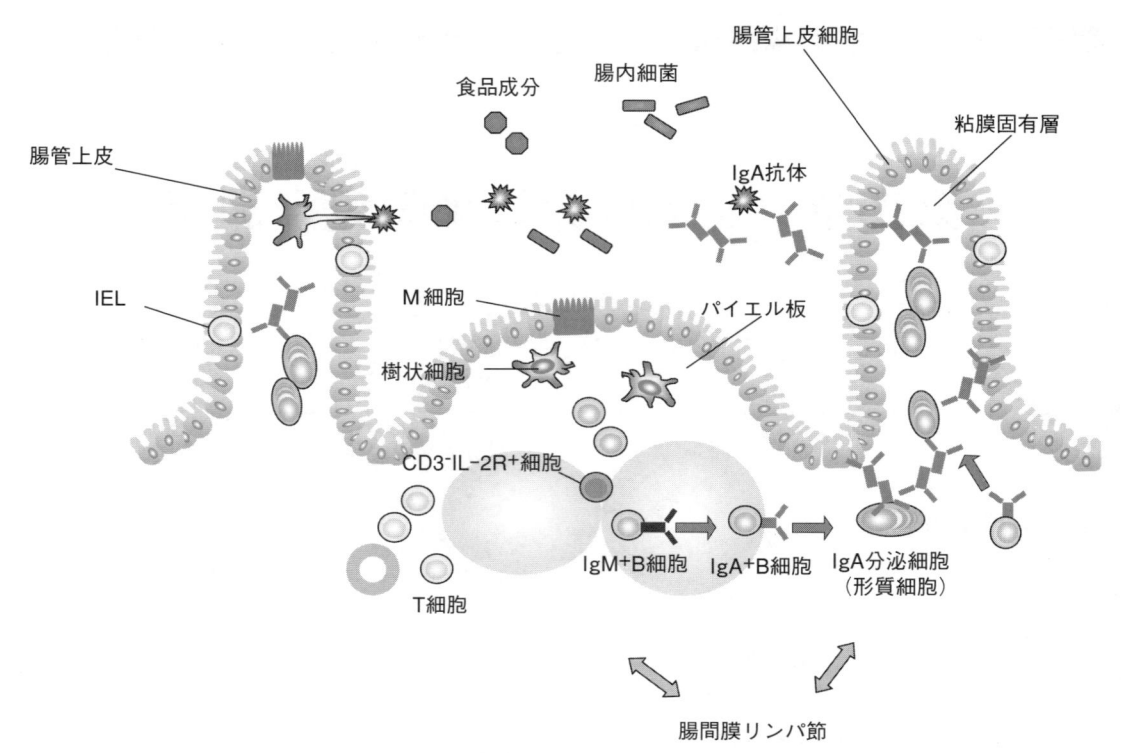

図10-1　腸管免疫系（GALT）とIgA抗体産生

ものである。その機序として，①経口抗原を認識したCD4$^+$T細胞が低応答化し，サイトカイン分泌能，増殖能の低い状態へ変化すること，②免疫抑制機能を有する制御性T細胞が誘導されること，③抗原特異的CD4$^+$T細胞にアポトーシスが誘導されること，が知られている。筆者らは，T細胞応答低下の分子メカニズムを明らかにするため，経口免疫寛容の誘導されたT細胞内のシグナル伝達分子の挙動について調べた（図10-2）[2-4]。T細胞抗原レセプター（TCR）からのシグナル伝達の主要な経路として，Ca^{2+}経路とMAPキナーゼ（MAPK）経路が知られるが，経口免疫寛容の誘導されたT細胞では，このうちCa^{2+}経路の活性化が選択的に低下していた[2,3]。また，経口免疫寛容の誘導されたT細胞では，抗原提示細胞とT細胞が形成する免疫シナプスにも障害が認められた[4]。

4．食品によるアレルギー・炎症抑制

食品成分は，経口免疫寛容においてのようにリンパ球の抗原レセプターに特異的に認識される以外にもさまざまな経路で免疫系に作用する。その一つとして，食品成分によるアレルギー抑制効果について多くの報告がある。

（1）アレルギーの発症機構

アレルギーとは通常は無害な環境中の抗原に対して免疫系が過剰あるいは異常に反応し，さまざまな症状を引き起こすことである。花粉，ダニ，食品（食物）などに対して，アトピー性皮膚炎，蕁麻疹などの皮膚症状に加え，喘息，消化器症状，アナフィラキシーなどがみられる。

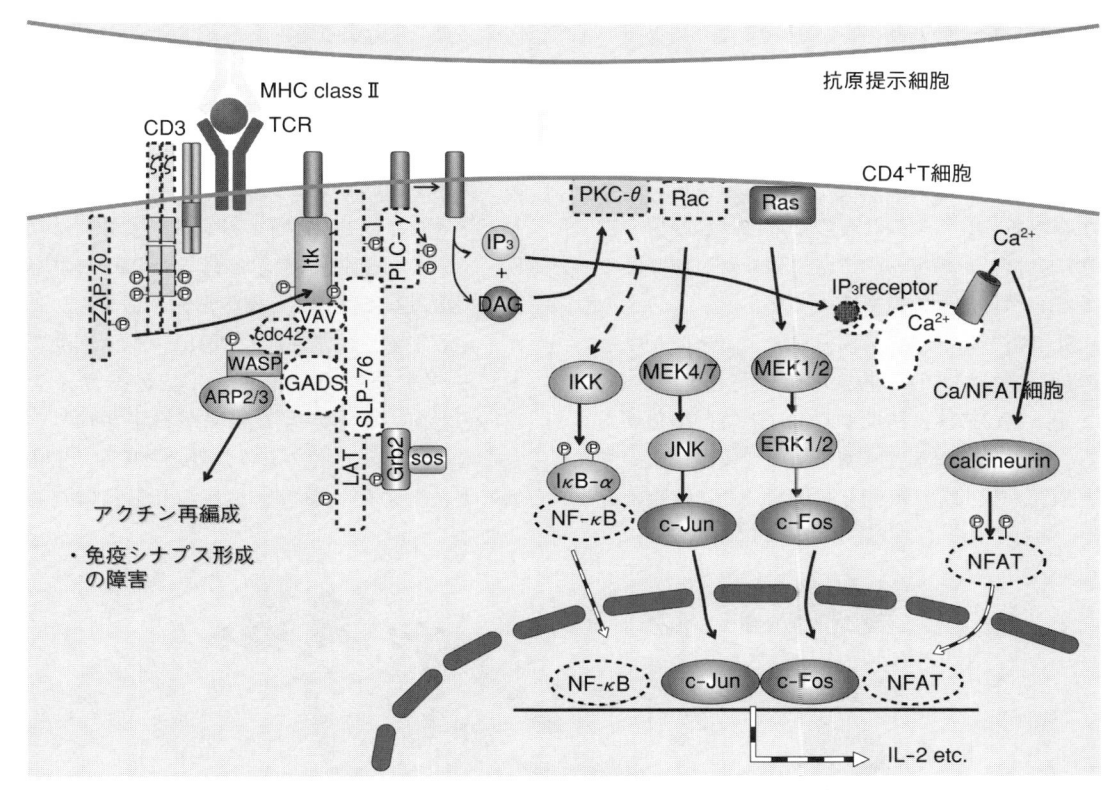

図10-2　経口免疫寛容の誘導されたT細胞における細胞内シグナル伝達

アレルギー疾患は増加し続けており，花粉症に至っては，20～30歳代の有症率は30％とされる。アレルギー発症においては，アレルゲン（アレルギー原因物質）となるたんぱく質に特異的なT細胞，及び抗体がアレルギー発症にかかわる。特にアレルゲン摂取から1時間以内に症状が現れる即時型のアレルギーに関しては主にIgE抗体によって引き起こされることが明らかとなっている。T細胞レベルでは，外来抗原を認識するCD4 T細胞にTh1, Th2の二つのタイプがあり，IL（インターロイキン）-4，IL-5を産生するTh2細胞がIgE誘導能を有し，また好酸球の活性化などを通じてアレルギー発症に関与するとされる（図10-3）。

（2）食品成分のアレルギー抑制効果

アレルギーの発症にかかわる要因として，近年腸内細菌が注目されている。近年の先進国におけるアレルギー患者の増加には，衛生状態の改善による感染症の減少やフローラが正常に形成されないことが影響している可能性が指摘されている。アレルギー児と非アレルギー児の間の腸内フローラの比較調査から，アレルギー児の腸内フローラには，ビフィズス菌やラクトバチルス属が劣勢であることなどの違いが報告されている[5]。

このような背景から乳酸菌などの微生物のアレルギー抑制効果が注目されている。実験動物，培養細胞を用いた実験からその可能性が示されていたが，ヒト試験においても，アトピー性皮膚炎を中心に，乳酸菌やビフィズス菌投与

のアレルギー抑制効果が示されるようになってきた。さらにその予防効果として，乳酸菌を出産前から母親に（出産後も新生児に）投与した結果，乳酸菌投与群では，新生児のその後のアトピー性皮膚炎の発症頻度が有意に減少することが報告された[6]。これらの結果は，乳酸菌の投与によりアレルギーの予防，軽減が可能であることを示したものである。

乳酸菌・ビフィズス菌摂取によるアレルギーの抑制については，複数の機構が考えられる。まず，Th2応答と拮抗するTh1応答の増強がある。実験動物や培養細胞を用いた実験において乳酸菌がIL-12の産生を誘導し，Th1細胞の分化を促進し，IgEの産生を抑制することが，筆者らを含め多数報告されている（図10-4）[7-9]。一方で筆者らは最近，L. acidophillusの一種が抗原刺激により活性化されたT細胞のアポトーシス誘導を促進することを明らかにした。アポトーシス誘導もTh2応答の抑制機構としてはたらいている可能性が考えられる（図10-4）[10]。またTh2応答には，Th2細胞を引き寄せるケモカインも重要な役割を演じ（図10-3），実際アトピー性皮膚炎の重篤度とTh2ケモカインTARCの血中レベルとの相関が報告されている。筆者らは最近ビフィズス菌の一種が，Th2ケモカインの産生を抑制することを見いだし

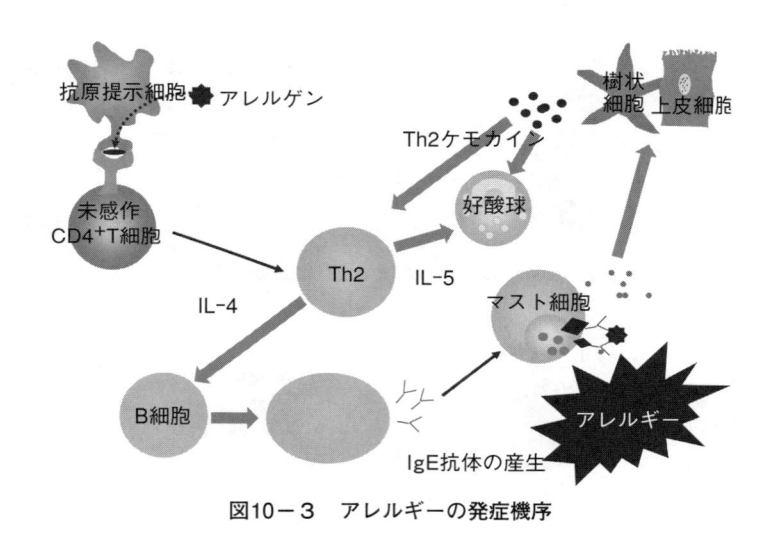

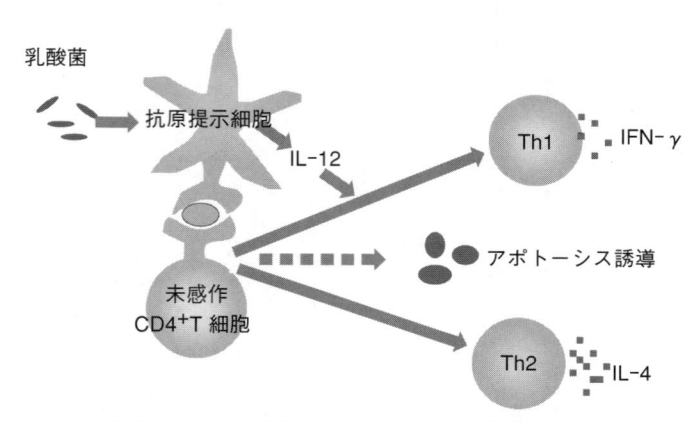

図10-3　アレルギーの発症機序

図10-4　乳酸菌によるTh2応答の抑制：Th1分化の増強とアポトーシスの誘導

た。その他の乳酸菌によるアレルギー抑制機構として制御性T細胞の誘導が提唱されている。

一方，難消化性オリゴ糖は，腸内のビフィズス菌を増殖させることが知られており，このプレバイオティクス効果によるアレルギー抑制作用が期待されている。筆者らはテンサイなどに含まれるラフィノースが食物アレルギーマウスモデルにおいて経口抗原に対するIL-4産生応答，IgE応答を抑制することを示し，ラフィノース摂取によりパイエル板抗原提示細胞のIL-12産生が上昇することが明らかにしている[11]。カカオや加工大豆に含まれる二糖類メリビオースも腸内フローラ調節機能が示されているが，最近，メリビオースの摂取が経口免疫寛容の誘導を促進することを示した[12]。この場合，Th1，Th2応答ともに抑制された。乳酸菌，ビフィズス菌，プレバイオティクスによるアレルギー抑制効果について，Th2応答の抑制を中心に図10-5にまとめた。

その他の食品成分のアレルギー抑制効果も数多く報告されている。Th1応答を増強する成分として，動物モデルにおいてβカロテン[13]，ヌクレオチド[14]が報告されている。茶葉，野菜類のポリフェノール類がマスト細胞からの炎症性メディエーター放出を抑制することも示されている[15]。また，魚油，シソ油に多く含まれるn-3系列の脂肪酸の効果が知られている。

（3）炎症性腸疾患の抑制

一方で，腸炎の中で，潰瘍性大腸炎（UC），クローン病（CD）は炎症性腸疾患と称され，欧米の罹患者が多いが，日本でも近年急増している。UCは大腸に限局して潰瘍と炎症が生じ，連続性病変が認められる。一方，CDは消化管に非連続性に発症する。その原因は十分明らかになっていないが，免疫系の異常がかかわることが知られている。これらの炎症性腸疾患においても，食品成分による予防，改善が期待されている。乳酸菌の効果が，IL-10欠損マウス，DSS腸炎などの動物モデルで示されており，ヒトにおいても報告がある[16]。

5．食品成分による感染防御能増強

感染防御が免疫系の本来の機能であり，食品成分による感染防御能増強効果も期待される。感染防御においては種々の免疫担当細胞により免疫応答が誘導されるが，この中でも粘膜面におけるIgA抗体産生を中心に紹介したい。

（1）IgA抗体産生応答

パイエル板は，抗原の進入ルートとなってお

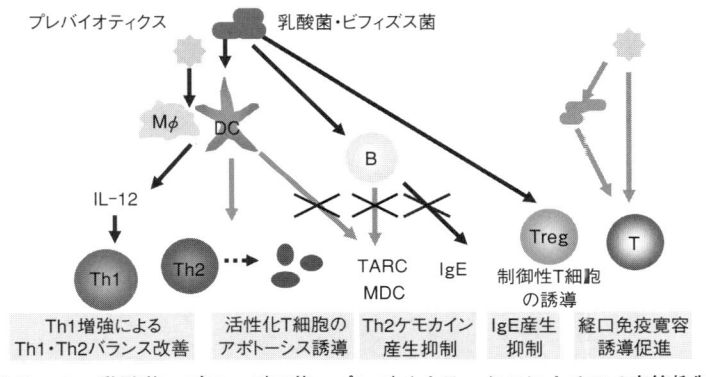

図10-5　乳酸菌，ビフィズス菌，プレバイオティクスによるTh2応答抑制

り，IgA応答の主要な誘導部位となっている。管腔の抗原はパイエル板のM細胞に取込まれ，パイエル板内に存在する樹状細胞をはじめとする抗原提示細胞によりT細胞に提示されると同時に，パイエル板B細胞もその抗原を認識し，表面に膜型IgAを発現するsIgA⁺細胞へ分化すると考えられている。sIgA⁺B細胞はパイエル板より，粘膜固有層へ移動（ホーミング）すると考えられている。粘膜固有層には多数のIgA分泌細胞が存在し，分泌されたIgA抗体は，腸管上皮細胞のレセプターを介して上皮層中を運搬され，管腔側に排出される（図10-1）。なお，最近パイエル板とは独立のsIgA⁺B細胞への分化経路が示されている。

一般に抗体産生応答にはサイトカインが重要な役割を有するが，IgA産生細胞への分化にはTGF-β（transforming growth factor β），IgA分泌細胞への分化にはIL-5, IL-6が重要であることが知られる。筆者らは，パイエル板樹状細胞のIL-6分泌能が高いことを明らかにし[17]，パイエル板細胞の中にこれらとは別に，IL-5分泌能の高い独特の非T非B細胞が存在することを見いだしている[18]。実際これらの細胞はいずれもB細胞のIgA産生を増強する機能を有していた。また，最近，パイエル板樹状細胞が生成するレチノイン酸がIL-5, IL-6と協調してIgA産生を促進すること[19]，腸管由来樹状細胞や上皮細胞がBAFF, APRILを産生してIgAを誘導することが報告された[20,21]。これらの結果は腸管では特有の細胞群がそれぞれIgA産生細胞の誘導に適した因子を産生し，IgA誘導性の環境をつくり出すことを示唆している。

（2）食品成分のIgA抗体産生増強・感染防御効果

食品成分のIgA抗体産生増強効果としては，乳酸菌やビフィズス菌の経口投与により腸管のIgA量が上昇することが示され，これらによる感染防御効果も報告されている[22]。また，難消化性糖類のフラクトオリゴ糖によるIgA産生増強効果が示されている。この場合，パイエル板のCD4⁺T細胞サイトカイン産生の増強，IgA⁺B細胞の増加，腸管上皮におけるIgA輸送にかかわるIgレセプターの発現増強が報告されている[23,24]。また微生物，オリゴ糖以外にも，ヌクレオチドの摂取によりIgA抗体産生が増強されることも示されている[25]。これには小腸上皮細胞のTGF-β産生がかかわる可能性が示唆されている。前述のように最近になって，多くの細胞がIgA産生誘導にかかわることが明らかになりつつあり，食品成分がこれらの細胞に作用し，IgA産生を増強することが期待される（図10-6）。

IgA抗体以外にも，感染防御にかかわる細胞としてNK細胞がある。NK活性の増強について，乳酸菌，多糖，ラクトフェリンなどで報告されている。このNK活性増強については，感染防御のほかに抗癌効果も期待される。

6．おわりに

食品成分が免疫調節機能を有することを多くの研究が示している。図10-7に食品成分の作用点についてまとめた。これ以外にも，アミノ酸（グルタミン，アルギニン），ビタミン（A, Eなど），ミネラル（亜鉛など）の免疫調節作用の報告がある[26]。これらの多くは腸管免疫系を介すると考えられ，今後，腸管免疫応答機構の解明とともに，食品の免疫系に対する作用の解明がさらに進展することが期待される。

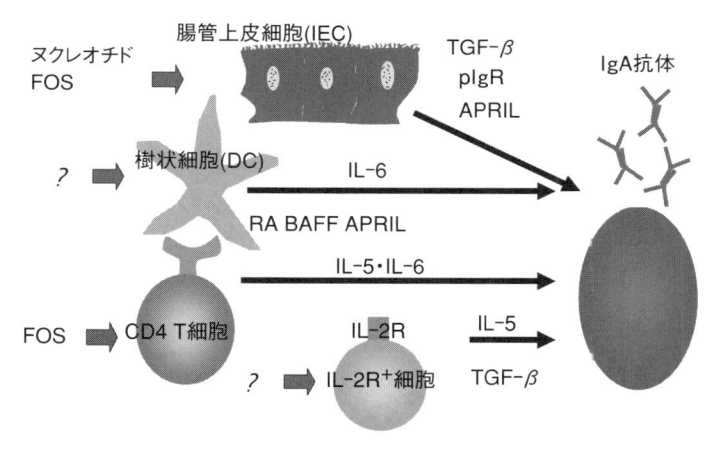

図10-6 腸管においてIgA産生にかかわる細胞と食品成分によるIgA産生増強

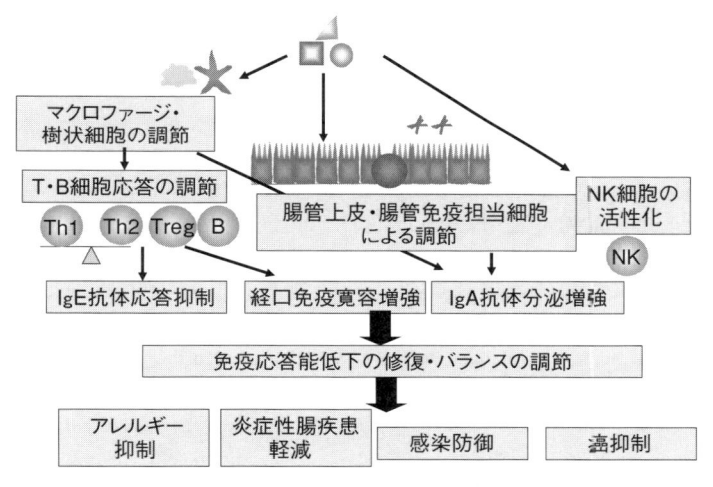

図10-7 食品成分による免疫調節（まとめ）

●文 献

1) 八村敏志：経口免疫寛容現象の機構追究．炎症と免疫 2006；14；752-758
2) Asai K, Hachimura S, Kimura M, et al.：T cell hyporesponsiveness induced by oral administration of ovalbumin is associated with impaired NFAT nuclear translocation and p27kip1 degradation. J Immunol. 2002；169；4723-4731
3) Kaji T, Hachimura S, Ise W, et al.：Proteome analysis reveals caspase activation in hyporesponsive CD4 T lymphocytes induced in vivo by the oral administration of antigen. J Biol Chem. 2003；278；27836-27843
4) Ise W, Nakamura K, Shimizu N, et al.：Orally tolerized T cells can form conjugates with APCs but are defective in immunological synapse formation. J Immunol. 2005；175；829-838
5) Björkstén B, Sepp E, Julge K, et al.：Allergy development and the intestinal microflora during the first year of life. J. Allergy Clin. Immunol. 2001；108；516-520
6) Kalliomäki M, Salminen S, Arvilommi H, et al.：Probiotics in primary prevention of atopic disease：a randomised placebo-controlled trial. Lancet 2001；357；1076-1079
7) Murosaki S, Yamamoto Y, Ito K, et al.：Heat-killed Lactobacillus plantarum L-137 suppresses naturally fed antigen-specific IgE production by stimulation of IL-12 production in mice. J. Allergy Clin. Immunol. 1998；102；57-64
8) Shida, K., Makino, K., Morishita, A. et al..：*Lactobacillus casei* inhibits antigen-induced IgE secretion through regulation of cytokine production in murine splenocyte cultures. Int. Arch. Allergy Immunol. 1998；115；278-287
9) Fujiwara D, Inoue S, Wakabayashi H, et al.：The anti-allergic effects of lactic acid bacteria are strain dependent and mediated by effects on both Th1/Th2 cytokine expression and balance. Int Arch Allergy Immunol. 2004；135；205-15
10) H. Kanzato, S. Fujiwara, W. Ise, S. et al.：*Lactobacillus acidophilus* strain L-92 induces apoptosis of antigen-stimulated T cells. Immunobiology 印刷中
11) Nagura, T., Hachimura, S., Hashiguchi, M. et al.：Suppressive Effect of Dietary Raffinose on T-helper 2 cell-mediated immunity. Br. J. Nutr. 2002；88；421-426
12) Tomita, K., Nagura, T., Okuhara, Y. et al.：Dietary melibiose regulates Th cell response and enhances the induction of oral tolerance. Biosci Biotechnol Biochem. 2007；71；2774-2780
13) Koizumi T, Bando N, Terao J, Yamanishi R.：Feeding with both beta-carotene and supplemental alpha-tocopherol enhances type 1 helper T cell activity among splenocytes isolated from DO11.10 mice. Biosci Biotechnol Biochem. 2006；70；3042-5
14) Nagafuchi S, Hachimura S, Totsuka M et al.：Dietary nucleotides up-regulate antigen-specific Th1 immune responses and suppress antigen-specific IgE responses in mice. Int. Arch. Allergy Immunol. 122；33-41；2000
15) Fujimura Y, Umeda D, Kiyohara Y, et al.：The involvement of the 67 kDa laminin receptor-mediated modulation of cytoskeleton in the degranulation inhibition induced by epigallocatechin-3-*O*-gallate. Biochem Biophys Res Commun. 348；524-31；2006
16) 大草敏史，佐藤信紘：プロバイオティクスとバイオジェニクス（伊藤喜久治編）．NTS；2005；72-86
17) Sato, A., Hashiguchi, M., Toda, E., et al..：CD11b$^+$ Peyer's patch dendritic cells secrete IL-6 and induce IgA secretion from naive B cells. J. Immunol. 2003；171；3684-3690
18) Kuraoka, M., Hashiguchi, M., Hachimura, S., et al.：CD4$^-$c-kit$^-$CD3ε^-IL-2Rα^+ Peyer's patch cells are a novel cell subset which secrete IL-5 in response to IL-2：implications for their role in IgA production. Eur. J. Immunol. 2004；34；1920-1929
19) Mora JR, Iwata M, Eksteen B, et al.：Generation of gut-homing IgA-secreting B cells by intestinal dendritic cells. Science. 2006；314；1157-60

20) He B, Xu W, Santini PA, et al.: Intestinal bacteria trigger T cell-independent immunoglobulin A$_{(2)}$ class switching by inducing epithelial-cell secretion of the cytokine APRIL. Immunity. 2007 ; 26 ; 812-26
21) Tezuka H, Abe Y, Iwata M, et al.: Regulation of IgA production by naturally occurring TNF/iNOS-producing dendritic cells. Nature. 2007 ; 448 ; 929-33
22) Yasui H, Kiyoshima J, Hori T, Shida K.: Protection against influenza virus infection of mice fed Bifidobacterium breve YIT4064. Clin Diagn Lab Immunol. 1999 ; 6 ; 186-92
23) Hosono, A., Ozawa, A., Kato, R. et al.: Dietary fructooligosaccharides induce immunoregulation of intestinal IgA secretion by murine Peyer's patch cells. Biosci. Biotechnol. Biochem. 2003 ; 67 ; 758-764
24) Nakamura, Y., Nosaka, S., Suzuki, M. et al..: Dietary fructooligosaccharides up-regulate immunoglobulin A response and polymeric immunoglobulin receptor expression in intestines of infant mice. Clin. Exp. Immunol. 2004 ; 137 ; 52-58.
25) Nagafuchi S, Totsuka M, Hachimura S, et al.: Dietary nucleotides increase the mucosal IgA response and the secretion of transforming growth factor β from intestinal epithelial cells in mice. Cytotechnology, 2002 ; 40 ; 49-58
26) Kaminogawa S. and M. Nanno : Modulation of immune functions by foods. eCAM, 2004 ; 1 ; 241-250

第11章　食物アレルギーの多様性と変動解析

森山 達哉*

1．はじめに

　食物アレルギーや喘息，花粉症，アトピー性皮膚炎などに代表される，いわゆるアレルギー症は近年増加し続けている。最近の調査では国民の約3分の1が何らかのアレルギー症を発症した経験があるとされている。このようなアレルギー症の増加の原因としては，過剰な清潔性が免疫のバランスを変え，その結果としてアレルギー症が増加しているという仮説（衛生仮説）[1]が提唱され科学的にも実証が進んでいるが，まだまだ未知の点も多く，抜本的な治療法も確立されていない。重要な栄養素である食品たんぱく質は，それ自身はヒトにとっては非自己たんぱく質であり抗原となり得る。常にこれらの抗原に曝されている消化管はIgAという特殊な抗体を中心として独特の免疫防御機構が働いて侵入に備えているが，食品たんぱく質が生体内に侵入し，抗原として認識されることがある。その際，IgE抗体が産生されると食物アレルギー発症に導かれる。ここでは，食品や栄養に関係の深い食物アレルギーに焦点を当て，その多様性やアレルゲン性の変動に関して概説する。なお，食物アレルギー一般に関してはいくつかの成書があるので，参照されたい[2-4]。

2．食物アレルギーとは

　私たちの身体には，自己とは異なるもの（異物：抗原）が体内に入ったとき，それに対抗する物質（抗体）を作って，抗原を排除する免疫システムが存在する。このシステムが正常に働くことにより，さまざまな生体異物の侵入を防ぐことが可能となる。この反応を抗原抗体反応または免疫反応という。しかし，この免疫反応が過剰に反応し，生体防御の範囲を逸脱し，自分自身に対して傷害を与える状態になった場合はアレルギーとなる。つまり，生体にとって不都合な免疫反応を総称してアレルギーととらえることができる。このうち，食物が主な原因物質（抗原）となってアレルギー反応を引き起こす場合を食物アレルギーとよぶ。したがって，食物が免疫反応を介することなく引き起こす生体傷害反応（薬理反応や食中毒，不耐症など）は厳密には食物アレルギーとはいえないが，一般的には混乱されて使用される例がある。なお，現在一般的に用いられる「アレルギー」という言葉では，多くの場合，即時型のⅠ型のアレルギー反応を指すことが多い。

＊近畿大学農学部応用生命化学科

Ⅰ型アレルギーは即時型で，一般に体内で抗原抗体反応が発動してから約15分〜12時間程度の短時間で症状が引き起こされる。食物アレルギーの多くは，このⅠ型アレルギーにあたる反応で，初めのアレルゲンの侵入によって多量に作り出されたIgE抗体が，再度のアレルゲン侵入時に反応し，その結果，マスト細胞からヒスタミンやロイコトリエンなどの化学伝達物質が放出されることで発症する。このように，食物アレルギーは，事前に産生されたアレルゲンに反応するIgE抗体が，再侵入したアレルゲンと抗原抗体反応を起こすことで惹起される。従ってアレルギーの発症にはIgE抗体の産生が深く関与し，このIgE産生を誘発させる原因抗原のことをアレルゲンといい，特定の物質（アレルゲン）に対する（IgE）抗体が産生されることを「感作される」という。

このようなⅠ型アレルギーに主に分類される食物アレルギーは，さらに，その感作経路の違いから大きく二つのタイプに分類する考え方がある（表11 − 1）[5]。

3．食物アレルギーの分類

（1）クラス1食物アレルギー

クラス1食物アレルギー（以下，クラス1と省略する）では感作抗原と発症抗原が基本的に同一であり，症例としては蕁麻疹，下痢，嘔吐，ショックなどが一般的で，全身症状を来す場合が多い。またこの場合は乳幼児における腸管膜の抗原透過性や免疫寛容の不完全性などが発症基盤となる。このクラス1では一部の抗原（ソバ，エビ，カニなど）を除いて成長とともに自然治癒（アウトグロー）する場合が多い。なお，特定の食品を摂取したのちに運動を行うことによって発症するアナフィラキシー（運動誘発性食物依存性アナフィラキシー：FDEIA）もこのクラス1の亜型ととらえることができる。

これらクラス1のアレルギーの原因抗原の特性としては，消化耐性や熱耐性を示すものが多く，さらに分子内にS-S結合を有し構造的にコンパクトなものが多いと考えられている。この

表11−1　食物アレルギーの感作経路による分類

	クラス1食物アレルギー	クラス2食物アレルギー
感作経路	経腸感作	経皮・経粘膜感作 （花粉やラテックスゴムなど）
主要な発症食材	卵，牛乳，魚介類，小麦，豆類など	野菜，果物，（豆類）など
抗原の性質	熱・消化酵素に耐性	熱・消化酵素に不安定水溶性が多い
主な症状	主に全身症状 （蕁麻疹，下痢，嘔吐，ショックなど）	主にOAS （口腔アレルギー症候群）
発症年齢	乳幼児に多い	学童，成人に多い
対処法	除去食・低減食	加熱で摂取可能の例が多い

クラスのアレルゲン惹起食品としては，卵，乳，小麦，大豆などの主要たんぱく質食源が多い。これらの食品素材中の主要なアレルゲン分子は広く同定されており，また，食品加工的なさまざまな手法によるアレルゲンの低減化が試みられ，実際に実用化されているものも多い。

（2）クラス2食物アレルギー

一方，クラス2食物アレルギー（以下，クラス2と省略する）では，花粉抗原やラテックス（天然ゴム）抗原による経粘膜・経皮感作が先行し，その後これらの抗原と交差反応を示す植物性食品中の類似分子がアレルゲンとなって食物アレルギーを引き起こす[6,7]。この場合は花粉症やラテックスアレルギーに罹った成人で発症し，アウトグローは少ない。臨床像としては口腔粘膜周辺での異常（口腔アレルギー症候群：OAS）が中心であり，口の中や喉が痒くなる例や，口腔内イガイガ感などが多いとされるが，顔面浮腫や気道狭窄，呼吸困難などのアナフィラキシー様の重篤な症例も少なくない。

クラス2を引き起こす原因食品は，果実や野菜などが多いが，大豆やクルミなどの穀類・豆類でも発症する。原因抗原の特性としては，植物性食品たんぱく質であり，比較的低分子の水溶性のたんぱく質が抗原となる例が多い。これは，口腔内での粘膜を介した吸収効率と関連していると考えられる。この場合はクラス1抗原と異なり，消化管内に移行するまでに吸収され発症するため，消化酵素による消化抵抗性には関係しない。また，このクラス2では，花粉症やラテックスアレルギーとの交差反応を発症基盤としているため，広く植物界で普遍的に存在し，ホモロジーの高いたんぱく質が共通抗原となることが多い。また，理由は不明であるが，植物が病害虫や環境ストレスに晒された際に発現が増加する一群のたんぱく質（感染特異的たんぱく質：PR-Ps；pathogenesis-related proteins）が抗原となる例が多い[8]。

このクラス2は植物性食品素材特異的な新しいタイプの食物アレルギーであり，いまだ十分に認識されていない。しかし，花粉症が蔓延している現代では，今後増加する可能性がある。

（3）空中の食物抗原による吸入アレルギー

Baker's asthma（小麦粉喘息）のように，食物の輸送・加工・調理などの作業の過程で空中に飛散した食物たんぱく質を吸入することにより吸入感作が成立し，再度同じもしくは類似した食物たんぱく質を吸入した際に，鼻粘膜もしくは気道のアレルギー症状を起こすことがある。穀物による吸入アレルギーの報告が多いが，エビ・魚貝類などの加工過程でのレストランや工場における動物性たんぱく質による吸入アレルギーの報告もある。これらは一種の職業性のアレルギーに分類されることもある。

（4）接触蕁麻疹やPCD（protein contact dermatitis）

パンやケーキの製造に携わる職人では直接小麦粉に接触する部分に蕁麻疹や湿疹が生じることがある。これは食物中の抗原たんぱく質に対する経皮感作（主として即時型）が成立し，再度同じ食品を触ることにより臨床症状が惹起される。食品加工前の生で水溶性のものが抗原たんぱく質になることが多く，加熱や加工した食品を経口摂取した場合にはアレルギー症状を起こさない場合が多いと考えられている。

4．大豆アレルギーの多様性

ここでは，食物アレルギーの多様性の例として，大豆アレルギーを取り上げ紹介したい。これまで，大豆アレルギーといえば，豆腐や醤油，

大豆油などの摂取によって蕁麻疹や下痢，嘔吐，アトピーなどの症状を引き起こす，主に乳幼児で多発する食物アレルギーと一元的に考えられてきた。しかしこれは，上述した「大豆のクラス1食物アレルギー」である。この場合の主要原因アレルゲンはよく知られており，Gly m Bd 30Kや7Sグロブリンとよばれるたんぱく質である[9,10]。このような古典的・典型的な大豆アレルギーとは大きく異なる新しいタイプの大豆アレルギーが近年増加傾向にある[11-13]。この新しいタイプの大豆アレルギーこそ，大豆のクラス2食物アレルギーと考えられる（表11-2）。

この大豆のクラス2の発症は，花粉症に罹っている成人，特に中高年の女性に多く，高濃度の豆乳や高濃度の手作り豆腐，ゆば，枝豆などの摂取が原因となる例が多い。逆に，醤油や納豆，味噌などの発酵大豆食品や十分にゲル化した市販豆腐などは摂取可能である。また，季節的には春から初夏にかけての発症例が多いようである。症例としては，軽微な場合は口腔内違和感，重度の場合は呼吸困難などのアナフィラキシーショックもある。先に述べたとおり，この症例ではクラス2の特徴として花粉症への感作が先行しており，花粉抗原と交差反応する大豆中の抗原がその発症抗原となっていると考えている。現在，その原因抗原に関して検討を進めているが，大豆中のPR-10ファミリー抗原（Gly m 4）[14]やプロフィリン[15]，オレオシンなどがその候補と考えている。関与する花粉症としては，スギ，ヒノキ，シラカバ，ハンノキなどが考えられるが，なかでもシラカバ，ハンノキとの交差反応が強い。他の植物食材との交差性では，リンゴやモモに交差する例が散見される。なお，本症例では臨床検査で多用される特異的IgE試験（IgE-RASTなど）において，大豆での反応が低値または陰性であることが多く，この点が診断を困難にしている。ただしその場合でも，原因食材を用いたプリック試験では明瞭な反応がみられることが多い。

通常，クラス2抗原は熱や加工に弱いものが多いが大豆のクラス2抗原は比較的熱や加工に抵抗性があるようである。これらのことから，生に近く高濃度のたんぱく質を含む大豆製品のうち，口腔内での吸収性が高いものはこのタイプのアレルギーを引き起こす可能性がある。

大豆による吸入アレルギーも報告されている。スペインのバルセロナにおいて，船より港

表11-2　大豆アレルギーの分類

① 大豆食品による蕁麻疹や下痢等　大豆のクラス1食物アレルギー？
  ・豆腐や醤油，枝豆，豆乳などを摂取することによって引き起こされる。
  ・幼児に多い。
  ・大豆に対するRAST値が高い。
  ・本人または周囲の人たちから大豆アレルギーであるとの認識がある。
  ・7SグロブリンやGly m Bd 30K，Gly m Bd 28Kなどが主要アレルゲン

② 豆乳によるアナフィラキシーやOAS　大豆のクラス2食物アレルギー？
  ・豆腐（固め）や醤油などは摂取可能。
  ・豆乳，柔らかい豆腐などに特異的に発症する場合が多い。
  ・成人に多い。
  ・大豆に対するRAST値は陰性または低値。
  ・花粉症や果物アレルギーを併発している場合がある。
  ・本人または周囲の人たちから大豆アレルギーであるとの認識がない場合が多い。
  ・原因抗原については不明な点が多い。

への大豆の積み下ろし作業に関連して，1981年から1987年にかけて688人が延べ958回喘息のため入院し，20人以上が死亡した[16]。空中に飛散した大豆たんぱく質を吸入して感作され，再度吸入して喘息発作が惹起されると考えられている。

その他，大豆製品による接触蕁麻疹もしくはPCDも知られている

5．植物性食物アレルゲンの変動解析

果実や野菜などの植物性食物由来のアレルゲンは，上述したようにクラス1抗原の場合とクラス2抗原の場合に分けられるが，いずれにしても主要な原因アレルゲンとしては，量的に多い貯蔵たんぱく質や，植物が害虫などによって被害を受けたり，感染微生物によって病害を受けた際に発現が亢進される一群のたんぱく質グループである感染特異的たんぱく質（PR-Ps：pathogenesis-related proteins）や，植物界で普遍的に存在し，相同性の高いプロフィリン（アクチン調節たんぱく質の一種），イソフラボン還元酵素，植物に広く存在する共通糖鎖（CCD）などが知られている。これらの多くのアレルゲンは花粉や野菜，果物などに共通して存在し，それゆえ交差反応性を示しやすい。

筆者らは，これまでに多くの植物性食品素材のアレルゲンの探索を行ってきたが，これらのほとんどがこのようなストレス関連たんぱく質であった。野菜・果物などの農作物のアレルゲンの多くが，このような病害を受けた際に発現が亢進される感染特異的たんぱく質（PR-P）であるという事実は，農作物へのストレス負荷の大小によってその作物のアレルゲン性が変化するということを示唆している。

（1）病害被害によるアレルゲンの増大

野菜・果物アレルゲンを始め，多くの植物のアレルゲンたんぱく質の多くが，感染特異的たんぱく質（PR-P）とよばれる一群のたんぱく質群に分類されることが多いことが明らかになりつつある。作物に病害感染や食害を負荷するとその作物がアレルゲンとなり得るPR-Pの発現を誘導させることから，結果としてアレルゲン性が増大すると考えられる。反対に，農薬の適正使用などの方法によって，病害虫による被害から作物を守ってやることにより，その作物のアレルゲン性の増大を妨げることができるのではないかという仮説が成り立つ。そこで，筆者らは，この仮説を実証するために，次のような実験を行った[17]。

リンゴ（王林）を3通りの栽培方法にて栽培し，得られたリンゴのアレルゲン性を，3名のリンゴアレルギー患者血清を用いて調べた。リンゴの栽培条件としては，①慣行防除，②一部省略防除，③防除無し（無農薬栽培）を設定した。①の慣行防除群では，感染等被害は全くみられず，きれいなリンゴが収穫できた。一方，防除の一部を省略した場合は一部に少量の感染被害を認めたが，おおむね良好な状態のリンゴを収穫できた。③の防除なしでは，黒星病やすす斑病などの病害被害を強く受けた。こうして得られたリンゴをよく洗浄し，芯を除く可食部から総たんぱく質を抽出し，イムノブロッティング法によって患者血清IgEが結合するたんぱく質（アレルゲンの候補となる）を検出し，バンドの濃さをもとにして，その変動を定量した。その結果，農薬によって適正な防除を行ったものに比べて，農薬を使用せず栽培した③防除無し（無農薬栽培）では，いずれの患者血清を用いた場合でも，アレルゲン性が増大していた（図11-1）。このことは，無農薬栽培により無防除の状態では，多くの病害による被害を受け，その結果，植物が病害に抵抗する目的で，多くの感染特異

リンゴの状況

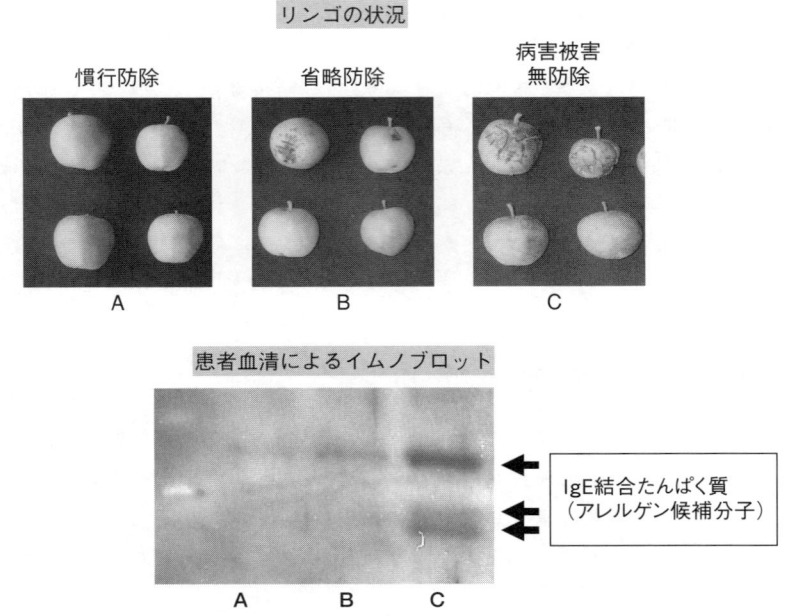

慣行防除　　省略防除　　病害被害無防除

A　　　　　B　　　　　C

患者血清によるイムノブロット

← IgE結合たんぱく質
（アレルゲン候補分子）

A　　B　　C

図11-1　症害被害を受けたリンゴにおけるアレルゲンの増大

的たんぱく質（PR-P）を発現させていることを示している。そして，発現が増大したPR-P類が，野菜・果物アレルゲンとなっているので，患者血清による反応が増加したものと考えられる。今回は，実際に花粉症を併発し，リンゴに反応する患者血清を用いているので，今回の現象は，実際の臨床的な現象を反映し得ると思われる。もちろん，患者によって臨床症状が発生する閾値がそれぞれに異なるため，単純に判断することはできないが，少なくとも確率的には農薬防除したリンゴの方が無農薬栽培され病害を受けたリンゴよりもアレルギー発症のリスクは低いと考えられる。

　植物が感染を受けた際に発現が増大するPR-Pがヒトに対してアレルゲンとなる理由は不明であるが，長い進化の過程で，ヒトを含む動物と，植物の間において獲得された相関関係を反映しているのかもしれない。また，PR-Pは植物間で構造が保存されており，分子量も比較的小さなものが多く，構造的にコンパクトで種々の分解酵素による耐性が強いという側面もあり，そのような構造的な特性がアレルゲン性の獲得と関連している可能性も考えられている。

6．おわりに

　食物アレルギーには多様性があり，従来からよく知られた乳幼児に多発するアレルギー（クラス1食物アレルギー）の他にも，花粉症が関与するクラス2食物アレルギーが増加傾向にあることを紹介した。また，これらの植物性食物アレルゲンは，その多くが植物が感染などのストレスを受けたときに抵抗するために発現が増大するPR-Pに属するということも明らかになってきた。したがって，野菜や果物のアレルゲン性の制御という観点からいえば，これら農作物に感染・病害などのストレスを与えないで栽培した方がアレルゲン性を抑制し得ることは明らかである。また書面の関係で割愛したが，多くの食物アレルゲンは加工法によってその存在レ

ベルが異なる。特に大豆のような多彩な加工法が存在する場合はその変動レベルも大きい[18]。また，プロテアーゼ処理などの食品加工的アプローチによるアレルゲンの低減化も多くの研究がなされており，育種的，栽培的な方法による低アレルゲン化とこれらの加工法を組合せること[19]によってより安全な，低アレルゲン化食物が開発可能となると思われる。

●文　献

1) D. P. Strachan；Br. Med. J., 299；259；1989
2) 中村晋，飯倉洋治 編：最新食物アレルギー，永井書店，2002
3) 岸野泰男，菅野道廣編：食物アレルギー，光生館，1995
4) 上野川修一，近藤直実 編：食品アレルギー対策ハンドブック，サイエンスフォーラム，1996
5) 近藤康人：臨床栄養106；444；2005
6) Yagami T.：Allergies to cross-reactive plant proteins. Latex-fruit syndrome is comparable with pollen-food allergy syndrome. Int Arch Allergy Immunol. 128:；271-9；2002
7) Eriksson NE, Formgren H, Svenonius E：Birch pollen-related food hyper-sensitivity：influence of total and specific IgE levels. A multicenter study. Allergy 38；353-7；1983
8) 小川正：食品アレルギーを誘発する植物起源アレルゲン，化学と生物，40；643-652；2002
9) Ogawa T, Tsuji H, Bando N, Kitamura K, Yue-Lin Z, Hirano H, Nishikawa K.：Identification of the soybean allergenic protein, Gly m Bd 30k, with the soybean seed 34-kDa oil-body-associated protein. Biosci Biotech Biochem 57；1030-3；1993
10) Ogawa T, Bando N, Tsuji H, Nishikawa K, Kitamura K.：α-Subunit of β-conglycinin, an allergic protein recognized by IgE antibodies of soybean-senseitive patients with atopic dermatitis. Biosci Biotech Biochem；59；831-3；1995
11) 井戸敏子，若原真美，徳力篤，長谷川美紀，清原隆宏，熊切正信，森山達哉：「豆乳摂取後にアナフィラキシーを生じた2例」皮膚科の臨床 48巻，(6)；777-780；2006
12) 原田晋，中村晶子，松永亜紀子，飯島麻耶，吉崎仁胤，斎藤研二，足立厚子，森山達哉：「豆乳アレルギーの3例」日本皮膚アレルギー・接触皮膚炎学会雑誌1；p.31-38；2007
13) 福田恭子，落合豊子，相川美和，東郷香奈，豊田康之，森山達哉：「大豆による口腔アレルギー症候群―カバノキアレルギーとの関連と交差反応性抗原の解析」日本皮膚アレルギー・接触皮膚炎学会雑誌2；p.124-130；2007
14) Kleine-Tebbe J, Wangorsch A, Vogel L, Crowell DN, Haustein UF, Vieths S.：Severe oral allergy syndrome and anaphylactic reactions caused by a Bet v1-related PR-10 protein in soybean, SAM22. J Allergy Clin Immunol 110；797-804；2002
15) Rihs HP, Chen Z, Rueff F, Petersen A, Rozynek P, Heimann H, Baur X.：IgE binding of the recombinant allergen soybean profilin (rGly m3) is mediated by conformational epitopes. J Allergy Clin Immunol：104；1293-301；1999
16) Moroz LA, Yang WH.：Kunits soybean trypsin inhibitor A specific allergen in food anaphylaxis. New Eng J MED；302；1126-8；1980
17) Moriyama T ら，論文準備中
18) Moriyama T, Machidori M, Ozasa S, Maebuchi M, Urade R, Takahashi K, Ogawa T, Maruyama N.：A novel enzyme-linked immunosorbent assay for quantification of soybean beta-conglycinin, a major soybean storage protein, in soybean and soybean food products. J Nutr Sci Vitaminol（Tokyo）.：51（1）；34-9；2005
19) 小川正：低アレルゲン大豆品種（ゆめみのり）の創出と加工食品の開発，食品工業，45，14；1-10；2002

第12章 緑茶カテキンの脂質代謝改善作用

池田 郁男*

1. はじめに

　日本人の死亡原因の第一位は癌，第二位は心臓血管疾患，第三位は脳血管疾患である。血管系疾患の死亡原因のかなりの部分は心筋梗塞や脳梗塞である。これら疾患の起点となるのは，動脈硬化症と考えられる。動脈硬化症発症の危険因子は，高コレステロール血症，内臓脂肪肥満，高血圧，高トリアシルグリセロール血症，糖尿病，喫煙などであり，これらは合併するほど相乗的に危険率が増加することが報告されている。これらの危険因子をできるだけ少なくすることが，動脈硬化症の予防に繋がると考えられる。動脈硬化症は，若年から何十年もかかって次第に引き起こされてくることを考えると，若い頃からの予防が重要である。食事は動脈硬化の進展に最も大きく影響する因子の一つであり，多くの食事成分がその予防にかかわることが明らかとなってきた。緑茶は日本人が伝統的に摂取し続けてきた飲料であるが，近年緑茶に多量に含まれるカテキンに多くの生理作用が報告されている。

　カテキンには大きく分けて遊離型と没食子酸エステルであるガレート型がある。主なカテキンはエピカテキン（EC），エピガロカテキン（EGC）とそれらの没食子酸エステルであるエピカテキンガレート（ECG）及びエピガロカテキンガレート（EGCG）である。また，それらのエピマーであるカテキン（C），ガロカテキン（GC），カテキンガレート（CG）及びガロカテキンガレート（GCG）も少量ながら含まれる（図12-1）。缶やペットボトル入り緑茶飲料では，加熱殺菌工程により異性化が起こり，EC，EGC，ECG，EGCGが減少し，C，GC，CG，GCGが増加する。ペットボトルなどでは，製法にもよるが，およそ半分のカテキンが異性化する。本章では，これら加熱により生じるカテキンを多く含むものを熱処理茶カテキンとよぶこととする。また，茶葉より抽出し，EC，EGC，ECG，EGCGが主に含まれるものは，単に茶カテキンとよぶこととする。茶カテキン中の遊離型とガレート型の含量はおおよそ半々である。

　以前から，茶カテキンには血清コレステロール濃度低下作用，高血圧抑制作用，抗酸化作用，抗動脈硬化作用，抗肥満作用，抗腫瘍作用など多様な生理作用のあることが，主に動物試験や試験管内での試験で報告されてきた。これらの試験では主に茶カテキンが用いられており，EC，EGC，ECG及びEGCGを中心に研究が行われた。しかし，近年消費量が急増しているペ

---

*東北大学大学院農学研究科

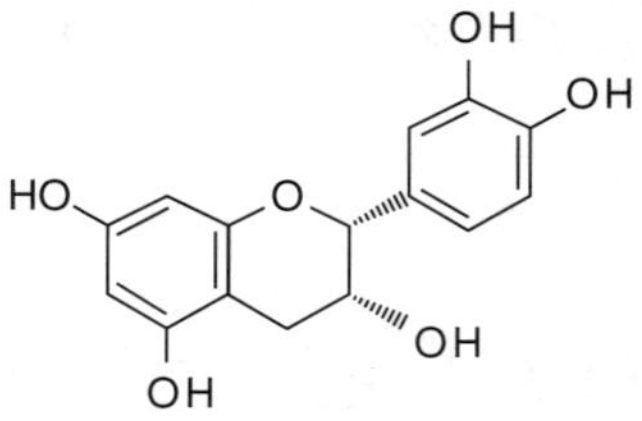

(−)-epicatechin (EC)

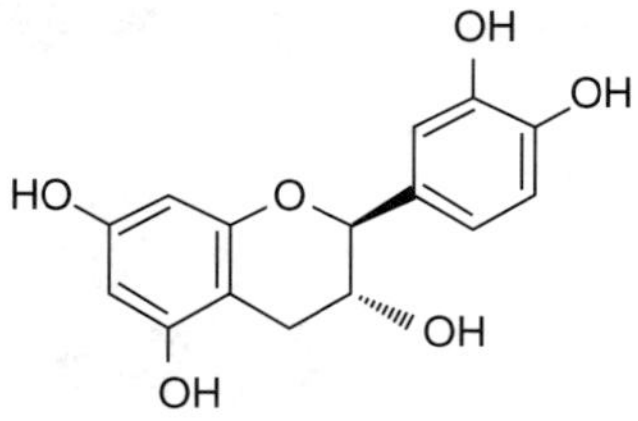

(−)-catechin (C)

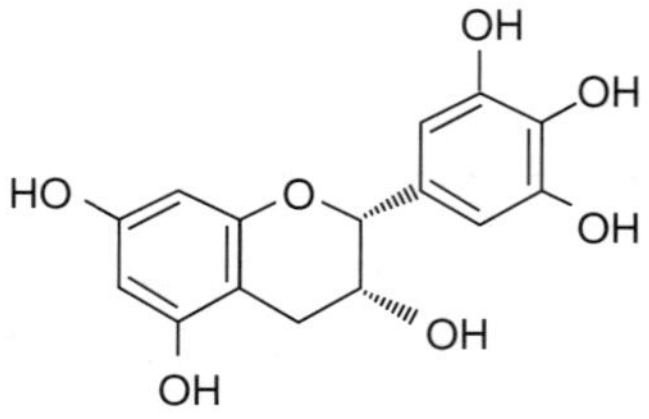

(−)-epigallocatechin (EGC)

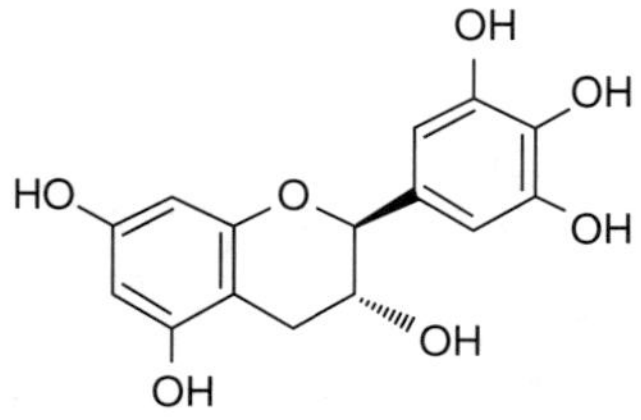

(−)-gallocatechin (GC)

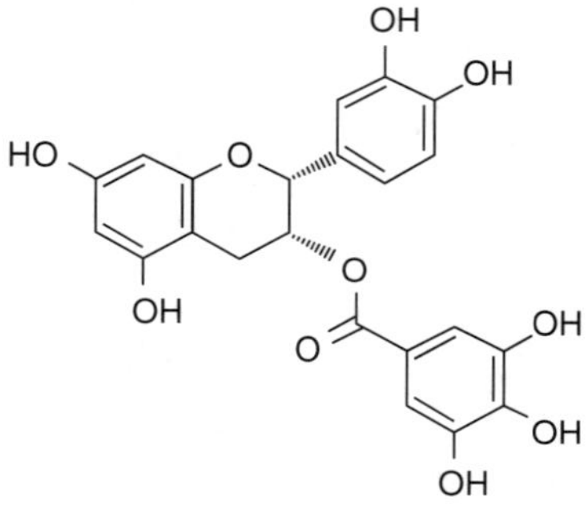

(−)-epicatechin gallate (ECG)

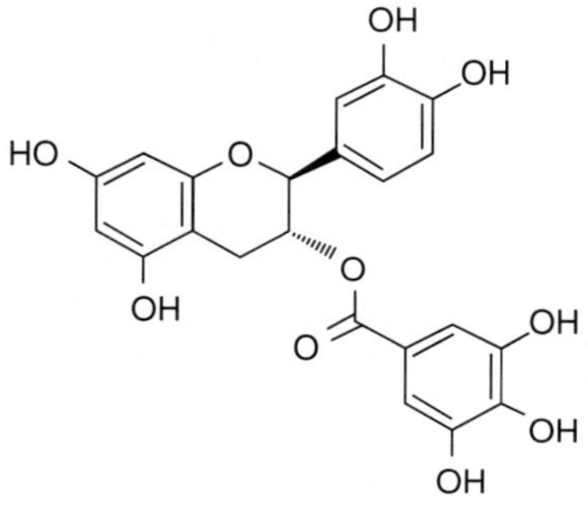

(−)-catechin gallate (CG)

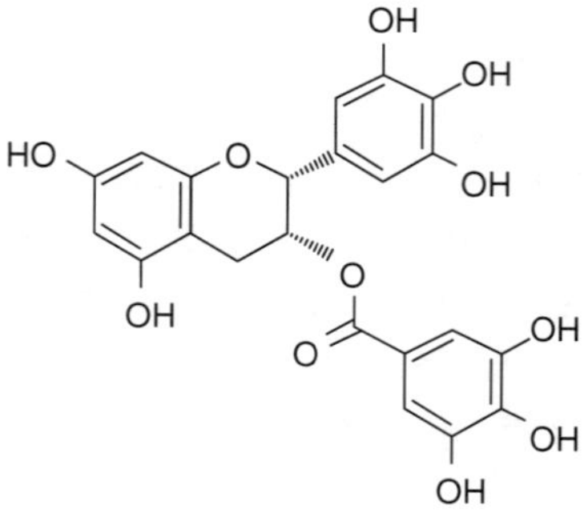

(−)-epigallocatechin gallate (EGCG)

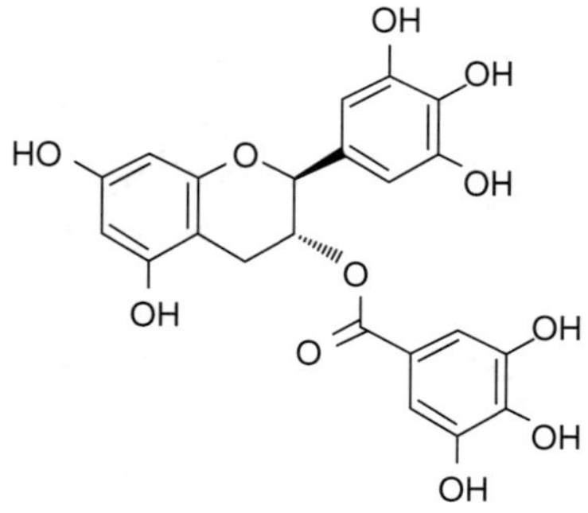

(−)-gallocatechin gallate (GCG)

図12−1　カテキンの化学構造

ットボトルや缶では，これらのカテキンに加えてC，GC，CG及びGCGを含んでおり，それらを含む熱処理茶カテキンの生理作用や安全性を知ることは極めて重要である。また，特定保健用食品としてカテキンを利用する場合，当然熱処理茶カテキンを使用することとなるため，その生理作用への影響や安全性を知ることは必須となる。この章では，血清コレステロール濃度低下作用，摂食後高トリアシルグリセロール血症抑制作用及び内臓脂肪低減作用について，茶カテキン及び熱処理茶カテキンの生理作用，安全性について詳説する。

2．血清コレステロール濃度低下作用

　血清コレステロール濃度のうち，低密度リポたんぱく質（LDL）コレステロール濃度が高い状態は，動脈硬化症発症の危険因子である。肝臓でコレステロール及びトリアシルグリセロールを取込んで合成される極低密度リポたんぱく質（VLDL）は血中に分泌された後，末梢組織のリポたんぱく質リパーゼによりトリアシルグリセロールが加水分解される。トリアシルグリセロールが減少するとVLDLはVLDLレムナントとなり，さらにトリアシルグリセロールが減少してコレステロールの豊富なLDLへと代謝される。LDLは末梢組織へ運ばれ細胞へ取込まれた後，コレステロールは細胞膜の成分などとして利用される。血中のLDLの一部は動脈壁で酸化され，酸化LDLとなる。酸化LDLは動脈壁に存在するマクロファージに取込まれ処理される。しかし，マクロファージ内でコレステロールは分解できず，そのまま沈着する。多量のコレステロールを取込んだマクロファージは泡沫細胞となり，動脈壁へコレステロールの沈着が起こると考えられている。LDLコレステロール濃度が高いと，酸化LDLが増える可能性が高く，したがって動脈壁へコレステロールが沈着する量が増えると考えられる。日本では，LDLコレステロール濃度は140mg/dLが診断基準となっている。総コレステロール濃度は220mg/dLが診断基準であったが，2007（平成19）年の日本動脈硬化学会の診断基準では，総コレステロール値は削除された。

　1986年，Muramatsuらは，1％コレステロール食に粗カテキン抽出物を1％あるいは2％添加すると，血漿及び肝臓コレステロール濃度が低下し，糞便へのコレステロールの排泄が増加することを観察した[1]。同年，福與らはEGCGが同様の有効性をもつことをラットで示した[2]。また，Matsudaらは，マウスにおいてECG及びEGCGでは血清コレステロール低下作用が認められるが，EC及びEGCではみられないことを報告した[3]。ラットでは高コレステロール食摂取により肝臓へのコレステロールの蓄積が顕著であり，吸収量と比例して蓄積する。したがって，カテキン摂取により肝臓コレステロール濃度が低下し，糞便中へのコレステロール排泄が増加したことは，食餌カテキンがコレステロール吸収を阻害していることを強く示唆している。

　Chisakaらは，二重標識比法を用いて，EGCG摂取によりコレステロール吸収が低下することを示した[4]。また，彼らは*in situ*で空腸上部に注入した胆汁酸ミセルに溶解したコレステロールの小腸上皮細胞への取込みがカテキンを添加すると低下することを認めた。コレステロールは小腸から吸収されると，小腸上皮細胞内でカイロミクロンへ取込まれ，リンパ系へ放出される（図12-2）。そこで筆者らは，ラットの胃内に，放射性コレステロールと共に茶カテキンを投与し，胸管リンパへ吸収される放射性コレステロール量を調べた[5]。その結果，茶カテキンを投与するとコレステロール吸収が効率良く減少することを観察した。この時，ガレート型を多く含むカテキンが，遊離型を多く含むものよりも効果が強かった。

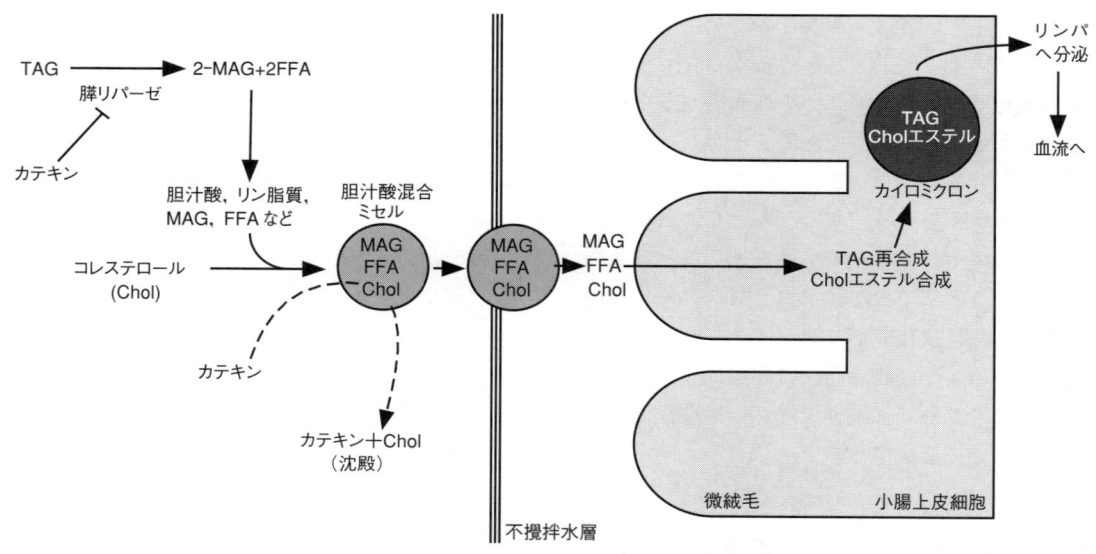

図12-2　コレステロール（Chol）及びトリアシルグリセロール（TAG）の消化吸収過程とカテキンの影響
MAG：モノアシルグリセロール，FFA：遊離脂肪酸

　コレステロールが小腸から吸収されるためには，小腸内腔で胆汁酸と共にミセルを形成する必要がある（図12-2）。筆者らは，胆汁酸ミセルに溶解したコレステロールにカテキンがどのような影響を与えるかを in vitro で調べた[5]。その結果，胆汁酸ミセルへのカテキン添加により白濁し，沈殿が生じた。そこで，上清のミセル内のコレステロール濃度を測定したところ，カテキン添加量依存的にコレステロール濃度が減少した。その効果は，ガレート型であるECG及びEGCGで遊離型よりも強く，EGCGで最も強かった。EGCGを用いた試験で，上清のEGCG量を測定したところ，コレステロールの減少に比例して低下した。このことは，EGCGがコレステロールと共に沈殿し，コレステロールをミセルから排除していることを示している（図12-2点線）。この作用が，ガレート型カテキンが小腸でコレステロール吸収を阻害する機構と考えられる。なお，ミセルの胆汁酸濃度にはカテキン添加の影響はなく，カテキンと胆汁酸が相互作用しているとは考えられなかった。
　さらに筆者らが，ガレート型を多く含むガレート型茶カテキンと熱処理ガレート型茶カテキンを用いて，リンパへのコレステロール吸収率を調べたところ，熱処理ガレート型茶カテキンはガレート型茶カテキンよりもコレステロール吸収抑制作用が強かった[6]（図12-3）。コレステロールのミセル溶解性に及ぼす影響を in vitro で調べたところ，CGとGCGはそれぞれECGとEGCGよりもコレステロールのミセル溶解性を低下させ，GCGが最も作用が強かった（図12-4）。これらのことから，熱処理ガレート型茶カテキンは，通常のガレート型茶カテキンよりもより強い血清コレステロール濃度低下作用が期待された。
　そこで，ガレート型茶カテキンあるいは熱処理ガレート型茶カテキンをラットに摂食させたところ，両カテキンで血清コレステロール濃度の低下は観察された[7]。しかし，両カテキン標品で有効性に差がなかった。糞便へのコレステロール排泄量は，熱処理ガレート型茶カテキンで高い傾向にあったが，有意差は認められなかった。同様の結果はハムスターでの試験でも認められた[8]。これらの結果から，熱処理ガレー

第12章 緑茶カテキンの脂質代謝改善作用

ト型茶カテキンはコレステロール吸収阻害作用が，通常のガレート型茶カテキンよりも強い傾向にあるが，摂食試験で有意な差を生じるほどの効果の違いはない可能性が考えられた。いずれにしても，熱処理により異性化したカテキンでも通常のカテキンと少なくとも同等の効果が得られることが明らかとなった。

Kajimotoらは，熱処理ガレート型茶カテキンを用いて，ヒト試験を行った[9]。試験はプラセボ-コントロール二重盲検法が用いられ，試験開始2週間前の被検者の平均血清コレステロール濃度は，222mg/dLであった（範囲は180～259mg/dL）。被検者には，熱処理ガレート型茶カテキン197mgを含む飲料を一日に2本与えた。その結果，8週間の摂取で男性被検者の血清総コレステロール濃度は実験開始時228mg/dLから220mg/dLに，LDLコレステロール濃度は146mg/dLから137mg/dLに有意に低下し12週目まで持続した。一方，プラセボ群では総コレステロールは227mg/dLから，8週目で230mg/dLに，LDLコレステロールは140mg/dLから8週目で149mg/dLとなった。このように，ヒトにおいて一日400mg程度の熱処理ガレート型茶カテキンの摂取で，血清総及びLDLコレステロール濃度が5%前後低下することが明らかとなった。この試験では，女性被検者では有意な効果が認められなかったが，別の試験では女性でも有効性が認められている[10]。

3．摂食後高トリアシルグリセロール血症の抑制

食事を摂取した後，脂肪吸収に伴って小腸でカイロミクロンが形成され，リンパへ放出され，さらに血流へと流入することから，食後は一時的に血中トリアシルグリセロール濃度が上昇する（図12-2）。血中のカイロミクロンは末梢組織へ運ばれ，血管壁に存在するリポたんぱ

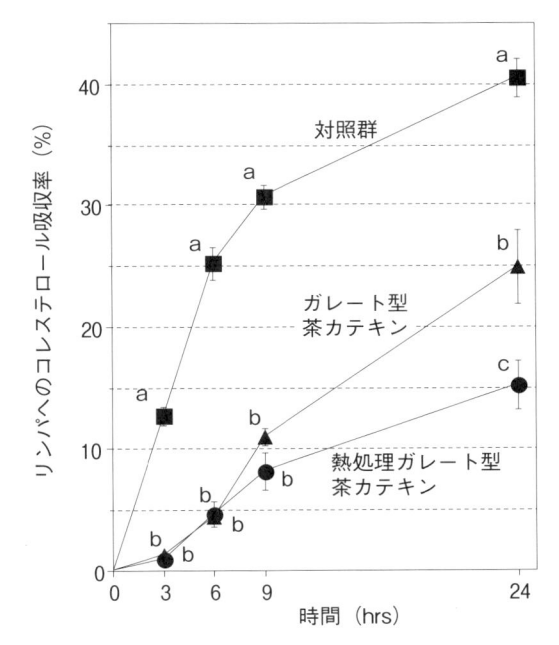

図12-3 胃内投与した放射性コレステロールのリンパへの回収率に及ぼすカテキンの影響
n=6または7匹の平均±標準誤差
a，b，c：同一時間において，異なる文字間で有意差あり

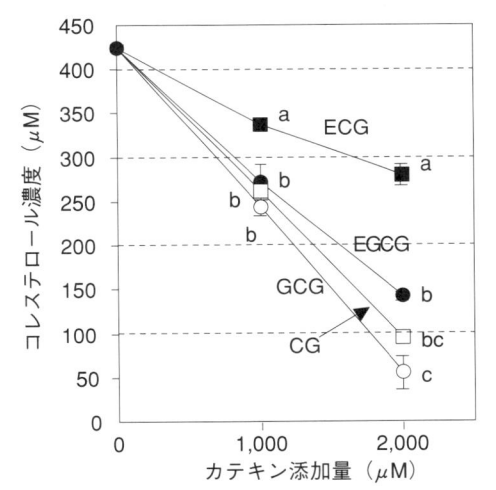

図12-4 胆汁酸ミセル中のコレステロール濃度に及ぼすカテキン添加の影響
n=3の平均±標準誤差
a，b，c：同一添加量において，異なる文字間で有意差あり

く質リパーゼによりトリアシルグリセロールが加水分解される。加水分解により生成する遊離脂肪酸は末梢組織に取込まれる。この作用によりカイロミクロン中のトリアシルグリセロールは減少し，粒子径が小さくなりカイロミクロンレムナントとなり，肝臓へ取込まれ処理される。しかし，この処理が何らかの原因により遅延し，食後の血中トリアシルグリセロール濃度が高い状態が起こる場合がある。これは摂食後高トリアシルグリセロール血症とよぶ。摂食後高トリアシルグリセロール血症は，冠状動脈性心疾患の独立した危険因子とされていることから，その上昇抑制は，動脈硬化症の予防につながると考えられる。

筆者らは，ラットの胃内にトリアシルグリセロールを含む脂肪エマルションを投与し，その後の血清トリアシルグリセロール濃度を追跡したところ，脂肪エマルションと同時にガレート型茶カテキンあるいは熱処理ガレート型茶カテキンを投与すると，食後の高トリアシルグリセロール血症が同程度抑制されることを示した[11]（図12-5）。このメカニズムを探るため，胃内投与した放射性トリアシルグリセロールのリンパへの回収に及ぼすガレート型茶カテキンあるいは熱処理ガレート型茶カテキンの影響を調べた。これらカテキンはいずれも，投与後1時間までのリンパへの放射能の取込みを有意に抑制した（図12-6）。この抑制は数時間持続する傾向にあったが，投与後24時間目では非投与群と同程度の吸収率を示した。このことは，これらカテキンがトリアシルグリセロール吸収を遅延させていることを示している。

食事により摂取したトリアシルグリセロールは，小腸内腔で膵リパーゼにより加水分解を受け，2-モノアシルグリセロールと遊離脂肪酸を生じ，胆汁酸ミセルへ溶解した後，小腸上皮細胞表面に近づき，単分子として放出され，微絨毛へと取込まれる（図12-2）。カテキン摂取によりなぜトリアシルグリセロール吸収の遅延が起こるのかを検証するため，試験管内で膵リパーゼ活性に及ぼすガレート型茶カテキン及び熱処理ガレート型茶カテキンの効果を調べた[11]。その結果，これらカテキンは，添加量依存的に膵リパーゼ活性を抑制し，両カテキン標品間での違いは認められなかった（図12-7）。これらのことから，ガレート型茶カテキンは小腸内腔で膵リパーゼを阻害し，脂肪の加水分解を抑制することで，脂肪の吸収を遅延させることが示された。この作用により，血中へ流入するカイロミクロン量が減少し，摂食後の高トリアシルグリセロール血症が抑制されると考えられた。

一方，高純度のガレート型カテキン類を用いて，試験管内での膵リパーゼ阻害活性を調べたところ，熱処理ガレート型茶カテキン中に多く含まれるCG及びGCGは，ガレート型茶カテキンに多いECG及びEGCGよりもリパーゼ阻害活性が強かった（図12-8）。上述の試験で用いたガレート型茶カテキンや熱処理ガレート型茶カテキンは，同定可能なカテキン類は約60％であり，残りの40％は同定不可能な重合物を含んでいる。同定不可能な成分の作用については検討していないが，CGやGCGのリパーゼ阻害活性が強いにもかかわらず，ガレート型茶カテキンと熱処理ガレート型茶カテキンの効果には差がなかったことから，重合物にもリパーゼ阻害作用があり，熱処理の有無によって重合物の作用に違いがあることが示唆された。

ヒト被検者の摂食後高トリアシルグリセロール血症に対する熱処理ガレート型茶カテキンの効果はUnnoらにより検討された[12,13]。マイルドな高トリアシルグリセロール血症被検者にバター20gとパン及び熱処理ガレート型茶カテキン224mgあるいは674mgを含む飲料を与えた後，経時的に採血し血清トリアシルグリセロール濃度を測定した[12]。バター摂取に伴う血清トリアシルグリセロール濃度の上昇は，熱処理カテキン投与量依存的に低下がみられた。投与後2及び3時間目では有意な低下であった。このよう

第12章　緑茶カテキンの脂質代謝改善作用　133

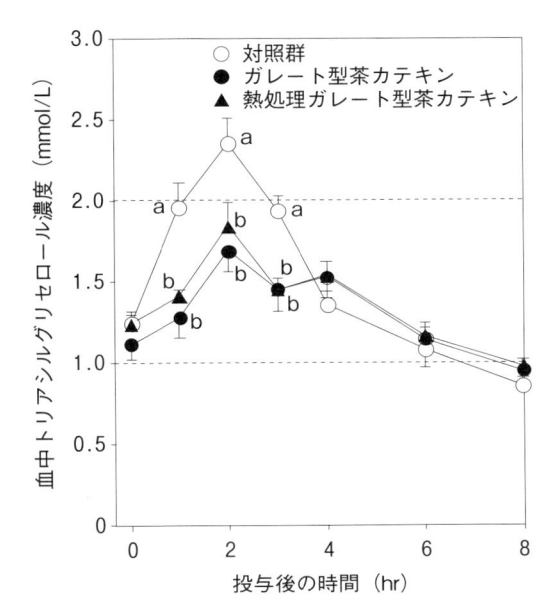

図12-5　食後の血中トリアシルグリセロール濃度の上昇に及ぼすカテキンの影響
n=7匹の平均±標準誤差
a, b：同一時間において，異なる文字間で有意差あり

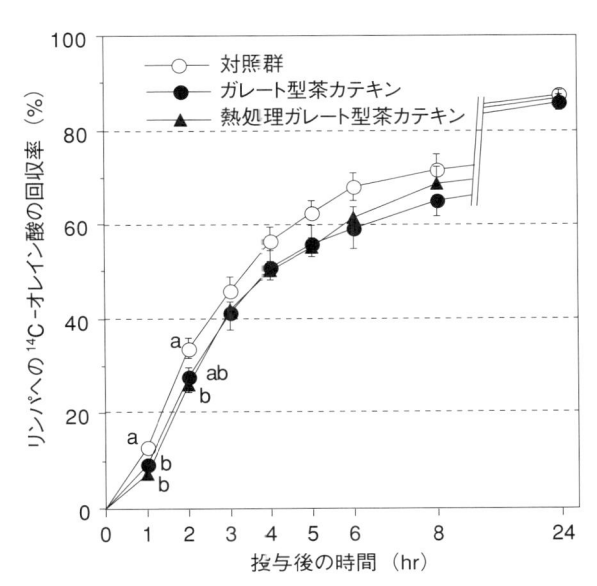

図12-6　胃内投与した放射性トリオレオイルグリセロールのリンパへの回収率に及ぼすカテキンの影響
n=7匹の平均±標準誤差
a, b：同一時間において，異なる文字間で有意差あり

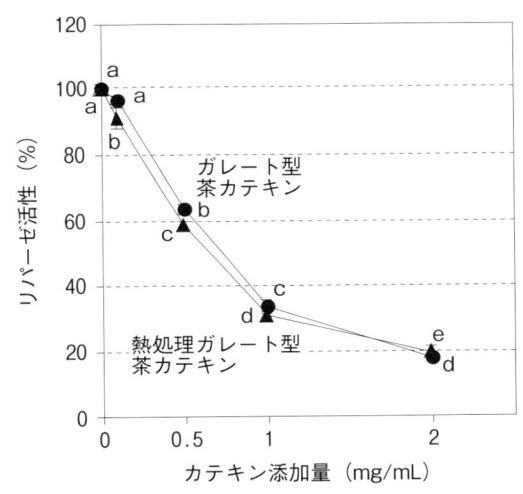

図12-7　膵リパーゼ活性に及ぼすカテキンの影響
n=3の平均±標準誤差
a, b, c, d, e：同一カテキン標品において異なる文字間で有意差あり，同じ添加量ではカテキン標品間に有意差はない

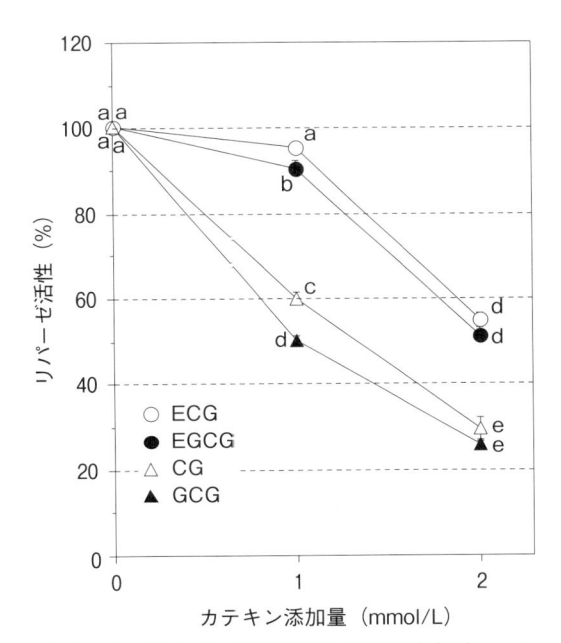

図12-8　膵リパーゼ活性に及ぼす高純度ガレート型カテキンの影響
n=6の平均±標準誤差
a, b, c, d, e：すべてのデータポイントにおいて，異なる文字間で有意差あり

にヒト被検者においても，熱処理ガレート型茶カテキンは摂食後高トリアシルグリセロール血症抑制に有効性が示された。先に述べたカイロミクロンから生成するカイロミクロンレムナントや肝臓から分泌されるVLDLから生成するVLDLレムナントは総称してレムナント様リポたんぱく質（RLP）とよばれるが，酸化されなくてもマクロファージに取込まれ，動脈壁へのコレステロールの沈着を引き起こすことが知られている。また，RLPには血小板凝集促進作用，血管内皮細胞障害作用，動脈壁平滑筋増殖作用，血管内皮炎症亢進作用，マクロファージ泡沫化作用なども知られており，動脈硬化症との関連が深い。RLP中のコレステロール（RLP-コレステロール）濃度はRLP量の指標となると考えられている。脂肪摂取後のRLPコレステロール濃度上昇は熱処理ガレート型茶カテキン摂取により低下することが示されている[12,13]。

4．内臓脂肪低減効果

肥満，特に内臓脂肪の蓄積により，高脂血症，動脈硬化症，高血圧，糖尿病などの疾患が引き起こされる危険性が高まることが知られている。これらの疾病は，ひいては心筋梗塞など心臓血管系疾患を引き起こすことから，内臓脂肪蓄積を予防することは，人の健康にとって極めて重要である。

Meguroらは0.5％茶カテキンを含む高脂肪食をマウスに3週間与え，腹腔内脂肪の蓄積が抑制されることを見いだした[14]。同グループは，ほぼ同時にヒトを用いた試験を報告した。BMIがほぼ25程度のヒト被検者において，熱処理茶カテキン483mg/日で12週間の摂取[15]，一日当たり600mgあるいは900mgの熱処理茶カテキンを含む飲料を12週間，及び600mgで20週間摂取すると[16]，内臓脂肪の有意な低下が認められた。また，Kajimotoらは，444mg/日の熱処理ガレート型茶カテキンの12週間の摂取で，内臓脂肪及びBMIの減少を観察した[17]。筆者らは，ガレート型茶カテキンあるいは熱処理ガレート型茶カテキンを1％含む食餌をラットに摂食させ，内臓脂肪重量が両カテキン標品で同程度減少することを観察した[18]。

Osakiらは絶食したラットへの茶カテキンの単回投与（100mg/kg体重）で，エネルギー消費量が増加することを報告した[19]。彼らは長時間絶食では脂肪の燃焼が増加し，短時間絶食では糖及び脂肪の燃焼増加を観察している。また，Onizawaらは，茶カテキンの単回投与及び2週間摂食後に絶食したラットにおいて，^{13}Cラベルしたトリパルミチンを経口投与したところ，^{13}Cラベルした炭酸ガスの排出量が増加することを示した[20]。すなわち，脂肪酸のβ酸化が亢進していることを示唆した。また，Haradaらは，熱処理茶カテキン入り飲料（593mg/日）を12週間摂取したヒトに^{13}Cラベルしたトリパルミチンを摂取させ，^{13}Cラベルした炭酸ガス排出量の増加を認めた[21]。また，Muraseらは，茶カテキンを摂取したマウスにおいて，肝臓でのβ酸化の亢進を観察した[22]。このように茶カテキン摂取によりエネルギー消費量の亢進がみられ，それは，肝臓での脂肪酸β酸化や糖代謝の亢進によることが示唆されており，このことが腹腔内脂肪減少の原因であると示唆されている。一方，筆者らはラットにガレート型茶カテキンあるいは熱処理ガレート型茶カテキンを摂食させたところ，肝臓での脂肪酸生合成系酵素の活性抑制を観察した[18]。肝臓のβ酸化に関与する酵素の活性は増加しなかった。このように，茶カテキンによる内臓脂肪減少の機構は，エネルギー消費の亢進や脂肪合成低下による可能性が高いと考えられるが，なぜそのような作用を引き起こすかは明らかとなっておらず，今後の研究が待たれる。

5．緑茶摂取と心疾患による死亡率に関する疫学研究

Kuriyamaらによる宮城県大崎市における40,000人規模でのコホート研究により，緑茶摂取量と全死亡率及び冠動脈性心疾患による死亡率に逆相関があることが報告された[23]。緑茶を一日に1杯未満しか飲まないヒトに比べ，5杯以上飲むヒトでは，全死亡率は16％，冠動脈性心疾患による死亡率は26％低いことが観察された。特に女性では全死亡率で23％，冠動脈性心疾患で31％低下と有効性が高く，男性では有効性が低かった。この原因としては，筆者らは男性では喫煙者が多いために有効性が減少した可能性を指摘している。なお，この研究では癌による死亡率に対して緑茶摂取は何らの効果も示さなかった。これまでこのようなコホート研究はいくつか行われているが，40,000人という大規模な研究はなく信頼性の高い研究といえる。しかし，これまでのところヒトでの介入試験は行われていないことから，実際に緑茶が心疾患予防に有効かの確証はない。したがって，今後の介入試験の実施が期待される。

緑茶の心疾患防止作用は，これまで述べてきた血清コレステロール濃度低下作用，摂食後高トリアシルグリセロール血症抑制作用及び抗肥満作用ばかりでなく，抗酸化作用や高血圧抑制作用などが複合的に作用している可能性が高い。日本人の心疾患による死亡率は先進諸国中では最も低いといってよく，緑茶摂取はその一翼を担っている可能性は極めて高いと考えられる。

●文 献

1) Muramatsu K., Fukuyo M., Hara Y. et al.：Effect of green tea catechins on plasma cholesterol level in cholesterol-fed rats. J Nutr Sci Vitaminol 1986；32；613-622.
2) 福與真弓，原征彦，村松敬一郎：茶葉カテキンの構成成分である（－）エピガロカテキンガレートの血中コレステロール低下作用．栄食誌, 1986；39；495-500.
3) Matsuda H., Chisaka T., Kubomura Y. et al.：Effects of crude drugs on experimental hypercholesterolemia. I. Tea and its active principles. J Ethnopahrmacol 1986；17；213-224.
4) Chisaka T., Matsuda H., Kubomura Y. et al.：The effect of crude drugs on experimental hypercholesteremia：Mode of action of （－）-epigallocatechin gallate in tea leaves. Chem Pharm Bull 1988；36；227-233.
5) Ikeda I., Imasato Y., Sasaki E. et al.：Tea catechins decrease micellar solubility and intestinal absorption of cholesterol in rats. Biochim Biophys Acta 1992；1127；141-146.
6) Ikeda I., Kobayashi M., Hamada T. et al.：Heat-epimerized tea catechins rich in gallocatechin gallate and catechin gallate are more effective to inhibit cholesterol absorption than tea catechins rich in epigallocatechin gallate and epicatechin gallate. J Agric Food Chem 2003；51；7303-7307.
7) Kobayashi M., Unno T., Suzuki Y. et al.：Heat-epimerized tea catechins have the same cholesterol-lowering activity as green tea catechins in cholesterol-fed rats. Biosci Biotechnol Biochem 2005；69；2455-2458.
8) 鈴木裕子，小林誠，海野知紀ほか：高脂肪食飼育ハムスターにおけるガレート型カテキンの脂質代謝改善作用．日本食品科学工学会誌 2005；52；167-171.
9) Kajimoto O., Kajimoto Y., Yabune M. et al.：Tea catechins reduce serum cholesterol levels in mild and borderline hypercholesterolemia patients. J Clin Biochem Nutr 2003；33；101-111.
10) 梶本修身，梶本佳孝，武田雅也ほか：女性を対象とした長期摂取におけるガレート型カテキン配合飲料の血清コレステロール低下作用．Health Sci 2006；22；No. 1；60-71.
11) Ikeda I., Tsuda K., Suzuki Y. et al.：Tea catechins with a galloyl moiety suppress postprandial hypertriacylglycerolemia by delaying lymphatic transport of dietary fat in rats. J Nutr 2005；135；155-159.
12) Unno T., Tago M., Suzuki Y. et al.：Effect of tea catechins on postprandial plasma lipid responses in human subjects. Brit J Nutr 2005；93；543-547.
13) 海野知紀，鈴木裕子，野澤歩ほか：茶カテキンによる脂肪摂取後の血中中性脂肪上昇抑制効果．栄養-評価と治療 2005；22；207-212.
14) Meguro S., Mizuno T., Onizawa K. et al.：Effects of tea catechins on diet-induced obesity in mice. J Oleo Sci 2001；50；593-598.
15) Hase T., Komine Y., Meguro S. et al.：Anti-obesity effects of tea catehicns in humans. J Oleo Sci 2001；50；599-605.
16) Nagao T., Meguro S., Soga S. et al.：J Oleo Sci 2001；50；717-728.
17) Kajimoto O., Kajimoto Y., Yabune M. et al.：Tea catechins with a galloyl moiety reduce body weight and fat. J Health Sci 2005；51；161-171.
18) Ikeda I., Hamamoto R., Uzu K. et al.：Dietary gallate esters of tea catechins reduce deposition of visceral fat, hepatic triacylglycerol, and activities of hepatic enzymes related to fatty acid synthesis in rats. Biosci Biotechnol Biochem 2005；69；1049-1053.
19) Osaki N., Harada U., Watanabe H. et al.：Effect of tea catechins on energy metabolism in rats. J Oleo Sci 2001；50；677-682.
20) Onizawa K., Watanabe, H., Yamaguchi T. et al.：Effect of tea catechins on the oxidation of dietary lipids in rats. J Oleo Sci 2001；50；657-662.
21) Harada U., Chikama A., Saito S. et al.：Effects of the long-term ingestion of tea catechins on energy expenditure and dietary fat oxidation in healthy subjects. J Health Sci 2005；51；248-252.
22) Murase T., Nagasawa A., Suzuki J. et al.：Ben-

eficial effects of tea catechins on diet-induced obesity : stimulation of lipid catablism in the liver. Inter J Obesity 2002 ; 26 ; 1459-1464.

23) Kuriyama S., Shimazu T., Ohmori K. et al. : Green tea consumption and mortality due to cardiovascular disease, cancer, and all causes in Japan. JAMA 2007 ; 296 ; 1255-1265.

第13章　NGF作用増強因子：食べ物による神経細胞機能改善は可能か？

内田浩二*，柴田貴広*，喜多なるみ*，松原　唯*

1. はじめに

近年，高齢化社会の到来に伴って，単に長生きであるということだけでなく生活の質（QOL; quality of life）を視野に入れた長命の在り方が求められるようになっている。パーキンソン病やアルツハイマー病などの神経変性疾患や認知症などの疾病はQOLを著しく低下させるということから，その治療法や予防法の確立は社会的急務となっており，実際にさまざまな基礎研究及び臨床研究がなされている。その中で，神経細胞の分化促進や生存維持作用を有する神経栄養因子は，神経回路の保全・修復や高次神経機能の再生などの臨床応用が期待されている標的分子の一つである。本章では，神経成長因子（NGF；nerve growth factor）を中心とする神経栄養因子やその受容体を介したシグナル伝達機構，さらには臨床応用例とその問題点に関して概説する。また，NGFの作用を代替・増強し得る低分子化合物の具体例を示し，さらに筆者らがNGF増強因子として最近同定した食品由来のイソチオシアナート化合物に関する研究について紹介し，食品による神経細胞機能改善の可能性についても触れたい。

2. 神経栄養因子（ニューロトロフィン）

神経細胞に対し，その発生・分化を誘導し，生存を維持する活性を有するたんぱく質因子群を総称して神経栄養因子（ニューロトロフィン）という（図13-1）。神経栄養因子に関する研究は，神経成長因子（NGF）の発見に端を発し，これまでにさまざまな神経栄養因子が同定されてきた（表13-1）。NGFは，1951年にLevi-Montalciniらにより発見・精製された最初の神経栄養因子である[1]。NGFはシナプス形成を標的側のニューロン，あるいは非ニューロン細胞から導く実体であると考えられている分子量約13kDaのたんぱく質であり，$\alpha 2\beta\gamma 2$というサブユニット構造を有している。このうち，βサブユニットが活性型NGFであり，βNGFはそれ自体でも二量体を形成する。単位ポリペプチドは同一で118個のアミノ酸から成り，六つのシステイン残基が三つのジスルフィド結合を形成している。末梢神経においては感覚神経及び交感神経支配を受ける組織に，中枢神経系においては前脳基底野コリン作動性ニューロン投射部位に高発現していることが確認されている。1982年には，Bardeらにより脳由来神経栄養因子（BDNF；

*名古屋大学大学院生命農学研究科

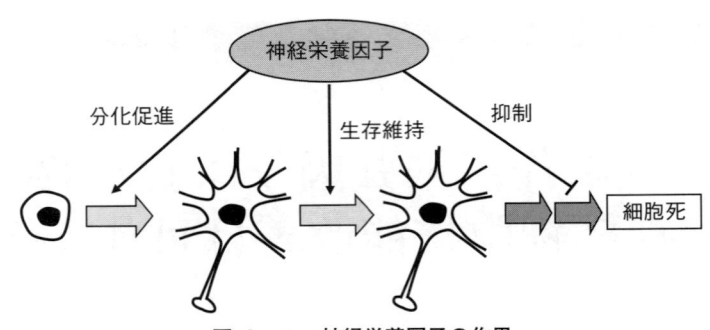

図13－1　神経栄養因子の作用

表13－1　神経栄養因子

神経栄養因子	分子量	作用部位	受容体
神経成長因子 （NGF；nerve growth factor）	13kDa （118残基）	前脳基底野コリン作動性神経細胞 感覚神経細胞 交感神経細胞	TrkA, p75[NTR]
脳由来神経栄養因子 （BDNF；brain-derived neurotrophic factor）	13.5kDa （119残基）	コリン作動性神経細胞 ドーパミン作動性神経細胞 感覚神経細胞 副交感神経節細胞	TrkB p75[NTR]
ニューロトロフィン-3 （NT-3；neurotrophin-3）	12kDa（腎臓） 14kDa（海馬） （119残基）	ドーパミン作動性神経細胞感覚神経細胞 下神経節神経細胞	TrkC p75[NTR] TrkA TrkB
ニューロトロフィン-4/5 （NT-4/5；neurotrophin-4/5）	13.9kDa （123残基）	感覚神経細胞 交感神経細胞	TrkB p75[NTR]

brain-derived neurotrophic factor）が単離された[2]。BDNFは分子量約13.5kDaであり，NGFと50%程度の相同性を有する。BDNFは，末梢神経系では感覚ニューロンや副交感神経に，また中枢神経系においてはドーパミン作動性ニューロンやコリン作動性ニューロンに作用する。特に中枢神経系においては，NGFのおよそ100倍量存在することが示されている。1990年には，NGFとBDNFの共通アミノ酸部分をプローブとして，ニューロトロフィン-3（NT-3；neurotrophin-3）が同定された[3]。NT-3は海馬においては分子量約14kDa，膵臓においては約12kDaであり，NGFやBDNFと同様に二量体を形成しており，単位ペプチドはアミノ酸119個より成る。末梢では膵臓，心臓，肝臓など多くの器官に，中枢神経系においては嗅球，小脳，海馬，中隔野に存在することが確認されている。その後，NT-4[4]及びNT-5[5]がそれぞれ同定されたが，後にこれらは同一のたんぱく質であることが明らかとなっている[6]。

上述のニューロトロフィンファミリー以外にも種々のサイトカインや成長因子などに神経栄養因子としての作用が見いだされている。サイトカインは，病態においては免疫系と同様の作用で防御的に働くが，神経系で産生されるサイトカインの一部は，発達段階での細胞の増殖・分化に関与することが知られている。中枢神経系で産生される神経栄養因子様作用を有するサ

イトカインとしては，インターロイキン（IL）-2，IL-3，IL-4，IL-6，IL-7，IL-8，白血病抑制因子（LIF；Leukemia inhibitory factor），G-CSF（granulocyte colony-stimulating factor），granulocyte-macrophage-CSF，macrophage-CSFなどが知られている。また成長因子類では，繊維芽細胞成長因子（FGF；fibroblast growth factor）ファミリーや，インスリンファミリー，上皮細胞成長因子（EGF；epidermal growth factor）ファミリー，腫瘍化促進因子（TGF；transforming growth factor），グリア細胞由来神経栄養因子（GDNF；glial cell line-derived neurotrophic factor），血小板由来増殖因子（PDGF；platelet-derived growth factor），毛様帯神経栄養因子（CNTF；ciliary neurotrophic factor）などに神経栄養因子としての作用が見いだされている。

3. 神経栄養因子受容体とシグナル伝達

ニューロトロフィン受容体は，高親和性受容体及び低親和性受容体の2種類が知られている。高親和性受容体としては，trk原型癌遺伝子産物Trkファミリーに属するTrkA，TrkB，TrkCの3種類が知られている。ニューロトロフィンとTrk受容体の結合は選択的であり，TrkAはNGFに，TrkBはBDNF及びNT-4/5に，TrkCはNT-3によってそれぞれ活性化される。またNT-3は，親和性は低いもののTrkA及びTrkBに対しても結合する。Trkファミリーは，塩基配列及びアミノ酸配列ともに非常に高い相同性を有しており，種間を超えてよく保存されている。それぞれのTrk受容体の膜近傍での短いアミノ酸配列の有無によって，Trk受容体の応答の特異性が調節されている。これらの受容体は，アミノ酸約800個から成り，糖鎖の付加を伴って140～145kDaの成熟受容体分子となる。細胞外領域として二つのシステインクラスターに挟まれた三つのロイシンリッチモチーフと二つのイムノグロブリン様C2型領域（Ig-C2領域），一つの膜貫通領域　また細胞内にキナーゼ領域を有する。Trk受容体は，ニューロトロフィンの結合によってキナーゼ活性が亢進され，二量体化し，自己リン酸化が引き起こされる。ニューロトロフィンのTrkへの結合は主にIg-C2領域を介して起こる。これは二つのIg-C2領域のうち，膜貫通領域に近い方がより重要な役割を果たしている。また，Ig-C2領域は，Trk受容体の単量体におけるコンホメーションを安定化させ，ニューロトロフィン非存在下での活性化と二量体化を抑制している。

低親和性受容体p75^{NTR}は分子量約75kDaのたんぱく質である。四つのシステインリッチドメインをもつリガンド結合部位を細胞外領域に有し，細胞内ドメインは短く，細胞死ドメイン（death domain）とよばれる特異的な領域が存在し，アポトーシスを仲介するシグナルを伝達するTNF-αやFas抗原と構造的に類似している。p75^{NTR}はいずれのニューロトロフィン類とも同程度の親和性で結合する。また，p75^{NTR}はTrk受容体のニューロトロフィンに対する感受性も調節しており，p75^{NTR}存在下では，Trkのそれぞれのリガンドへの特異性が高まる[7]。

ニューロトロフィンによるシグナル伝達の中で，最も詳細に研究が進められているのが，NGF-TrkAを介する細胞内シグナル伝達経路である（図13-2）。このシグナル経路の研究に広く用いられているのが，ラット副腎髄質褐色細胞腫（PC12細胞）である。PC12細胞は1975年にGreeneらによってクローン化された細胞株である[8]。この細胞は，株化した腫瘍細胞として未分化の性質を有しており，NGFを投与すると数日で神経繊維を伸ばして神経細胞様の形態となる。また，その細胞内情報伝達機構に関しても詳細な解析が進められているため，神経細胞分化過程の研究に広く用いられている細胞株である。

TrkAからのシグナル伝達経路としてよく知

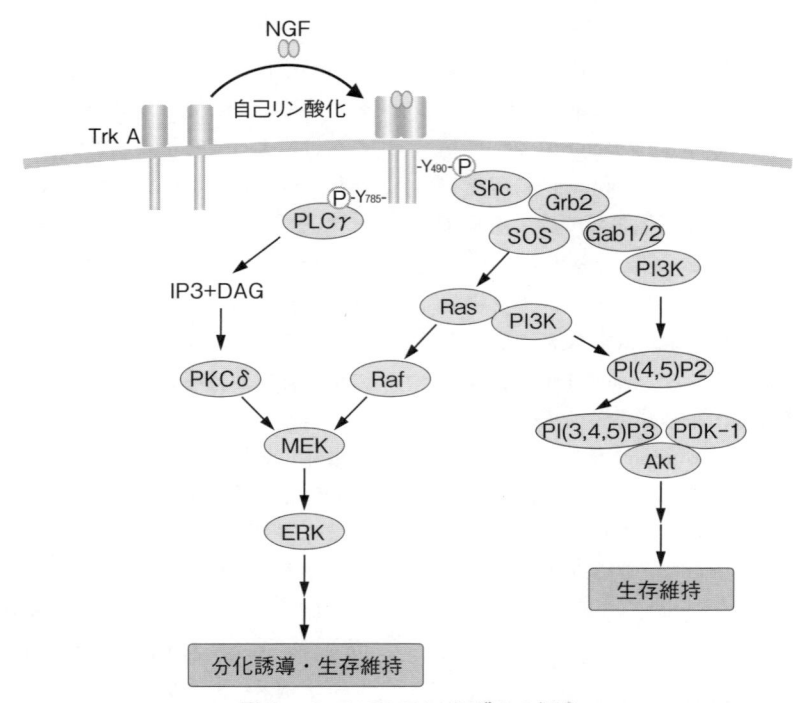

図13-2　NGF-TrkAシグナル伝達

られているものは，Ras-MAPK（mitogen-activated protein kinases）経路，phosphatidylinositol 3-kinase（PI3K）-Akt経路，phospholipase C（PLC）γ-protein kinase C（PKC）経路である。前述したように，NGFが細胞膜上に存在するTrkAに結合すると，TrkAは二量体化し，それぞれの細胞内領域のチロシン残基がリン酸化される。ヒトTrkAにおいてはTyr670，Tyr674，Tyr675がキナーゼ領域の活性ループに存在し，これらのチロシン残基のリン酸化が，近隣の基底状態の残基とリン酸化チロシンの不電荷対を形成することでTrkAの活性状態のコンホメーションを安定化する。キナーゼ領域以外では，Tyr490とTyr785がリン酸化を受ける。この二つが，チロシンリン酸化たんぱく質との結合部位であるSrc homology domain（SH2）領域またはphosphotyrosine binding（PTB）領域をもつアダプターたんぱく質などの結合部位となる[9]。

NGFにより誘導される神経細胞分化において最も重要であると考えられているのがRas-MAPK経路である。TrkAのTyr490がリン酸化を受けると，PTB領域をもつアダプターたんぱく質Shcが結合する。その結果Shcはリン酸化され，アダプターたんぱく質（Grb2；growth factor receptor-bound protein2）を介してグアニンヌクレオチド交換因子（GEF；guanine nucleotide exchande factor）であるSOSが活性化される。それによって低分子量Gたんぱく質であるRasが活性化される。Rasの活性化により，その下流に位置するRaf-1とB-Raf，ERK（extracellular signal-regulated kinases）/MAPKというセリン/スレオニンキナーゼの活性化が引き起こされる。この一連のRas-MAPKカスケードの活性化によりさまざまな遺伝子の転写が活性化され，細胞分化や生存維持作用を示すものと考えられている。また，Ras依存的もしくは非依存的に活性化されるPI3K-Akt経路は，NGFによる細胞生存を制御する主な経路として知られている。

TrkAにおいて，リン酸化されたTyr785にはPLCγが結合する。PLCγが活性化されるとイノシトール3-リン酸（IP3）とジアシルグリセロール（DAG）が産生される。IP3はCa^{2+}を介してDAGはDAG調節型PKC群を活性化するが，その中の一つであるPKCδは，Rafを介さずにMEKを活性化することが知られている。

これらの経路以外にも，JNKやp38の関与が報告されている[10,11]。また，RasはMAPKの一時的なリン酸化しか引き起こさず，アダプターたんぱく質CRKを経てGEFであるC3Gによって活性化される低分子量Gたんぱく質Rapが持続的なリン酸化を引き起こすことも知られている[12]。

4．神経栄養因子の臨床応用とその問題点

前述のように，NGFに代表される神経栄養因子には神経突起の伸長を促進させるなど神経細胞への分化促進作用や生存維持作用などを有する。このような作用は神経系の発達に関与するとともに，成体脳においても神経機能の維持に重要な役割を果たしている。したがって神経栄養因子にはアルツハイマー病や，脳血管障害などに伴う脳神経細胞の脱落を防ぐ，あるいは障害を受けた神経機能や末梢神経障害症などの機能を回復させる効果が期待される[13]。そのため，アルツハイマー病（AD）や，パーキンソン病（PD），筋萎縮性側索硬化症（ALS）といった神経変性疾患に対する神経栄養因子の臨床応用の試みがこれまでに数多くなされてきた。

前述したようにNGFは感覚神経に作用するということから，糖尿病性末梢神経障害への臨床応用が試みられている。皮下注射による投与が行われたが，有効性が確認できず，投与部位の痛みが副作用として発現したため，開発は中止された。また，ADではコリン作動性ニューロンが初期に脱落することから，NGFがADに対して有効であることが期待された。実際に，AD患者の脳室内にNGFを3か月間にわたり最大6.6mg投与するという研究がなされている[14,15]。その結果，個人差はあったものの，患者の大脳新皮質での血流量，グルコース代謝の増加や皮質での^{11}Cニコチンの結合の増加，言語的な記憶の改善が確認された。一方で，最大量のNGFを投与した患者においては体重減少，食欲減退などが現れ，さらに患者全員が痛みを訴えるなどの副作用も存在した。また，この方法はNGFを注入するために患者の頭蓋骨に孔を開け，カニューレを脳室内に植え込むという，患者のQOLを著しく下げるものであり，結果として臨床応用には至っていない。

PD患者において特異的に変性する細胞は中脳黒質ドーパミン作動性ニューロンであることから，この細胞に作用するGDNFなどが臨床応用として期待される。臨床試験ではGDNFを1年にわたり毎月注射がなされたが，結果としては神経細胞の修復は確認されず，症状も改善しなかった。一方で，吐き気や食欲減退，断続的な幻覚などの副作用が現れた[16]。

ALSは運動神経細胞の選択的な脱落によって発症し，発症後3～5年で死に至る。CNTFは運動ニューロンに対して作用を示すことから，CNTFのALSに対する効果についての臨床試験が行われた。皮下注射による投与が行われたが，体重減少，食欲減退などの副作用が顕著に示された。そのため，投与量を最大耐量以下に抑えての検討が行われたが，結局有効性は見いだされなかった[17]。

このように，神経栄養因子は薬学動態特性の知識の不十分さと，脳への到達が困難であることから，臨床応用については十分な結果が得られていないのが現状である。そこで現在では，神経栄養因子に代わる低分子化合物の研究により，神経変性疾患へのアプローチが広く行われている[18]。

5. 神経栄養因子の作用を代替・増強する化合物

ほとんどの神経栄養因子はたんぱく質であるため，経口投与では消化管で分解され無効になる。また，脳を標的にするに至っては，体内に注入したとしても血液脳関門を通過できないという問題や，脳内に直接注入しても，生物学的半減期が短いため期待通りの効果が望めないといった問題があり，使用に制限がされる。この問題点を克服するために，これまでにNGF中のTrkA結合部位であるC-Dループと類似の立体構造を有する環状ペプチドが考案されている[19]。また，低分子性化合物に関して，（1）経栄養因子様物質，（2）神経栄養因子の産生・放出を刺激する物質，（3）生体内の神経栄養因子を増強する物質　に注目が集まっており，合成化合物のみならず天然物などからの探索なども行われている。ここでは特にNGFの作用を代替，もしくは増強する化合物を中心に紹介する。

（1）神経栄養因子様物質

NGFの作用を代替することのできる化合物は，自身のNGF産生能力のない場合に特に有効であると考えられる。例えば，古くから薬草として用いられてきたキク科のシラヤマギクに含まれるキナ酸が挙げられる。詳細なメカニズムはまだ明らかとなっていないが，培養細胞においてキナ酸単独処理での神経突起伸長作用が認められることと，アミロイドなどによる神経細胞死からの高い保護作用が示されている[20,21]。また，中国産食用マッシュルーム由来のセレブロシドにおいても培養細胞における神経突起伸長活性が報告されている[22]。現在までに神経栄養因子様化合物としての作用が認められているxaliproden（SR57746A）は[23]アルツハイマー病治療薬として現在北米で臨床試験がなされている。また，アデノシンなどはGたんぱく質共役型レセプター（GPCR）を介してTrkAをトランス活性化させることも知られており[24]，このようなシグナル伝達経路を活性化する物質も神経細胞の生存維持のために重要な役割を果たすものと考えられている。

（2）神経栄養因子の産生・放出を刺激する物質

化合物それ自身には神経栄養因子様作用は有していないが，神経栄養因子の合成を促進し，放出を亢進することにより活性を示す化合物も探索が行われている。レチノイン酸などのレチノイドは，核内受容体であるレチノイドX受容体やレチノイン酸受容体を介して神経栄養因子を産生することが報告されており[25]，これらを活性化させるAMPA型グルタミン酸受容体活性因子やそれらの増強因子なども神経栄養因子としての作用が期待される。また，前駆体のNGFやBDNFを活性型にするプラスミンなどの組織プラスミノーゲンを活性化する因子も重要な役割を果たすものと考えられている[26]。ヤマブシタケ由来のユリナシンやヘリセノンには，NGF合成促進物質であるカテコールアミンを増加させる作用や，NGFそのものの合成量を増加させるということが動物実験で示されている[27]。また，セイヨウニンジン由来のサポニンであるジンセノシドRb1が，ラットの前脳基底核におけるカテコールアミンの発現促進や海馬におけるNGFの発現誘導をするという報告や[28]，別の研究グループによってジンセノシドRb1及びRg1の記憶改善効果などが動物実験レベルで示され，さらに培養細胞系においても，それらの単独処理における神経突起伸長と神経保護作用の確認もされている[29]。さらには，生薬であるニンジンヨウエイトウに含まれるサポ

ニンの一種オンジサポニンFにおいても，強いカテコールアミン発現誘導及びNGF分泌促進活性を有することが動物実験において確認されている[30]。

（3）神経栄養因子の作用を増強する物質

化合物それ自身には神経栄養因子様作用を示さないものの，神経栄養因子の作用を増強するような化合物も数多く報告されている。その一つに免疫抑制剤として有名なFK506を基本骨格とするイムノフィリンリガンド類がある。この化合物はNGFシグナリングの一部であるRas-Raf-ERK経路を増強することがわかっている[31]。さらにFK506のようなイムノフィリンリガンド類にはBDNFやTrkBの発現増加作用を有することも報告されている[32]。また，微生物由来のスタウロスポリン様のアルカロイドであるK-252aの誘導体の一つで，神経栄養因子様作用を持つ化合物CEP-1347（KT-7515）などもその一例である[33]。この化合物は細胞死に関与するJNK（c-jun N-terminal kinase）系の上流であるMILs（mixed lineage kinase）を阻害することにより神経細胞死を抑制するという報告もなされている[34]。また，生薬の一種であるオウレンに含まれるベルベリンアルカロイドが，低濃度NGF存在下でその濃度依存的にNGFの神経突起伸長増強作用を示すことが，PC12細胞を用いた実験において示されている[35]。また，薬用植物であるヒメクマツヅラ由来のカルコンや，抗炎症性を有するシクロペンテノン型プロスタグランジンにおいても培養細胞系でのNGF増強作用が報告されている[36,37]。

神経変性疾患や老年性認知症は生活習慣や食習慣などとも密接に関与していると考えられることから，その予防の観点から日常的に摂取可能な食品中に活性成分を見いだすことが効果的であると考えられる。そこで筆者らは日常的に摂取している野菜中にNGF増強成分を求めることとした。NGF増強活性に関しては，前述のPC12細胞における神経突起伸長活性により評価を行った。PC12細胞に，それ単独では神経突起伸長活性の認められない程度のごくわずかな量のNGFと，サンプルを同時に投与し，2日後に観察・評価を行った。用いたサンプルとしては，癌予防効果などが知られているアブラナ科植物に着目した。アブラナ科植物にはキャベツ，ブロッコリー，クレソン，ケール，カリフラワー，メキャベツ，大根，白菜，カブ，小松菜，チンゲンサイ，ワサビなどがあり，それぞれの酢酸エチル抽出物を用いて神経突起伸長活性を評価したところ，ワサビやミズナに活性が認められた。その中でも最も高い活性を示したワサビ抽出物について，各種クロマトグラフィーを用いて単離・精製し，最終的に6-メチルスルフィニルヘキシルイソチオシアナート（6-HITC）がその活性本体であることを突き止めた。

これまでに百種類以上もの側鎖の異なるイソチオシアナート（ITC）類縁体が報告されているが[38]，これらのITC類はさまざまな野菜や果実にも多く含まれており，例えばパパイヤに含まれるベンジルITC，キャベツやクレソンなどに含まれるやフェネチルITC，ブロッコリーに含まれるスルフォラファン，ワサビに含まれるアリルITCや前出の6-HITCなどが有名である（図13-3）。古くからITC類は含有する香辛料の食品衛生学的合目的性から抗菌作用を有することが知られているが，その成分であるITC類はイソチオシアナート基（-N=C=S）の炭素原子の電子不足状態から求核試薬の付加を受けやすい親電子化合物であるため，求核反応を受けてその香味や生理活性を失う。その一方，ITC類はグルタチオン（GSH）やたんぱく質中のシステイン残基と容易に付加物を形成することが報告されている[39]。こうした親電子的性質は，Nrf2/Keap1システムを介した解毒酵素や抗酸化酵素群の発現誘導において重要であると考えられて

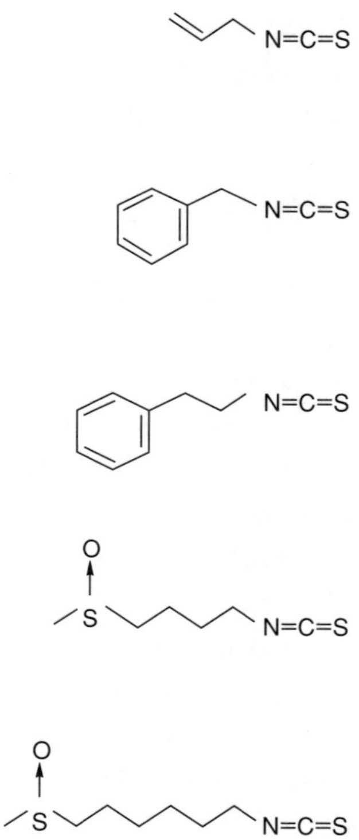

allyl-ITC

benzyl-ITC

phenethyl-ITC

sulforaphane

6-methylsulfinylhexyl-ITC (6-HITC)

図13－3　イソチオシアネート類の化学構造

いる[40,41]。

6-HITCはそれ単独では神経突起伸長作用を示さないが，低濃度NGF存在下において6-HITCの濃度依存的に神経突起伸長が観察されることから（図13－4），低濃度NGFの細胞内シグナリングを増強していると考えられた。そこで細胞内シグナリングについて詳細に検討を行った結果，NGFレセプターであるTrkAの490番目のTyr残基（Tyr490）のリン酸化が持続・亢進し，それに伴いその下流に位置するERKのリン酸化の持続亢進も確認された。これらの結果から，TrkAの活性化を負に制御する分子の関与が推定された。実際，オルトバナジン酸処理によって6-HITCと同様の作用が認められたことからも，TrkAのリン酸化チロシンに対する脱リン酸化酵素（PTP；protein tyrosine phosphatase）の関与が示唆された。そこで，TrkAのTyr490におけるPTPに焦点を当てて検討を行った。種々のPTP類の中でも，細胞質型脱リン酸化酵素であるPTP1Bを一過的に過剰発現させることにより，神経突起伸長及びTrkAのリン酸化が抑制されることが確認された。また，PTP1Bに対するsiRNAを用いて内因性PTP1Bをノックダウンすることにより，神経突起伸長及びTrkAのリン酸化が亢進することも判明した。以上の結果から，TrkAのTyr490における脱リン酸化にはPTP1Bが関与することが示唆された。すなわち，6-HITCがPTP1Bに何らかの作用をすることによりその活性を調節し，結果としてNGFシグナリングを持続・増強するものと考えられる（図13－5）。PTP1Bに対してどのような作用をするのかについてはいまだ明らかにされていないが，近年PTP1Bは細胞内酸化還元（レドックス）状態に応答してその活性が制御されているという報告がなされていることから[42,43]，6-HITCの有する親電子性が重要であ

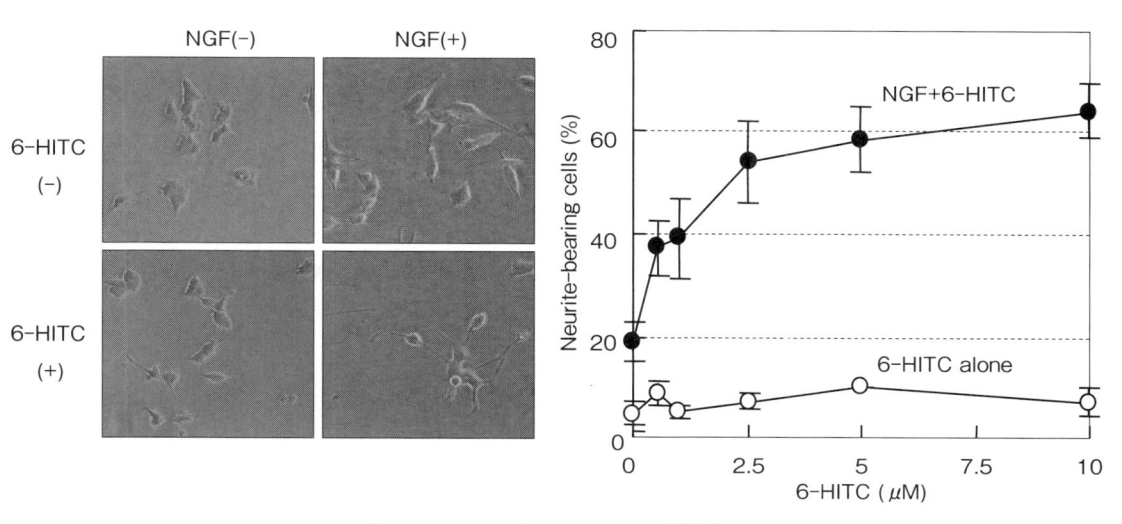

図13-4　6-HITCによるNGF増強作用

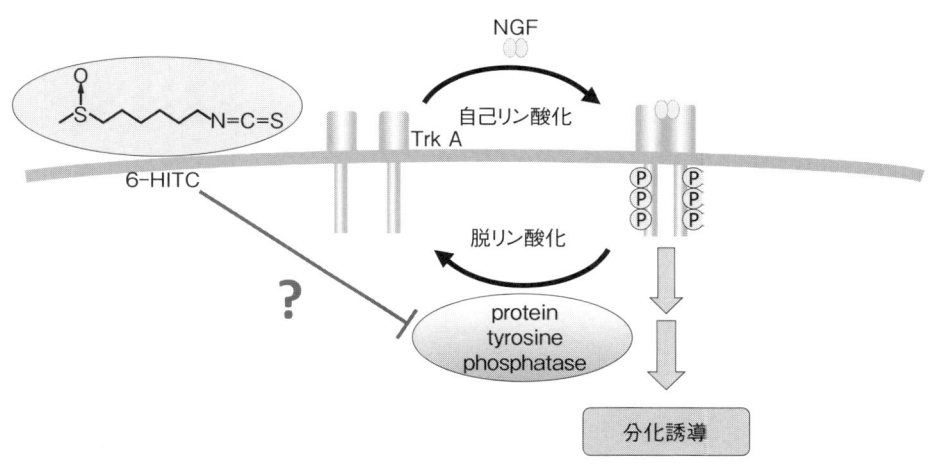

図13-5　6-HITCによるNGF増強作用の予想作用機構

る可能性が考えられる．

上述したものはごく一部にすぎないが，ここに挙げた化合物の他にもいくつかが臨床試験中にあるなど，実にさまざまな研究が進行している．このような点からも，臨床や創薬をといった応用におけるNGF様作用因子の可能性がうかがえる．

6．おわりに

本章では，NGF作用増強因子として，ワサビ由来のイソチオシアナート化合物を紹介した．その作用機構に関しては，培養細胞系による検討を詳細に行ってきており，その分子メカニズムも明らかになりつつある．今後，*in vivo*系を含めた更なる検討により，その作用機構の全貌

が明らかにされることが期待される。このような分子レベルでのアプローチは in vivo 系での評価とともに現在の食品研究において必要不可欠なものであり，同時にこうした基礎的研究は，食品の機能性を考える上での新たな概念を創造できる可能性もあるだろう。これまでにさまざまな研究がなされてきているが，それらの知見から直ちに食品成分による神経細胞機能改善が可能であるとは言い難い。実験動物を用いた in vivo での検討も数多くなされており，さまざまな食品成分が報告されているものの，その作用メカニズムを詳細に解析している例は極めて少ないというのが現状である。しかしながら，少なくとも食品成分中にも神経機能を調節し得る物質が存在するということは，食品や食品成分による疾病予防の観点から新たな可能性を提案できるかもしれない。

● 文　献

1) Levi-montalcini R.,Hamburger V.：Selective growth stimulating effects of mouse sarcoma on the sensory and sympathetic nervous system of the chick embryo. J Exp Zool 1951；116；321-361.
2) Barde YA.,Edgar D.,Thoenen H.：Purification of a new neurotrophic factor from mammalian brain. EMBO J 1982；1；549-553.
3) Hohn A.,Leibrock J.,Bailey K. et al.：Identification and characterization of a novel member of the nerve growth factor/brain-derived neurotrophic factor family. Nature 1990;44;339-341.
4) Hallbook F.,Ibanez CF.,Persson H.：Evolutionary studies of the nerve growth factor family reveal a novel member abundantly expressed in Xenopus ovary. Neuron 1991；6；845-858.
5) Berkemeier LR.,Winslow JW.,Kaplan DR. et al.：Neurotrophin-5：a novel neurotrophic factor that activates trk and trkB. Neuron 1991；7；857-866.
6) Ip NY.,Ibáñez CF.,Nye SH. et al.：Mammalian neurotrophin-4：structure, chromosomal localization, tissue distribution, and receptor specificity. Proc Natl Acad Sci U S A 1992;89; 3060-3064.
7) Huang EJ., Reichardt LF.：Trk receptors：Roles in neuronal signal transduction. Annu. Rev. Biochem 2003；72；609-642.
8) Greene LA.,Tischler AS.：Establishment of a noradrenergic clonal line of rat adrenal pheochromocytoma cells which respond to nerve growth factor. Proc Natl Acad Sci U S A 1976；73；2424-2428.
9) Cunningham M.,Greene LA.：A function-structure model for NGF-activated TRK. The EMBO J 1998；17；7282-7293.
10) Morooka T.,Nishida E.：Requirement of p38 mitogen-activated protein kinase for neuronal differentiation in PC12 cells. J Biol Chem 1998; 273；24285-24288.
11) Xiao J.,Liu Y.：Differential roles of ERK and JNK in early and late stages of neuritogenesis：a study in a novel PC12 model system. J Neurochem 2003；86；1516-1523.
12) York RD.,Yao H.,Dillon T. et al.：Rap1 mediates sustained MAP kinase activation induced by nerve growth factor. Nature 1998;392;622-626.
13) Price R.D., Milne S.A., Sharkey J. et al.：Advances in small molecules promoting neurotrophic function. Pharmacol Ther 2007；115；292-306
14) Olson L.,Nordberg A.,von Holst H. et al.：Nerve growth factor affects 11C-nicotine binding, blood flow, EEG, and verbal episodic memory in an Alzheimer patient（case report）. J Neural Transm Park Dis Dement Sect 1992；4；79-95.
15) Eriksdotter Jönhagen M.,Nordberg A.,Amberla K. et al.：Intracerebroventricular infusion of nerve growth factor in three patients with Alzheimer's disease. Dement Geriatr Cogn Disord 1998；9；246-257.
16) Kordower JH.,Palfi S.,Chen EY. et al.：Clinicopathological findings following intraventricular glial-derived neurotrophic factor treatment in a patient with Parkinson's disease. Ann Neurol 1999；46；419-424.
17) ALS CNTF Treatment Study Group：A double-blind placebo-controlled clinical trial of subcutaneous recombinant human ciliary neurotrophic factor（rHCNTF）in amyotrophic lateral sclerosis. Neurology 1996;46;1244-1249.
18) Dawbarn D.,Allen SJ.：Neurotrophins and neurodegeneration. Neuropathol Appl Neurobiol 2003；29；211-230.
19) Beglova N., LeSauteur L., Ekiel I. et al.：Solution structure and internal motion of a bioactive peptide derived from nerve growth factor. J Biol Chem 1998；273；23652-23658.
20) Soh Y., Kim J.A., Sohn N.W. et al.：Protective Effects of Quinic Acid Derivatives on Tetrahydropapaveroline-Induced Cell Death in C6 Glioma Cells. Biol Pharm Bull 2003；26；803-7.
21) Hur J.Y., Soh Y., Kim B.H. et al.：Neuroprotective and Neurotrophic Effects of Quinic Acids from Aster scaber in PC12 Cells. Biol Pharm Bull 2001；24；921-4.
22) Qi J., Ojika M., Sakagami Y.：Neuritogenic Cerebrosides from an Edible Chinese Mushroom. Part 2y：Structures of Two Additional Termitomycesphins and Activity Enhancement of an Inactive Cerebroside by Hydroxylation. Bioorg

Med Chem 2001 ; 9 ; 2171-7.
23) Pradines A., Magazin M., Schiltz P. et al. : Evidence for nerve growth factor-potentiating activities of the nonpeptidic compound SR 57746A in PC12 cells. J Neurochem 1995 ; 64 ; 1954-64.
24) Lee F.S., Rajagopal R., Chao M.V. : Distinctive features of Trk neurotrophin receptor transactivation by G protein-coupled receptors. Cytokine Growth Factor Rev 2002 ; 13 ; 11-7.
25) Arrieta O., García-Navarrete R., Zúñiga S. et al. : Retinoic acid increases tissue and plasmacontents of nerve growth factor and prevents neuropathy in diabetic mice. Eur J Clin Invest 2005 ; 35 ; 201-207.
26) Baranes D., Lederfein D., Huang,Y.Y., et al. : Tissue plasminogen activator contributes to the late phase of LTP and to synaptic growth in the hippocampal mossy fiber pathway. Neuron 1998 ; 21 ; 813-825.
27) Shimbo, M., Kawagishi, H., and Yokogoshi, H. : Erinacine A increases catecholamine and nerve growth factor content in the central nervous system of rats. Nutr Res 2005 ; 25 ; 617-623.
28) Salim K.N., McEwen B.S., Chao H.M. : Ginsenoside Rb1 regulates ChAT, NGF and trkA mRNA expression in the rat brain. Brain Res Mol Brain Res 1997 ; 47 ; 177-82.
29) Rudakewich M., Ba F., Benishin C.G. : Neurotrophic and neuroprotective actions of ginsenosides Rb (1) and Rg (1). Planta Med 2001 ; 67 ; 533-7.
30) Yabe T., Tuchida H., Kiyohara H. : Induction of NGF synthesis in astrocytes by onjisaponins of Polygala tenuifolia, constituents of Kampo (Japanese herbal) medicine, Ninjin-Yoei- To. Phytomedicine 2003 ; 10 ; 106-14.
31) Price R.D., Yamaji T., Matsuoka N. : FK506 potentiates NGF-induced neurite outgrowth via the Ras/Raf/MAP kinase pathway. Br J Pharmacol 2003 ; 140 ; 825-9.
32) Tanaka K., Fujita N., Ogawa N. : Immunosuppressive (FK506) and non-immunosuppressive (GPI1046) immunophilin ligands activate neurotrophic factors in the mouse brain. Brain Research 2003 ; 970 ; 250-253.
33) 村形力, 松田譲：バイオプローブ, K252a からの神経変成疾患治療薬への展開（バイオプローブ）. BIOINDUSTRY 1998 ; 15 ; 43-49.
34) Roux P.P., Dorval G., Boudreau M. et al.:K252a and CEP1347 Are Neuroprotective Compounds That Inhibit Mixed-lineage Kinase-3 and Induce Activation of Akt and ERK. J Biol Chem 2002 ; 277 ; 49473-80.
35) Shigeta K., Ootaki K., Tatemoto H. et al.:Potentiation of Nerve Growth Factor-Induced Neurite Outgrowth in PC12 Cells by a Coptidis Rhizoma Extract and Protoberberine Alkaloids. Biosci Biotechnol Biochem 2002 ; 66 ; 2491-4.
36) Li Y., Ishibashi M., Chen X. et al. : Littorachalcone, a New Enhancer of NGF-Mediated Neurite Outgrowth, from Verbena littoralis. Chem Pharm Bull (Tokyo) 2003 ; 51 ; 872-4.
37) Jung K.M., Park K.S., Oh J.H.:Activation of p38 Mitogen-Activated Protein Kinase and Activator Protein-1 during the Promotion of Neurite Extension of PC-12 Cells by 15-Deoxy-delta-12,14-prostaglandin J2. Mol Pharmacol 2003 ; 63 ; 607-16.
38) Fahey J.W., Zalcmann A.T., Talalay P. : The chemical diversity and distribution of glucosinolates and isothiocyanates among plants. Phytochemistry 2001 ; 56 ; 5-51.
39) Tang C.S., Tang W.J. : Inhibition of papain by isothiocyanates. Biochim Biophys Acta. 1976 ; 452 ; 510-20.
40) Morimitsu Y., Nakagawa Y., Hayashi K. et al. : A sulforaphane analogue that potently activates the Nrf2-dependent detoxification pathway. J Biol Chem 2003 ; 277 ; 3456-63.
41) Dinkova-Kostova AT., Holtzclaw W.D. Cole, R.N. et al. : Direct evidence that sulfhydryl groups of Keap1 are the sensors regulating induction of phase 2 enzymes that protect against carcinogens and oxidants. Proc Natl Acad Sci USA 2002 ; 99 ; 11908-13.
42) van Montfort R.L., Congreve M., Tisi D., et al.: Oxidation state of the active-site cysteine in protein tyrosine phosphatase 1B. Nature 2003; 423 ; 773-7.
43) Salmeen A., Andersen J.N., Myers M.P., et al. : Redox regulation of protein tyrosine phosphatase 1B involves a sulphenyl-amide intermediate. Nature 2003 ; 423 ; 769-73.

第14章 微生物機能を活用した食品機能の創出

小川　順*, 岸野重信*,**, 櫻谷英治*, 横関健三**, 清水　昌*

1. はじめに

　醸造食品に代表されるように，食品産業における微生物利用の歴史は古い。最近，食品成分の機能に対する消費者の意識が高まるにつれ，微生物機能をより積極的に機能性食品や栄養補助食品（サプリメント）の生産ツールとして利用する動きがでてきている。また，微生物機能の一翼を担う特定の酵素の具体的な機能を，機能性食品・サプリメントに応用する機運もある。さらには，微生物菌体そのものを機能性食品として活用する，いわゆるプロバイオティクスの開発も盛んになってきている。このような時流の中，筆者らも，微生物機能を活用し食品機能を創出する研究を行ってきた。本章では，その中からいくつかの例をとりあげ，微生物機能開発の方法論がいかなるものか，また，その成果としてどのような食品機能が創造され供給可能となってきているのかを紹介したい。

　微生物から派生する機能は，①発酵あるいは微生物変換により生産される物質の活性に由来するもの，②微生物酵素の触媒能力に由来するもの，③微生物菌体そのもの，あるいはその代謝活性に由来するもの，に大別することができる。本章では，①の例として，微生物による機能性脂質生産，②の例として，微生物酵素による潜在的食品機能の向上，③の例として，乳酸菌による高尿酸血症予防の可能性，について解説する。

2. 微生物による機能性脂質生産

　アラキドン酸（AA；20：4n-6），イコサペンタエン酸（EPA；20：5n-3），ドコサヘキサエン酸（DHA；22：6n-3）などの高度不飽和脂肪酸（PUFA）は，それ自体がユニークな生物活性を有すること，あるいはプロスタグランジン類の前駆体であることからその機能に注目が集まっている。また，共役リノール酸（CLA；cis-9, $trans$-11-18：2, $trans$-10, cis-12-18：2 など）に代表される共役脂肪酸に関しても，発癌抑制作用，体脂肪低減作用，抗動脈硬化作用，インスリン感受性改善作用，免疫増強作用，骨代謝改善作用などが見いだされてきており，これらの脂肪酸を含む油脂に関して，機能性食品，飼料添加物や医薬品としての用途開発が進められている。

＊京都大学大学院農学研究科応用生命科学専攻・発酵生理及び醸造学分野
＊＊京都大学大学院農学研究科応用生命科学専攻・産業微生物学講座（寄附講座）

現在，魚油がEPA及びDHAの主な供給源として利用されているが，筆者らはこれらのPUFAあるいはPUFA含有油脂の新しい供給源を微生物に求め，糸状菌 Mortierella alpina 1S-4 が脂質含量が高くアラキドン酸生産菌として優れた特性を有することを見いだした。現在，M. alpina 1S-4を用い高密度培養することにより，高いアラキドン酸含量の油脂（トリアシルグリセロール）の工業的生産が行われている。また，本菌から誘導した各種脂肪酸不飽和化酵素並びに鎖長延長酵素の変異欠損株を用いPUFA生合成の経路を分断あるいは変更することで，新しい生合成経路を作りだす試みも展開されており，n-9，n-6，n-3系列の炭素数20のPUFAをはじめ，さまざまなPUFAを選択的に著量生産する技術が確立されている。

一方，CLAについても，反芻動物の肉や乳製品にごく微量含まれているものの，適切な大量供給源は知られていなかった。筆者らは，乳酸菌などの嫌気性細菌がリノール酸（18:2 n-6）を効率よくCLAへと変換できることを明らかにするとともに，水酸化脂肪酸（リシノール酸）の脱水反応によるCLAの生産や，モノエン酸（trans-バクセン酸）の不飽和化によるCLA生産が，それぞれ，乳酸菌，糸状菌により可能であることを明らかにした。このようにして生産される油脂は，植物や動物から得られる油脂とは性状・機能とも異なるユニークなものであり，微生物がつくるということから，「微生物油脂」「発酵油脂」「Single cell oil」などとよばれている。

（1）高度不飽和脂肪酸（PUFA）の生産

油糧植物からは得にくいn-6，n-3及びn-9系PUFA，あるいはこれらを含有する油脂類の微生物生産は，最近の微生物を用いる機能性脂質生産の主要な成果である。ここでは，Mortierella属糸状菌及びその変異株を用いるPUFA生産を概観する[1-9]。

1）n-6系PUFA含有油脂

M. alpina 1S-4はグルコースを含む単純な培地によく生育しアラキドン酸を含むトリアシルグリセロールを菌体内に著量蓄積する。最適条件下でのアラキドン酸生産量は15〜20g/Lに達し，得られた菌体のトリアシルグリセロール含量は500〜600mg/g乾燥菌体，油脂の全脂肪酸中のアラキドン酸量は30〜70％に達する。これにより，アラキドン酸を高い含量で含むユニークな脂肪酸組成の微生物油脂の実用生産が可能になった。

アラキドン酸の生合成の前駆体であるジホモ-γ-リノレン酸（DGLA；20:3 n-6）の生産は，本菌の培地にゴマの抽出物を添加することで可能となる（図14-1(A)）。これはゴマ種子中に含まれるセサミンがDGLAからアラキドン酸への変換に関与するΔ5不飽和化酵素を特異的に阻害するためである。この阻害剤添加発酵法が開発されるまではDGLAの有望な供給源はなかった。後に，M. alpina 1S-4の胞子を変異処理することで得られたΔ5不飽和化酵素欠損変異株を用いる方法が開発され，総脂肪酸中のDGLA含量が20〜50％で，ほとんどアラキドン酸を含まない（1％以下）DGLA含有油脂の生産が可能となっている。

2）n-9系PUFA含有油脂

n-9系PUFAの生合成経路（図14-1(A)）の最終生産物であるミード酸（MA；20:3 n-9）は，軟骨組織，胎盤，実験的に作製された必須脂肪酸欠乏動物などに微量存在する脂肪酸である。ミード酸の実用的供給源もこれまで知られていなかった。M. alpina 1S-4から得たΔ12不飽和化酵素欠損変異株では，オレイン酸（18:1 n-9）をn-6経路の親脂肪酸である18:2 n-6に変換できない。このような変異株では，n-6経路は機能せず，本来ほとんど機能しないはずのn-9経路が優勢となる。よって，蓄積した18:1 n-9は徐々にミード酸に変換される。得られた油脂の

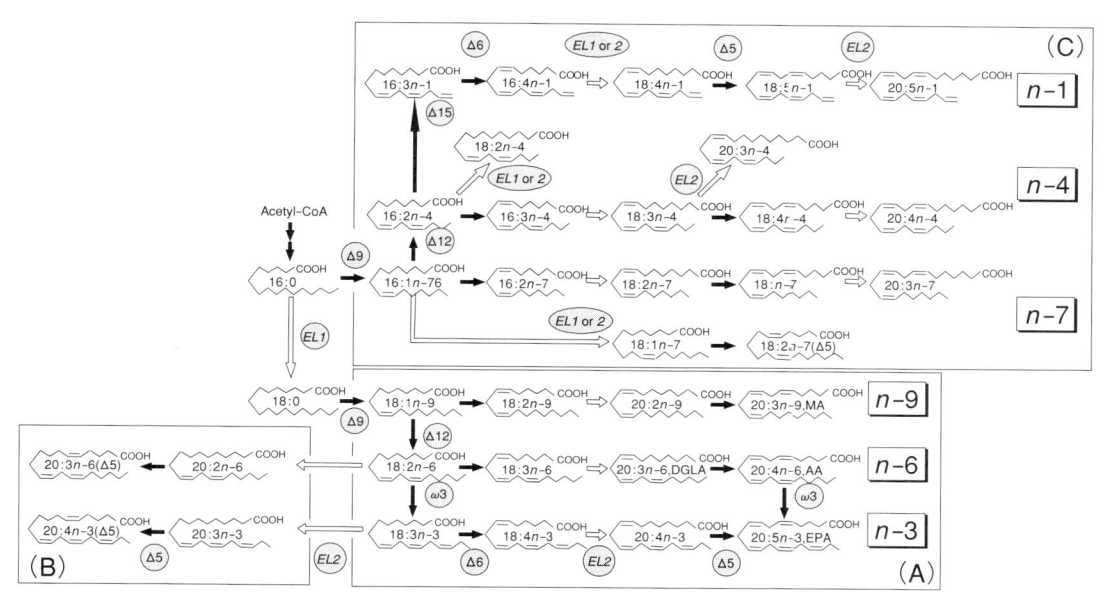

図14－1　M. alpina 1S-4及びその変異株におけるPUFAの生合成経路

図中のΔ9，ω3などは脂肪酸のそれぞれの番号の位置に二重結合を挿入する不飽和化酵素（DS）を，ELは鎖長延長酵素を表す。AA：アラキドン酸，DGLA：ジホモ-γ-リノレン酸，EPA：イコサペンタエン酸，MA：ミード酸。

構成脂肪酸は少量の飽和脂肪酸と18:1n-9以降のn-9脂肪酸であり，ミード酸の含量は33%に達する。このようにして，これまで天然には存在しなかったn-9系脂肪酸で構成されるユニークな油脂の生産が可能となった。また，Δ12不飽和酵素欠損変異株より誘導したΔ12，Δ5不飽和化酵素2重欠損変異株を用いるとミード酸生合成の前駆体であるcis-8, cis-11-イコサジエン酸（20:2 n-9）の生産が可能である。

3）n-3系PUFA含有油脂

M. alpina 1S-4を20℃以下の低温で生育させるとω3不飽和化酵素が誘導生成する。したがって，n-6経路を経て生成蓄積したアラキドン酸は，本酵素反応によってさらに変換を受けEPAとなる。この現象を利用すると，アラキドン酸とEPAを含む油脂の生産が可能となる。また，親株に代えてΔ5不飽和化酵素欠損株を用いると，DGLAからcis-8, cis-11, cis-14, cis-17-イコサテトラエン酸（20:4 n-3）への変換も可能である。

M. alpina 1S-4のもう一つのユニークな性質として，炭素数14，16，18などの脂肪酸の効率よい取込み能と炭素数20のPUFAへの変換能がある。例えば，n-3経路の親脂肪酸であるα-リノレン酸（18:3 n-3）を培地に加えると，容易にEPAへ変換される。したがって，上記のn-6経路が機能しないΔ12不飽和酵素欠損変異株にこの性質を適用すると，理論的にはn-6系PUFAを全く含まない独特のEPA含有油脂が生産が可能である（この場合，n-3経路はn-9経路に優先して機能する）。α-リノレン酸源として安価でα-リノレン酸含量の高い（全脂肪酸の約60%）アマニ油を含んだ培地でこの変異株を培養すると，生成する油脂中のn-3系PUFAの割合は47%となる（EPA；20%，18:3 n-3；20%，その他；7%）。一方，アマニ油中のリノール酸に由来するn-6系PUFAの割合は10～20%である。同様にアマニ油を含む培地で上記のΔ12，Δ5不飽和化酵素2重欠損変異株を培養すると，EPAの前

駆体である20:4 n-3が著量蓄積する。

4）メチレン非挿入型PUFA含有油脂

Δ6不飽和化酵素が欠損するとn-6経路はΔ6不飽和化反応を省略して進行する（図14-1(B)）。すなわち，親脂肪酸である18:2 n-6は鎖長延長酵素（EL2）により直接鎖長延長され炭素数20のPUFAとなり，さらにΔ5不飽和化酵素により不飽和化され，Δ8位の2重結合が欠落した炭素数20のPUFAが生成する（18:2 n-6→20:2 n-6→20:3 n-6(Δ5)）。同様のことは18:3 n-3を親脂肪酸としてn-3経路でも起こる（18:3 n-3→20:3 n-3→20:4 n-3(Δ5)）。しかし，同じことがn-9経路でも起こるか否かは確認されていない。

5）n-7, n-4, n-1系PUFA含有油脂

図14-1に示すように，16:0からアラキドン酸への変換には炭素数16から18及び炭素数18から20の2種の鎖長延長反応が関与する。最近，前者の鎖長延長反応に関与する酵素（EL1）が部分的に欠失した変異株が得られた。本変異株は当然16:0を著量蓄積する。ガスクロマトグラフィー分析で得られる菌体脂肪酸組成は複雑で，親株（1S-4）が生成する脂肪酸以外に少なくとも12種の未知脂肪酸が検出される。未知脂肪酸を単離・同定し，炭素鎖長と二重結合の度合を指標に生合成順に並べたものを図14-1(C)に示した。本変異株で最初に起こる反応は，Δ9不飽和化酵素による16:0から16:1 n-7への変換である。生成した16:1 n-7はそのままn-7経路の親脂肪酸として使用されるか，Δ12不飽和化酵素によって16:2 n-4へと変換されn-4経路の親脂肪酸として使用される。n-7及びn-4経路において16:1 n-7, 16:2 n-4はΔ6不飽和化酵素によってそれぞれ16:2 n-7, 16:3 n-4へと変換される。また，16:2 n-7, 16:3 n-4は鎖長延長酵素（EL1もしくはEL2），Δ5不飽和化酵素，鎖長延長酵素（EL2）によってさらに変換を受け，それぞれの経路の最終脂肪酸である20:3 n-7, 20:4 n-4へと変換される。したがって，16:1 n-7は図14-1(A)の18:1 n-9に相当する脂肪酸とみなせる。また，n-7, n-4経路はそれぞれn-9, n-6経路に対応させることができる。違いは，図14-1(C)の経路ではΔ6不飽和化酵素，鎖長延長酵素（EL1もしくはEL2），Δ5不飽和化酵素，鎖長延長酵素（EL2）の順に酵素が作用することである。EL1, EL2どちらの酵素が炭素数16のPUFAの鎖長延長に関与するかは今のところ不明である。また，これら2経路が同時に機能する原因は，各経路の親脂肪酸（16:1 n-7, 16:2 n-4）がΔ6不飽和化酵素の基質として同程度の親和性を有するからであろう。同様に図14-1(C)のn-1経路は，図14-1(A)のn-3経路に対応するとみなせる。この経路は，本変異株では通常の培養条件下では機能しないが，この経路の親脂肪酸となる16:3 n-1を培地に添加すると機能し，20:5 n-1が生成する。

（2）CLAなどの共役脂肪酸の生産

CLAは分子内に共役した二重結合構造をもつリノール酸の異性体であり，多くの位置異性体，幾何異性体が存在する。しかし，有用な生理活性が報告されているのは，cis-9, trans-11及びtrans-10, cis-12異性体のみである[10]。サプリメント大国である米国では年間100t強のCLAが健康補助食品として消費されており，これらはリノール酸を化学的に共役化することで製造されているが，異性体選択性が曖昧である場合が多い。生物起源のCLAは異性体純度が高いものの，反芻動物由来の食品に微量含まれるものに限られている（数mg/g fat）。筆者らは，微生物を用いる異性体選択性，安全性に優れた生産プロセスの開発を試みた結果，乳酸菌にリノール酸を異性化しCLAを生成する活性，並びに，リシノール酸を脱水しCLAを生成する活性を見いだすとともに，嫌気性細菌がユニークな高

度不飽和脂肪酸変換活性を有することを見いだした。また，糸状菌に trans-バクセン酸を不飽和化しCLAを生成する活性を見いだした。

1）リノール酸異性化反応によるCLA生産

　1960年代半ば，C. R. Keplerらは，反芻胃内微生物が遊離不飽和脂肪酸による生育阻害を回避するためにリノール酸を飽和化すること，また，その過程で中間体としてCLAが生成することを報告していた[11]。この知見に基づきさまざまな乳酸菌を対象にリノール酸をCLAへと変換する能力を探索した結果，*Lactobacillus acidophilus* や *L. plantarum* に属する乳酸菌に顕著な活性を見いだした[12]。リノール酸の毒性ゆえに，生育菌体を用いるCLA発酵生産の効率は低かったものの，あらかじめ前培養しておいた菌体を触媒的に用いる微生物変換法を導入することにより，高基質濃度条件下での効率生産が達成された。各種機器分析により，生成するCLAは *cis*-9, *trans*-11異性体（CLA1）及び *trans*-9, *trans*-11異性体（CLA2）であることが判明した[13]。このうちCLA1は発癌抑制作用などが報告されている活性型CLA異性体であった。

　高いCLA生産能を示した *L. plantarum* AKU 1009aの湿菌体を触媒として用い，リノール酸からのCLA生産の効率化を図った結果，CLAの生産量は約40 mg/mLに達した（モル転換率33%，CLA1：15 mg/mL，CLA2：25 mg/mL）[12]。異性体生成比は基質濃度や反応時間などの反応条件により変動し，CLA1は最大80%，CLA2は97%以上の選択率で生産された[13]。また，生産されるCLAのほとんどが遊離型として菌体内に（あるいは菌体に付着して）回収された。*L. plantarum* は漬物などの植物性発酵食品に見いだされる食経験のある微生物であり，本方法により調製された乳酸菌菌体が，実用的な活性型CLA供給源となることが期待される。

　乳酸菌におけるリノール酸からのCLA生成反応を詳細に解析した。遊離型，エステル型，トリアシルグリセロール型のリノール酸を基質として用いるCLA生産を検討した結果，乳酸菌は遊離型リノール酸のみを良好な基質とすることが判明した。また，乳酸菌がリノール酸からCLAを生成する際，常にCLAの生成に先立って併産される未知脂肪酸の構造解析を行い，10-hydroxy-*trans*-12-18:1（HY1）及び10-hydroxy-*cis*-12-18:1（HY2）の2種の水酸化脂肪酸（HY）であると同定し，これらがCLA合成の中間体となっていることを明らかにした。すなわち，CLAの生成には，リノール酸のHYへの水和反応と，HYの脱水に伴う二重結合の転移反応から成る複数の反応が関与していると考えられた（図14-2(A)）[14]。

2）リシノール酸水和反応によるCLA生産

　HYがCLA合成中間体として想定されたことから，各種水酸化脂肪酸を基質とする乳酸菌湿菌体による微生物変換反応を検討した結果，リシノール酸（12-hydroxy-*cis*-9-18:1）がCLA（CLA1及びCLA2）へと変換されることを見いだした[15]。*L. plantarum* JCM1551の湿菌体を触媒として反応を行った場合，3.4mg/mLのリシノール酸から2.4mg/mLのCLAが生成した（モル転換率70%，CLA1：0.8 mg/mL，CLA2：1.6 mg/mL）[16]。反応経路としては，リシノール酸がΔ11位において直接脱水反応を受けCLAが生成する経路と，Δ12位において脱水反応を受けいったんリノール酸となり，これが上述のHYを経由する系にてCLAへと至る二つの経路の存在が予想された（図14-2(A)）。一方，リシノール酸の天然資源であり，リシノール酸を主構成脂肪酸（約85%）とするトリアシルグリセロールに富むひまし油の利用に興味がもたれた。種々検討を加えた結果，反応系にリパーゼを添加してひまし油から遊離リシノール酸を供給させながら反応を行うこと，並びに，界面活性剤によりひまし油を反応系に効率的に分散させることにより，乳酸菌によるひまし油からのCLA

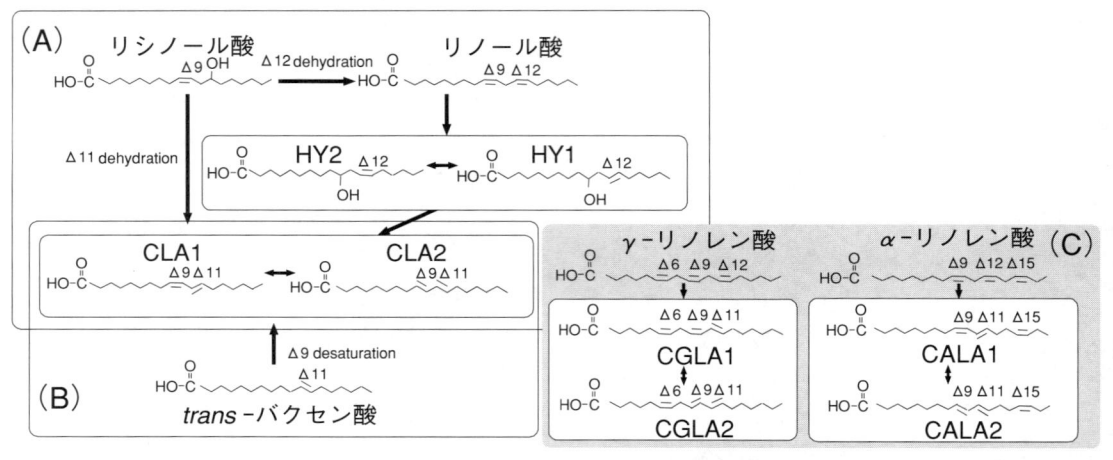

図14-2 微生物において見いだされた共役脂肪酸生成反応

生産が可能となった。至適反応条件下では，30mg/mLのひまし油から7.5mg/mLのCLAが生成した（ひまし油に含まれるリシノール酸に対するモル転換率28％，CLA1；3.4 mg/mL，CLA2；4.1mg/mL）[17]。

3）trans-バクセン酸Δ9不飽和化反応によるCLA生産

哺乳類生体内では，Δ9不飽和化反応によりtrans-バクセン酸（trans-11-18：1）がCLAへと変換されることが報告されている。同様の反応を幅広い基質特異性を示すΔ9不飽和化酵素を有する糸状菌 Trichoderma sp. 1-OH-2-3において検討したところ，trans-バクセン酸がCLA（CLA1及びCLA2）に変換されることが見いだされた[18]（図14-2(B)）。この結果に基づきΔ9不飽和化酵素活性が報告されている酵母，糸状菌を対象に幅広くスクリーニングを行った結果，Mortierella，Delacroixia，Rhizopus，Penicillium属糸状菌に高い活性を見いだした。生成するCLA異性体はいずれもCLA1及びCLA2であったが，その生成比は菌株により異なっていた。活性型CLAであるCLA1を選択的に生成したDelacroixia coronata IFO8586株を選抜し，生産条件の至適化を行った。不飽和化反応はエネルギー要求性反応であるため，培地に添加したtrans-バクセン酸を菌体の生育と連動させてCLAに変換する方法が効率的であった。trans-バクセン酸メチルエステルを基質とするCLA1選択的高生産条件では，10.5mg/mLのCLA（モル転換率32％，CLA1；10.3mg/mL，CLA2；0.2mg/mL）が生産された。この際のCLA1選択率は98％であった。また，乳酸菌を用いた場合とは異なり，生成したCLAの大部分（約70％）がトリアシルグリセロール型として回収された。

4）微生物による種々の共役脂肪酸の生産

天然にはCLA以外にも海藻類や植物の種子中にさまざまな共役脂肪酸が存在する。例えば，ゴーヤ種子に含まれる共役リノレン酸は種子油中の約60％を占め，ヒトの体内では速やかにCLAへ代謝される。また，その他の共役脂肪酸においても，CLAと同様に有効な生理活性が報告されている。上述のCLAの微生物生産法の確立を契機に，微生物によるさまざまな共役脂肪酸生産の可能性について検討を行った[19-21]。

a．乳酸菌による共役脂肪酸生産　乳酸菌が触媒するリノール酸の異性化によるCLA生産に類似した反応を，種々の高度不飽和脂肪酸を対象に検討した。L. plantarum AKU1009aの

洗浄菌体を種々の高度不飽和脂肪酸と反応させたところ，リノール酸以外にも，炭素数が18でΔ9位とΔ12位にcis型の二重結合を有するα-リノレン酸，γ-リノレン酸，ステアドリン酸を基質とした際に新たな脂肪酸の蓄積が観察された[20]。α-リノレン酸及びγ-リノレン酸から生成した脂肪酸の構造解析を行った結果，共役脂肪酸としてα-リノレン酸よりcis-9, trans-11, cis-15-18：3（CALA1）及びtrans-9, trans-11, cis-15-18：3（CALA2）が，γ-リノレン酸よりcis-6, cis-9, trans-11-18：3（CGLA1）とcis-6, trans-9, trans-11-18：3（CGLA2）が生成していることを確認した。この結果から，乳酸菌によりCLA以外にもさまざまな共役脂肪酸が生産できる可能性が示された（図14-2(C)）。

b．**嫌気性微生物におけるユニークな不飽和脂肪酸変換反応**　*Lactobacillus*属乳酸菌ではみられない炭素数20の高度不飽和脂肪酸に対する変換活性を検討したところ，*Clostridium bifermentans*がアラキドン酸及びEPAを新規脂肪酸へと変換することを見いだした。これら新規脂肪酸の構造解析を試みたところ，アラキドン酸からの生成物はcis-5, cis-8, trans-13-20：3,

EPAからの生成物はcis-5, cis-8, trans-13, cis-17-20：4であると同定された。いずれも飽和化をうけ二重結合の数が一つ減少したユニークな脂肪酸であった。続いて，本菌の無細胞抽出液による不飽和脂肪酸変換反応について検討した。嫌気的に培養して得られた本菌の洗浄菌体をホモジェナイザーにて破砕し無細胞抽出液を調製し，アラキドン酸を基質として嫌気的に反応を行った結果，飽和化産物とともに二つの未知脂肪酸の生成を確認した。このうちの一つを単離・精製し構造解析を行った結果，cis-5, cis-8, cis-11, trans-13-20：4と同定した（図14-3）。また，もう一方の未知脂肪酸についても，分子量解析やスペクトル解析から炭素数20，不飽和結合数4の共役脂肪酸である可能性が示された。さらに，反応における基質濃度の影響及び経時変化の検討により，これらの共役脂肪酸は，アラキドン酸を飽和化する際の反応中間体であると推測された（図14-3）。本反応はさまざまなn-6, n-3系脂肪酸に関し，それぞれに対応する共役脂肪酸生産を提供し得る有用な反応であると期待できる。

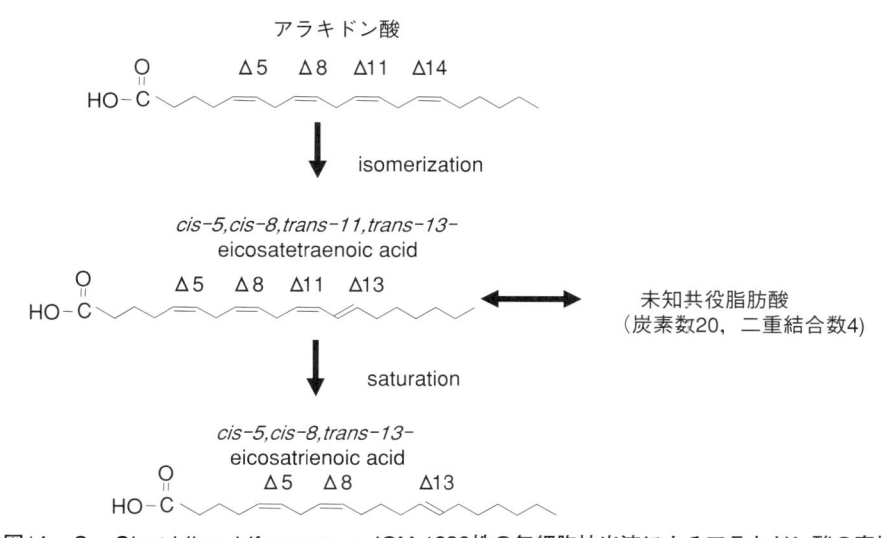

図14-3　*Clostridium bifermentans* JCM 1386株の無細胞抽出液によるアラキドン酸の変換

(3) 微生物による機能性脂質生産の展望

　上記のように発酵による機能性油脂の生産や，さまざまな脂質の微生物変換プロセスが確立され，従来適当な供給源が知られていなかった種々のPUFAや共役脂肪酸を含有する極めてユニークな油脂の大量供給が可能となった。すでに，アラキドン酸含有油脂は乳児用ミルクの添加物として，あるいは種々の乳製品の品質を高めるための素材として，さらには，高齢者の脳機能を改善する機能性食品として市場に登場してきている。一方，食経験豊富な乳酸菌を用い，天然油脂であるリノール酸からCLAを効率的に生産し得る可能性が示された。最近，プロバイオティクスの主役として脚光を浴びている乳酸菌に新たな機能が見いだされた好例であるといえよう。今後，機能性食品，医薬品素材などへの機能性脂質の利用が拡大するにつれ，微生物機能を用いた機能性脂質生産，並びに，微生物脂質代謝にヒントを得た機能性脂質の設計がますます重要になってくると思われる。

3．微生物酵素による潜在的食品機能の向上

　微生物酵素が発揮する機能は物質変換機能である。この機能が，ある食品成分の構造変換により新たな機能を創出すること，また，ヒトにおける代謝を補助・増強することを通して，体調調節，疾病予防，嗜好性の向上に貢献することが期待されている。ここでは，筆者らが開発した微生物酵素ラッカーゼが，潜在的食品機能の向上に用いられている例を紹介する。

（1）微生物ラッカーゼによる食品への新たな機能性の付与

　ラッカーゼは銅含有酸化酵素であり，担子菌（きのこ類）がその生産菌としてよく知られている。本酵素は，フェノール性化合物のフェノキシラジカル化に端を発する重合，環解裂，キノン化など，多様な反応を触媒する[22,23]。筆者らは，ラッカーゼを高生産する*Trametes*属担子菌を見いだし，本酵素の工業生産を実現した。本酵素が最近，ハーブの有効成分であるフラボノイドやポリフェノール類の機能性増強を目的に食品添加酵素として利用されている。フラボノイドやポリフェノール化合物は悪臭成分のメルカプタンやアミン類と結合することでこれらを無臭化し，食品のにおいを清浄化するとされているが，ラッカーゼの作用により多彩な分子種へと変換され機能性が拡大していると考えられる。具体的な例として，ラッカーゼとローズマリー抽出成分を配合したガムが，口臭予防をうたい文句に市販されている[24]。ローズマリーの成分であるrosmanolがラッカーゼにより酸化され生成するo-キノン体は，rosmanolの約20倍の消臭活性を示すと報告されている（図14-4）。微生物酵素（ラッカーゼ）が食品成分（rosmanol）の潜在機能（消臭機能）を向上させている好例であるといえる。また，ラッカーゼによるフラボ

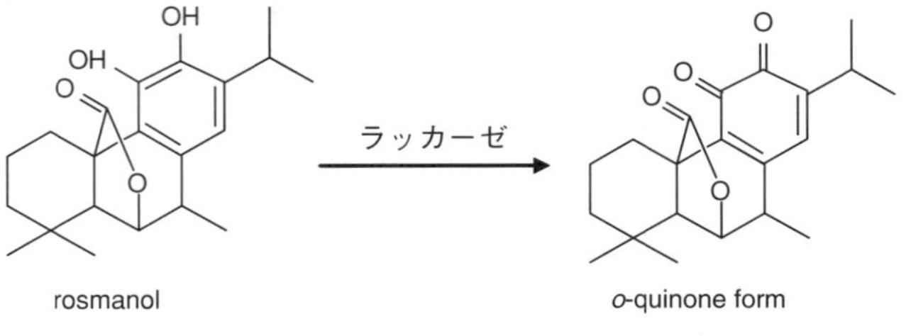

図14-4　ラッカーゼによるrosmanolの変換反応

ノイドやポリフェノールの変換物質（なかには反応性に富むラジカル中間体も含まれる）は，各種酵素活性を阻害することで抗菌作用を示すことも報告されており，ラッカーゼが殺菌を目的に食品に添加される場合もある。

（2）機能性食品・サプリメント素材としての微生物酵素[25]

これまで，微生物酵素は主に食品加工プロセスにおいてその機能が利用されてきた[26]。これらの微生物酵素が有する機能は，食品素材からの機能性食品成分の遊離・抽出に利用できることから，機能性食品・サプリメントとして利用される可能性を秘めているといえる。一方，1970年代以前，機能性食品・サプリメントの概念が登場する以前から食品添加物として利用されてきた微生物酵素もある。例えば，微生物由来のたんぱく質分解酵素がパン生地の改質を目的として小麦粉に添加されたり，調理しやすさの向上を目的に澱粉に添加されたりしていた。これらの微生物酵素は，近年の機能性食品・サプリメントに求められる体調調節機能よりはむしろ，食品の品質を改質・改善する目的で用いられているが，副次的な効果として消化促進などによる栄養機能の向上，食品素材からの機能性食品成分の遊離が期待でき，機能性食品・サプリメント素材として見直すことができると思われる。ここで紹介したラッカーゼに限らず，よろづ存在する微生物酵素の機能は多彩である。その機能に着目した食品機能の開発が今後どのように展開されるか興味深い。

4．乳酸菌による高尿酸血症予防の可能性

高尿酸血症は血中尿酸値が上昇する疾病である。現在，日本人男性の20％が高尿酸血症であるといわれており，年々増加傾向にある。高尿酸血症は痛風の原因であり，高血圧，糖尿病，高脂血症と合併しやすく，動脈硬化のリスクファクターとなっているともいわれている。高尿酸血症の原因の一つとして，食餌由来のプリン体による体内尿酸量の増加が考えられている[27-30]。プリン体は核酸の構成成分であり，ヒトの体において重要な役割を演じている。食品としては，肉，魚介類，アルコール飲料に多く含まれており，これらの過剰摂取が高尿酸血症の発症に影響を及ぼしている。それゆえ，高尿酸血症の予防策として食事療法によるプリン体制限が行われているが，栄養が偏ったり食品の旨み成分が減少したりするなどの問題を抱えているため患者に定着しにくい。そこで，新たな高尿酸血症予防法として，乳酸菌のプロバイオティクス的利用を想定した。

摂取された食餌由来のプリン体は，腸管の中でプリンヌクレオチド，プリンヌクレオシド，プリン塩基へと順次消化され，これらが排出されるかあるいは血中へと吸収される。血中に移行したプリン体がさらに代謝されて尿酸へと変換され，それにより血中尿酸値が過剰に上昇することで高尿酸血症となる[31-34]。そこで，筆者らは乳酸菌が腸管の中でのプリン体分解を促進すれば，血中尿酸値の上昇を抑えられるのではないかと考えた。例えば，ヒトにおいてプリン体代謝の律速となっているプリンヌクレオシド代謝やプリン塩基，尿酸そのものの代謝を腸内の乳酸菌により促進することができれば，プリン体を血中へと吸収されにくい形に変換したり，排泄へと促すことができ，ひいては血中尿酸量を減少できると予想した。

この発想に基づき，高尿酸血症の原因となるプリン体代謝に影響を及ぼす乳酸菌の探索，選抜した乳酸菌の血中尿酸値上昇抑制効果の検討，並びに乳酸菌におけるプリン体代謝の解析に基づく作用機作の解明を行った。

（1）活発なプリン体代謝を示す乳酸菌の選抜[35]

ヒト腸管におけるプリン体代謝の律速段階はプリンヌクレオシド分解，つまりイノシン，アデノシン，グアノシンの分解であると想定されている。実際，腸管内では，プリン体は主にイノシン，グアノシンの形で存在すると報告されている。また，プリンヌクレオシドは，その代謝産物であるプリン塩基に比べて血中尿酸値の上昇を招きやすいと報告されている。そこで，乳酸菌による分解の対象となるプリン体として，イノシン，グアノシンを設定した。スクリーニングには，あらかじめ栄養培地にて培養した種々の乳酸菌の洗浄菌体を用い，腸内環境を考慮した，37℃，pH 7.0，嫌気下の反応条件にてイノシン，グアノシンの代謝能を評価した。

食経験がある乳酸菌を中心に，*Bifidobacterium*，*Lactobacillus*，*Enterococcus*，*Leuconostoc*及び*Pediococcus*属を含む約270株の乳酸菌を対象に検討を行った。基質として加えたプリンヌクレオシド（イノシン，グアノシン）を活発に分解する菌株として*Lactobacillus mali*，*L. vaccinostercus*，*L. brevis*，*L. fermentum*，*L. homohiochii*，*L. pentosus*を含む13株を選抜した。これらのうち，プロバイオティクス用途に適するものは，主に植物性発酵食品，並びに魚類，食肉の発酵食品から分離された11株であった。これらを対象に食餌性高尿酸血症モデルラットを用いた血中尿酸値上昇抑制効果を解析した。

（2）食餌性高尿酸血症モデルラットを用いた乳酸菌の血中尿酸値上昇抑制能の評価[36]

8週齢Wister系雄性ラットにウリカーゼ阻害剤（2.5％オキソネート）を加えた食餌を与えることにより，尿酸分解能が低下した状態を誘導した。これに，プリン体として1％RNAを飼料に加えることにより，高い血中尿酸値を示すラットを作出した。この食餌性高尿酸血症モデルラットに，先に選抜した食品由来の乳酸菌11株（*L. brevis*，*L. fermentum*，*L. pentosus*）の一夜培養菌体（1.0×10^9 CFU）を経口投与し，摂取前，摂取2，5，8日目に尾静脈採血し，血中尿酸値をリンタングステン法で測定した。対照群（2.5％オキソネートと1％RNAを与えたもの）及び無処置群（2.5％オキソネートを与えたもの）には生理食塩水を投与した。

試験期間中，各群の体重増加量及び摂餌量に群間差を認めなかった。無処置群では，血中尿酸値の大きな変化はみられなかったが，対照群の血中尿酸値は経時的に上昇し，5日目に最高値を示した。これに対し乳酸菌投与は血中尿酸値の上昇抑制傾向を示し，5日目において*L. fermentum* ONRIC b0185株投与群は対照群に対して有意に低値を示し，*L. fermentum* ONRIC b0185株投与群及び*L. pentosus* ONRIC b0223株投与群は低値傾向を示した。このメカニズムを解明すべく，効果のあった上記の3株のプリン体代謝をより詳細に解析した。

（3）血中尿酸値上昇抑制効果を示した乳酸菌におけるプリン体代謝[37]

L. fermentum ONRIC b0185，*L. fermentum* ONRIC b0185，*L. pentosus* ONRIC b0223の3株について，さまざまなプリンヌクレオチド，プリンクレオシド，プリン塩基，尿酸に対する分解活性を評価した。各菌株の代謝能の概略を図14-5に示した。図中実線の矢印で示した箇所は代謝活性が観察されたものを示し，また，矢印の太さは活性の強さを示す。一方，点線の矢印は分解をほとんどあるいは全く示さなかったものを示す。いずれの菌株においても，アデノシンをアデニンに，イノシンをヒポキサンチンに，グアノシンをグアニン，キサンチンに代謝する活性が見いだされた。つまり，これらの

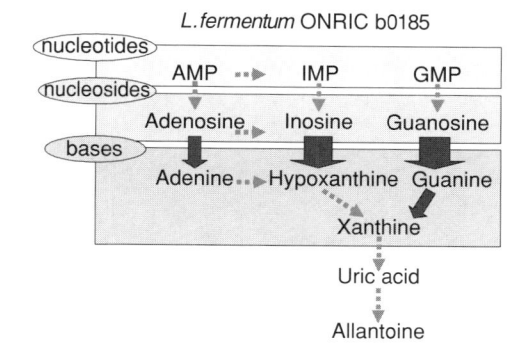

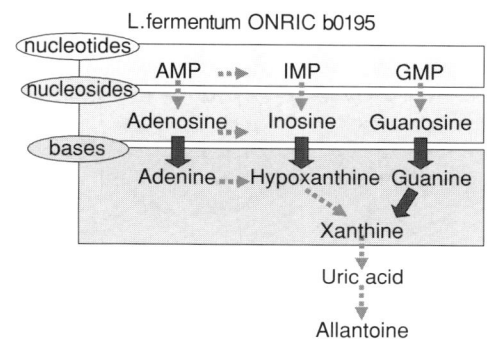

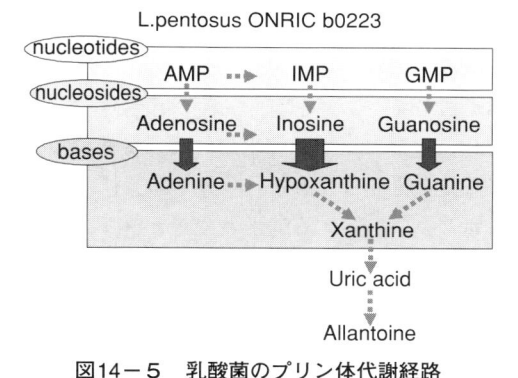

図14－5　乳酸菌のプリン体代謝経路
点線矢印は活性がないあるいはほとんどない経路。実線矢印は活性がある経路でその太さは活性の強さを表す。

乳酸菌においては，ヌクレオシダーゼ活性が顕著であり，プリンヌクレオシドをプリン塩基へと迅速に変換する一方で，プリン塩基をさらに代謝する活性は微弱であるという結果が得られた。

プリン塩基はプリンヌクレオシドよりも腸管から吸収されにくいと報告されている。経口投与された乳酸菌は，腸管からの吸収を受けやすいプリンヌクレオシドを，吸収されにくいプリン塩基へ変換することにより，腸管から血中へのプリン体の吸収抑制するとともに，腸管を通じてのプリン塩基の排泄を促進し，最終的に体内の尿酸プールを減少する効果を発揮していると考えられた（図14－6）。

以上の結果により，乳酸菌を，高尿酸血症予防効果が期待できるプロバイオティクスとして利用できる可能性が示された。

（4）乳酸菌プロバイオティクスの可能性

プロバイオティクスの定義には，腸管での棲息能力が掲げられている。私たちはさまざまな発酵食品を通して古来より乳酸菌を摂取してきているが，私たちが口にする乳酸菌のすべてがこれを満たすわけではない。しかし，プロバイオティクスの概念を，私たちの健康に役立つ能力をもった生きた微生物と拡大解釈すると，乳酸菌の機能をより柔軟にとらえることができる。

本章で紹介した血中尿酸値上昇抑制機能にみられるように，代謝能力のような特定の機能をある限られた目的のために選抜し活用することで，乳酸菌の利用分野が大きく拡大することが期待される。このことは，従来腸管への定着能力に起因して悪玉菌の増殖を防ぐことで整腸機能を発揮するなど，恒常性維持のために利用されてきた乳酸菌を，疾病予防，治療といったより明確な目的に積極的に利用すること，と言い換えられる。こういった視点からの乳酸菌の潜在能力の掘り起こしは既に始まっており，アレルギー低減や，抗ピロリ菌活性に着目した乳酸菌の開発例がある。今後，乳酸菌の新たな機能の開発がさまざまな角度から進展することを期待したい。

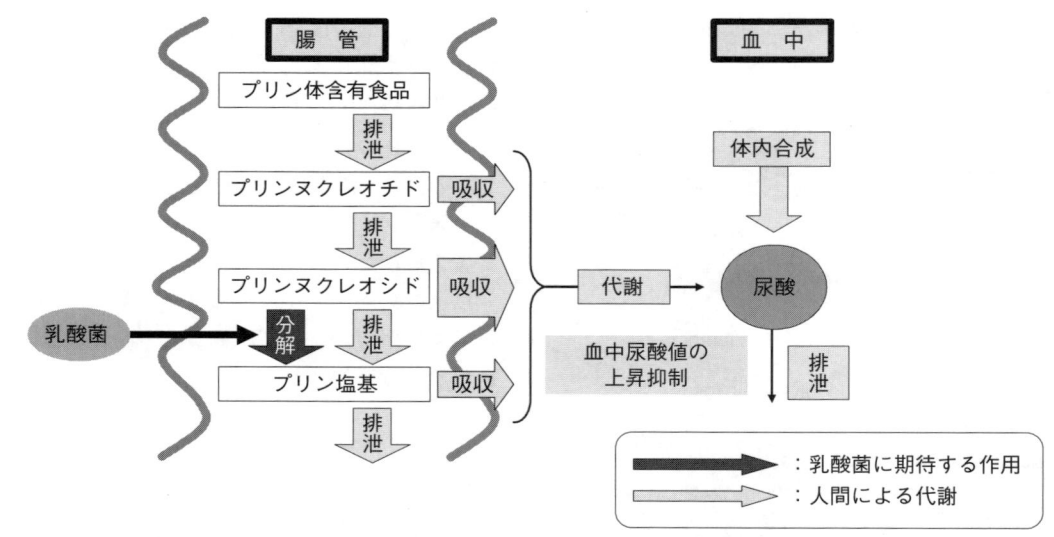

図14−6　予想される乳酸菌の血中尿酸値上昇抑制機構

5．おわりに

　食品の役割すなわち食品機能は，大きく栄養機能・嗜好機能・体調調節機能の三つに分けることができる[38]。このうち主に体調調節機能に重点をおいて設計された食品が機能性食品・サプリメントであるといえ，わが国ではこの分野の研究が世界に先んじて行われてきた[39]。その研究成果は特定保健用食品や栄養機能食品などの保健機能食品制度の確立として結実したのみならず，最近のTVでの情報番組の隆盛にみられるように，消費者の食品機能に対する意識の高揚を促してきた。栄養不足から栄養過剰へと変遷してきた時代背景のもと，食品に期待される体調調節機能は，ヒトの消化器系・循環器系・免疫系・内分泌系・神経系などを調節し生活習慣病等の疾病を予防する機能であり，健康維持に働く機能であるといえる。現在のところ，これらの機能を有する食品成分として食物繊維，オリゴ糖，たんぱく質，ペプチド，アミノ酸，脂質，ビタミン，ミネラル，ポリフェノールなどが利用されている。微生物機能は，これらの直接的な機能担体の生産に利用されるケースが多い。また最近では，多様化する食品に個性を付与するべく，色やにおいなどの嗜好成分が機能性成分として利用されるケースもある。これらの成分をさまざまな分子種へと変換し得る微生物，並びに微生物酵素が，嗜好機能の増強・多様化に役立っている。一方，ある種の食品成分はヒトに内在する酵素の機能を調節することで作用している場合もあり，この場合は内在性酵素の機能を補助し得る微生物酵素の直接的な摂取により，その食品成分の機能を代替することも可能であると考えられる。あるいは，より積極的な微生物機能の活用として，ヒトにおいて欠失している代謝系を有する微生物菌体を摂取することにより，体内での物質循環の効率化を図ることも期待できる。図14−7には，ここで述べた微生物機能と食品機能との関係をまとめた。

　本章では，微生物機能の探索と開発に立脚した筆者らの研究開発例を紹介した。これらの事例が，微生物機能を食品機能開発に活用するにあたって，例えば，どんな機能が研究対象とな

り得るのか，どのような機能・機能性物質が潜在的に供給可能な状況にあるのか，などのヒントとなり，微生物機能開発と栄養・食糧学とのコラボレーションによる新規食品機能創出の端緒となることを期待したい。

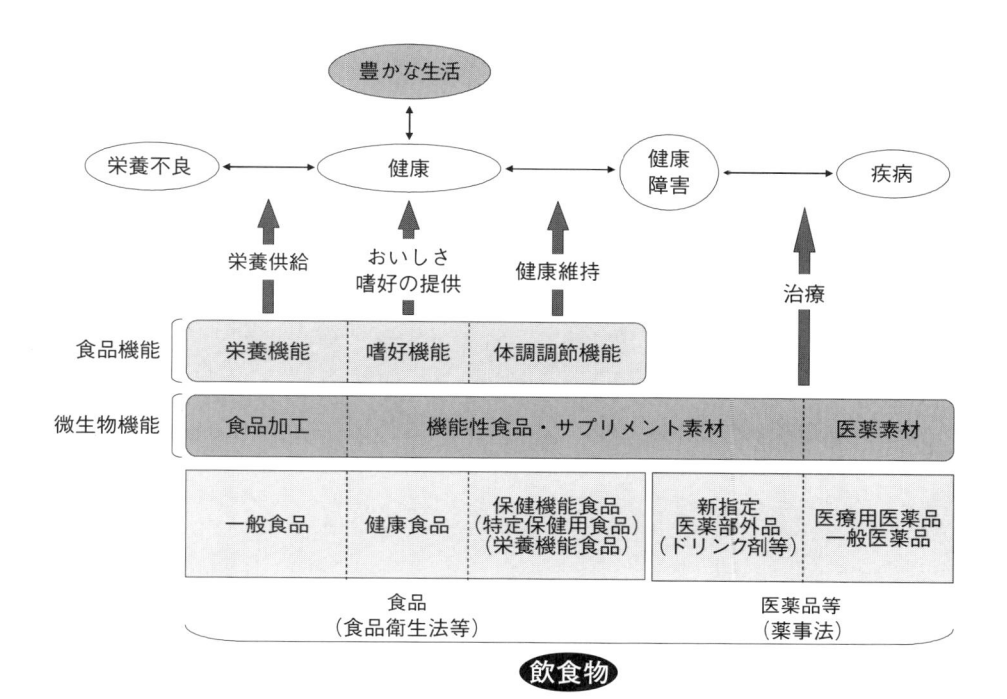

図14-7　微生物機能と食品機能のかかわり

●文　献

1) 清水昌：C20高度不飽和脂肪酸含有Single Cell Oilの生産. 農芸化学会誌, 1995；69；707-715.
2) Certik M., Sakuradani E., Shimizu S.：Desaturase defective fungal mutants：useful tools for the regulation and overproduction of polyunsaturated fatty acids. Trends Biotechnol, 1998；16；500-505.
3) 藤川茂昭, 東山堅一, 清水昌：糸状菌によるアラキドン酸含有油脂の発酵生産. バイオサイエンスとインダストリー, 1999；57；818-821.
4) Shimizu S., Ogawa J.：Oils, microbial production. In：Encyclopedia of Biprocess Technology：Fermentation, Biocatalysis, and Bioseparation. Flickinger M. C., Drew S. W.（eds.）, John Wiley & Sons, New York, 1999, p1839-1851.
5) 清水昌, 小川順, 櫻谷英治：有用油脂生産微生物の代謝工学. バイオサイエンスとインダストリー, 2001；59；451-454.
6) Ogawa J., Sakuradani E., Shimizu S.：Production of C20 polyunsaturated fatty acids by an arachidonic acid-producing *fungus Mortierella alpina* 1S-4 and related starins. In：Lipid Biotechnology. Kuo, T. M., Gardner H. W.（eds.）Marcel Dekker, New York, 2002, p563-574.
7) 清水昌, 櫻谷英治, 小川順：機能性脂質の微生物生産－アラキドン酸関連高度不飽和脂肪酸含有油脂および共役脂肪酸の生産を中心として－. オレオサイエンス, 2003；3；129-139.
8) 小川順, 櫻谷英治, 清水昌：機能性脂質の分子設計. 機能性脂質のフロンティア（佐藤清隆, 柳田晃良, 和田俊　監修）, シーエムシー出版, 2004, p77-85.
9) 小川順, 櫻谷英治, 清水昌：機能性脂質の微生物生産. 生物工学会誌, 2005；83；339-341.
10) Pariza M. W., Park Y., Cook M. E.：The biologically active isomers of conjugated linoleic acid. Prog Lipid Res, 2001；40；283-98.
11) Kepler C. R., Hirons K. P., McNeill J. J. et al.：Intermediates and products of the biohydrogenation of linoleic acid by *Butyrinvibrio fibrisolvens*. J Biol Chem, 1966；241；1350-1354.
12) Kishino S., Ogawa J., Omura Y. et al.：Conjugated linoleic acid production from linoleic acid by lactic acid bacteria. J Am Oil Chem Soc, 2003；79；159-163.
13) Kishino S., Ogawa J., Ando A. et al.：tructural analysis of conjugated linoleic acid produced by *Lactobacillus plantarum*, and factors affecting isomer producton. Biosci Biotechnol Biochem, 2003；67；79-182.
14) Ogawa J., Matsumura K., Kishino S. et al.：Conjugated linoleic acid accumulation via 10-hydroxy-12-octadecaenoic acid during microaerobic transformation of linoleic acid by *Lactobacillus acidophilus*. Appl Environ Microbiol, 2001；67；1246-1252.
15) Kishino S., Ogawa J., Ando A. et al.：Ricinoleic acid and castor oil as substrates for conjugated linoleic acid production by washed cells of *Lactobacillus plantarum*. Biosci Biotechnol Biochem, 2002；66；2283-2286.
16) Ando A., Ogawa J., Kishino S. et al.：CLA production from ricinoleic acid by lactic acid bacteria. J Am Oil Chem Soc, 2003；80；889-894.
17) Ando A., Ogawa J., Kishino S. et al.：Conjugated linoleic acid production from castor oil by *Lactobacillus plantarum* JCM 1551. Enzyme Microb Technol, 2004；35；40-45.
18) 小川順, 櫻谷英治, 清水昌：微生物による機能性脂質の生産. 科学と工業, 2002；76；163-170.
19) 小川順, 岸野重信, 清水昌：微生物による共役リノール酸（CLA）生産. バイオサイエンスとインダストリー, 2002；60；753-754.
20) Ogawa J., Kishino S., Ando A. et al.：Production of conjugated fatty acids by lactic acid bacteria. J Biosci Bioeng, 2005；100；355-364.
21) Kishino S., Ogawa J., Ando A. et al.：Conjugated α-linolenic acid production from α-linolenic acid by *Lactbacillus plantarum* AKU 1009a. Eur J Lipid Sci Technol, 2003；105；572-577.
22) Riva S.：Laccases：blue enzymes for green chemistry. Trends Biotechnol, 2006；24；219-226.
23) Baldrian P.：Fungal laccases-occurrence and properties. FEMS Microbiol Rev；2006；30；215-242.

24) 小川順：お口の恋人"酵素". 生物工学会誌, 2004；82；70-71.
25) 小川順, 清水昌：機能性食品・栄養補助食品としての酵素利用と醸造微生物. 日本醸造協会誌, 2004；99；832-849.
26) G. Leed：Health and legal aspects of the use of enzymes. In：Enzymes in Food Processing. 2nd ed, Leed G.（ed）, Academic Press, New York, 1975, p549-554.
27) Boss G. R., Seegmiller J. E.：Hyperuricemia and gout. Classification, complications and management. N Engl J Med, 1979；300；1459-68.
28) Chiang H. C., Lo Y. J., Lu F. J.：Xanthine oxidase inhibitors from the leaves of Alsophila spinulosa（Hook）Tryon. J Enzyme Inhib, 1994；8；61-71.
29) Owen P. L., Johns T.：Xanthine oxidase inhibitory activity of northeastern North American plant remedies used for gout. J Ethnopharmacol, 1999；64；149-160.
30) Nguyen M. T., Awale S., Tezuka Y. et al.：Hypouricemic effects of acacetin and 4,5-o-dicaffeoylquinic acid methyl ester on serum uric acid levels in potassium oxonate-pretreated rats. Biol Pharm Bull, 2005；28；2231-2234.
31) Wilson D. W., Wilson H. C.：Studies in vitro of the digestion and absorption of purine ribonucleotides by the intestine. J Biol Chem, 1962；237；1643-1647.
32) Stow R. A., Bronk J. R.：Purine nucleoside transport and metabolism in isolated rat jejunum. J Physiol, 1993；468；311-324.
33) Parsons D. S., Shaw M. I.：Use of high performance liquid chromatography to study absorption and metabolism of purines by rat jejunum in vitro. Q J Exp Physiol, 1983；68；53-67.
34) Bronk J. R., Shaw M. I.：The transport of uric acid across mouse small intestine in vitro. J Physiol, 1986；378；229-39.
35) 小川順, 杉本聡 清水昌ほか：プリンヌクレオシド代謝に影響を及ぼす乳酸菌の探索. 2004年度日本農芸化学会大会講演要旨集, 2004；197.
36) 池永武, 久米村恵, 岡松洋ほか：食事性高尿酸血症モデルラットの血中尿酸値に及ぼす乳酸菌の影響. 2004年度日本農芸化学会大会講演要旨集, 2004；197.
37) 小川順, 妙中仁美, 杉本聡ほか：高尿酸血症に有効な乳酸菌におけるプリン体代謝の解析. 2005年度日本農芸化学会大会講演要旨集, 2005；244.
38) 寺尾純二, 山西倫太郎, 高村仁知：食品機能学. 光生館, 2003.
39) Arai S., Osawa T., Ohigashi H. et al.：A mainstay of functional food science in Japan-history, present status, and future outlook. Biosci Biotechnol Biochem, 2001；65；1-13

第3編
公衆栄養と疾病予防

第15章 エビデンスに基づく予防・治療
　　　　………………………………… 佐々木　敏

第16章 骨の栄養と骨粗鬆症
　　　　………… ……………… 田中　清

第17章 爪遺伝子診断による若年女性の食育
　　　　………………………………… 瀧井 幸男

第15章　エビデンスに基づく予防・治療

佐々木　敏[*]

1．エビデンスの定義

　ここでは，「栄養学は，純粋科学ではなく，応用科学である」という立場をとる。つまり，不思議を解き明かすための科学ではなく，人の健康に資するための科学としての立場をとる。これが，栄養学が生化学や生理学などと異なる点である。このように考えると，メカニズムの解明が栄養学の最終目的ではないことがわかる。メカニズムが解明されることは歓迎すべきことだが，それが解明されても，実際に人の世界で役に立たなければ意味がない。逆に，たとえメカニズムが不明でも，または，完全には解明できていなくても，実際に人の世界で役に立てば，それは栄養学的には意味のあることである。つまり，ここでいうエビデンスとは，「ヒト（生物種として人を扱う場合，ヒトと書くことが多い）において観察された事実」を指す。ただし，これは，ヒト以外を用いた研究の成果を無視したり，否定したりするものではない。ヒト以外を用いた研究の成果だけでは栄養学として十分でないということである。

2．疫学の台頭

　ヒトは実験動物のように均質ではない。そのために，一人の患者や対象者から得られた結果は必ずしも別の一人でも観察されない。そのために，どうしても，複数，または，多人数を単位としたヒト集団を対象として研究を行い，結果の平均値など，何らかの代表値をもって結果を表現しなくてはいけないという状況が発生する。これが疫学である。栄養を中心に据えた疫学研究を栄養疫学とよぶことがある。
　現在，医学研究では，疫学研究の役割が年々大きくなりつつある。それは，医学も応用科学だからである。新たに開発された治療法も，疫学の手法を用いた効果試験を経て，初めてその効果は万人の認めるところとなる。
　均質でない集団を用いる疫学研究は，均質な個体を用い，かつ緻密な条件を設定して行われる実験動物を用いる実験に比べて，科学的に質が低いのかというと　これは全く逆である。均質でないが故に，その欠点を最小限に留めるべく，さまざまな工夫がなされる。単に「そこに人がいるから測定した」のではない。
　エビデンスとして利用価値があるのは，科学

---

[*]東京大学大学院医学系研究科公共健康医学専攻社会予防疫学

的信頼度の高い疫学研究である。それ以外の疫学研究にはエビデンスとしての価値はない。

しかしながら，ヒトを用いるが故に，過激な試験方法，実験方法を用いることはできない。そのために，どうしても，測定される内容は，動物や細胞を用いた実験に比べると，いわゆる新しいものではない場合がほとんどである。しかし，これは，疫学研究のレベルがヒト以外を用いる研究よりも科学的価値が低いことを示すものでも，また，科学としての先見性のなさを示すものでもない。疫学研究の目的は，「それはヒト集団でも起こるか」を観察することであり，これは，ヒト以外を用いる研究では，知り得ないものだからである。

3．EBMとEBN

医学の世界ですでに常識化した考え方にEBM（evidence-based medicine）がある。EBMは「根拠に基づく医療」と訳されており，1991年にカナダのマックマスター大学のGuyattが初めて使い，その後，同じ大学のSackettらのワーキンググループがEBMの概念を整理し，展開したとされている。

EBMは，次の三つの要素を統合するものと考えられる。
① 利用可能な最善の科学的根拠
② 患者の価値観及び期待
③ 臨床的な専門技能

すなわち，「診ている患者の臨床上の疑問点に関して，医師が関連文献などを検索し，それらを批判的に吟味した上で，患者への適用の妥当性を評価し，さらに患者の価値観や意向を考慮した上で臨床判断を下し，専門技能を活用して医療を行うこと」と定義できる実践的な手法であるといえるだろう。

現在では，その弊害や問題点，限界なども議論されているものの，EBMの登場並びに流布が，医の現場である一般臨床医に与えた多大な影響は否定できないであろう。特に，それは，現場で用いるために作成される種々のガイドラインの作成に顕著に現れている。ここで中心的に用いられるのは，上記に示した「科学的信頼度の高い疫学研究」であって，ヒト以外を用いた研究からの推論は，参考資料として閲覧されることはあっても，それをもってガイドラインが作成されることはない。

ヒトの健康に資するという目的を考えれば，栄養学にもEB（evidence-based）的な考え方が必要であることに異論はないだろう。EBN（evidence-based nutrition）である。しかし，EBMと比べると，EBNの考え方や利用方法は複雑であるように感じる。医学的な治療，例えば，手術や投薬に比べると，食べ物が健康や病気に及ぼす効果は緩やかであり，小さなものであることが多いのが現実だからである。もう一つは，医学はEBMの登場以前からヒトの健康を扱う学問であると誰もが考えてきたのに対して，栄養学は必ずしもそうではなかったのではないかという問題である。

4．栄養疫学研究データの読み方：多要因にまつわる問題

現在ほど，国民が食べ物に興味をもち，健康への影響や健康への効果に関する情報を求めている時代はいまだかつてなかったであろう。そのために，栄養疫学研究によって得られたデータが使われることがあるが，それらは正しく選ばれ，正しく使われているであろうか。

はじめが，「多要因にまつわる問題」である。現在，栄養が関連する多くの疾患は，いわゆる生活習慣病である。ここでは心筋梗塞を例に挙げる。

図15－1は，国別のワイン消費量（正確には，1979年のワイン由来アルコールの推定消費量）と心

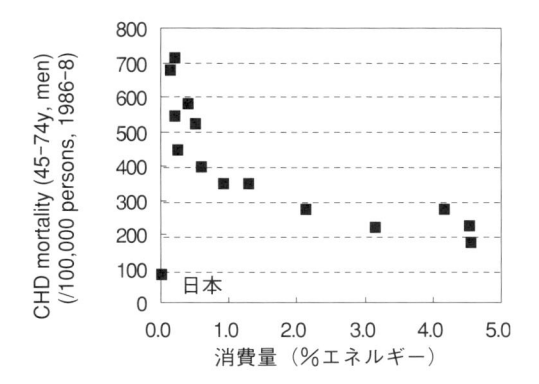

図15-1 国ごとにみた，ワイン由来アルコールの消費量（％エネルギー，1979年）と心筋梗塞死亡率（45〜74歳男性，年齢調整済み，1986〜88年，人/10万人）の関連

（文献11）より引用改変）

筋梗塞死亡率（正確には，1986〜88年の45〜74歳男性の年齢調整済み死亡率）である[1]。西ヨーロッパ諸国，北米2か国，オセアニア2か国，そして，日本についての結果を図示したものである。ここから，次の二つの事実を読み取ることができる。①日本以外の国では，ワインの消費量と心筋梗塞死亡率の間にはきれいな負の相関がある，②日本人はワインの消費量が極めて少ないにもかかわらず，他のどの国よりも心筋梗塞死亡率が低い。この2点に基づく類推としては，「日本人がワインを飲めば，心筋梗塞の予防効果を期待できる」とはなりにくいであろう。むしろ，「ワインとは関係なく，日本人の中（遺伝子か環境因子かはわからない）に心筋梗塞を予防する秘密がある」ではないだろうか。なお，この図は集団を単位としたデータであり，生態学的方法とよばれる疫学の研究手法である。同じ手法によって得られた別の結果が，図15-2である[2]。ここでは，食品消費量から推定した葉酸の摂取量と心筋梗塞死亡率との間に有意な負の相関があることが示されている。ここから類推されるのは，「葉酸は心筋梗塞に予防的に働く」であろう。では，どちらが正しいのだろうか。実は両方とも正しい。ワイン中の物質にも，葉酸にも心筋梗塞を予防する可能性が基礎的な研究から示唆されている。しかし，そんなことをいいはじめたら，心筋梗塞を予防する可能性が示唆されている環境要因は他にも山ほどある。ちょっと思いつくまま挙げても図15-3くらいはあるだろう。

大切なことは，この山ほどある関連因子のどれが，今問題にしている集団，または，個人にとって重要なのかということである。つまり，「危険度（または効果）の相対的強さ」である。心筋梗塞を中心とした循環器疾患の危険因子の発見に数多くの貢献をしてきたFramingham Heart StudyのディレクターであったCastelliは

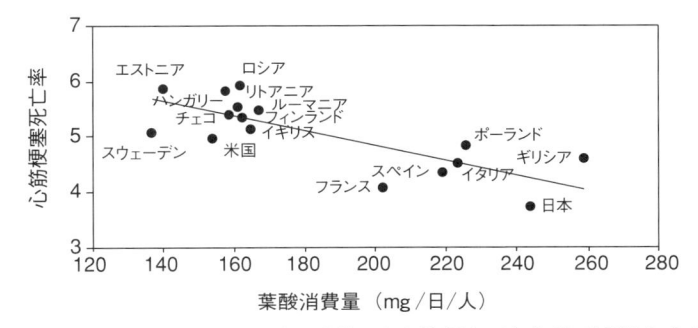

図15-2 国ごとにみた，葉酸消費量と心筋梗塞死亡率（年齢調整した値の対数変換値）の関連

（文献12）より引用改変）

総説の中で,「現時点までに(循環器疾患について)200以上の危険因子が発見,同定されてきたが,その中でもっとも大切なものは,脂質異常,高血圧,喫煙の三つである」と述べ,多数の危険因子の中から,相対重要性を考慮して重要なものを抽出し,それらに対する理解と対策を講じることの大切さを強調している[3]。

これと同様のことがワインの心筋梗塞予防効果についても適用できることが,図15-4のように,後の研究によって示されている[4]。これは,ワイン摂取とビール摂取が心筋梗塞の発症や死亡に与える影響を検討した28の研究(コホート研究が13,症例対照研究が15)を数量的に統合した,メタアナリシスである。その結果,ビールよりもワインの方でわずかに低い相対危険が観察されたが,その差はわずかであり,かつ,

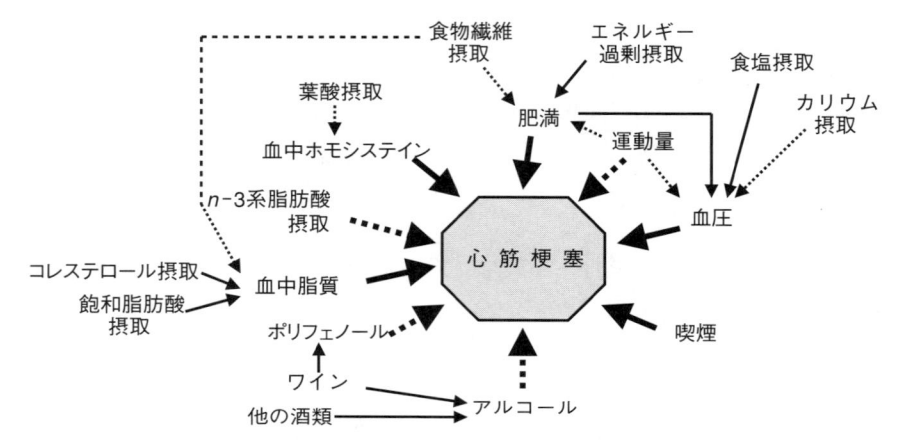

図15-3　心筋梗塞の主な危険因子(環境要因のみ)と予防因子(概念図)
　　　　→：上げる方向に働くもの,　┈→：下げる方向に働くもの

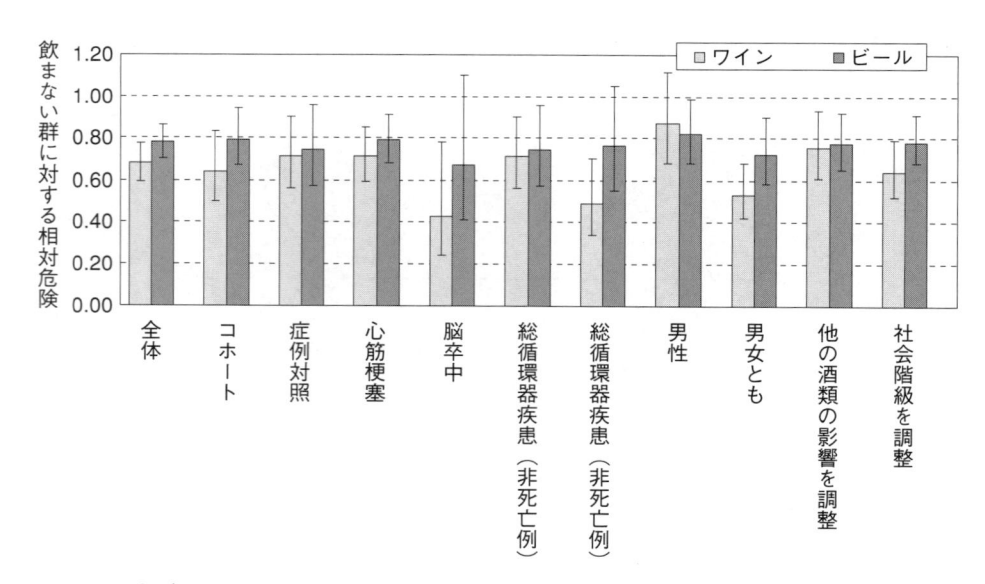

図15-4　ワインとビールで比べた飲酒者の循環器疾患リスク(非飲酒者に対する相対危険［±95%信頼区間］)
　　　　(コホート研究13と症例対照研究15を用いたメタアナリシス)

(文献13)より引用改変)

有意な差ではなかった。それよりも注目されたのは，ビール，ワインの別なく，両方の酒でリスクが2割以上も下がっていた点である。

酒に含まれるアルコール（エタノール）の血液抗凝固作用がその主要因と考えられ，この効果が，ワイン中にあり，ビールには存在しない物質（ワインポリフェノール）による効果に比べてはるかに大きく，後者による効果がほとんど検出できないことを示している。つまり，後者は「理論的にはあり得るが，実際には小さいために考慮に値しない」と考えるのが，応用科学としては，正しい解釈である。

このように，複数の関連因子から相対的に重要なものを抽出するのは，ヒトを扱う研究でしか行えない作業である。そして，これは，現実の予防や治療において極めて重要な課題である。このように，丁寧に行われた疫学研究を丁寧に収集，解析し，丁寧に解釈することによって，現実社会が参考にすべき，科学的かつ有益な情報が得られる。

5．栄養疫学研究データの読み方：曝露量にまつわる問題

表15－1は，食事と胃癌に関連に関する論文の結果をまとめたものである[5]。この表では，研究成果の量と質を検討し，エビデンスのレベルを4段階に分けている。ここで注目すべきは，「促進的」とされた因子の中で，「焼いた肉や魚」や「N-ニトロソアミン」のエビデンスレベルが「食塩，塩蔵」のエビデンスレベルよりも低いことである。これは，後者が胃癌のリスクとなることを示した疫学研究が前者に比べて少ないことの結果である。

N-ニトロソアミンは発癌物質である。そして，それが肉や魚を焼いたときに発生することも明らかにされている。しかし，N-ニトロソアミンをどのくらい食べれば胃癌が発生するのか，それが，ヒトが現実に食べられる（食べている）量であるか否かについては，まだあまり明らかにされていないということをこの結果は示している。

「発癌物質＝避けるべき」ではなく，「発癌物質を発癌するくらい大量に食べること＝避けるべき」である。

量にまつわるこの種の問題もまた，ヒトを扱う研究でしか究明し得ない課題である。そして，これは，現実の予防や治療において極めて重要な課題である。

6．栄養疫学研究データの読み方：結果のゆらぎにまつわる問題

すでに触れたように，疫学研究の結果は，ヒ

表15－1　胃癌の発症に関する食事性因子（系統的レビュー結果の一例）

	予防的	関連なし	促進的
確実	野菜，果物 冷蔵		
多分	ビタミンC	アルコール，コーヒー，紅茶，亜硫酸塩	食塩，塩蔵
おそらく	カロテノイド，アリウム化合物，全粒穀物，緑茶	砂糖，ビタミンE，レチノール	炭水化物，焼いた肉や魚
不十分	食物繊維，セレン，ニンニク		加工肉，N-ニトロソアミン

（文献5）より引用改変）

ト以外を用いる研究に比べると，対象者（集団）の多様性や測定精度の問題のために，類似の研究であっても得られる結果がある程度異なることがある。図15-5は，果物摂取量と癌発症率の関連について検討した疫学研究の数を数えた結果である[5]。有意な負の関連を得た研究が27点ある一方，有意な正の関連を得た研究も六つある。そして，この残りの八つの研究では有意な関連は認められなかった。もちろん，個々の研究が信頼に足る方法で実施されたか，正しく解析されたかを詳細に検討しなければならないが，それでも，ある程度の結果のゆらぎ（ばらつき）は排除できないであろう。

このような疫学の特徴を考えると，注意すべき次の3点に気づく。①研究が信頼に足る方法で実施されたか，正しく解析されたかを詳細に検討しなければならない，②たまたま知り得た少数の研究だけから結論を導くことは避け，存在するすべての（または可能な限り多数の）研究を検討しなければならない，③新たな研究の登場で将来，結論が変わる可能性がある。

ここに，果物の中に発癌物質が存在することを発見した研究者がいたとしよう。彼（彼女）が自分の研究成果を紹介する際に，その傍証として，有意な正の関連を得た六つの研究を図15-5の中から選び紹介した（他の35点の研究を紹介せずに）としたら，どうだろうか。選ばれた六つの研究は決して悪い研究ではない。偶然にそのような結果が得られたにすぎない。しかし，この研究者が自分の発見の正当性を補強するために，六つの研究を使い，残りの35点の研究を無視したとしたら，それは研究成果の誤用である。このように，疫学研究には，その独特の特性を知らないと，誤った使い方さえしかねない難しさがある。

7．叙述的総説と系統的総説

栄養に関連する現場（例えば，病院の外来）を担当する者が，栄養学の学術論文を一つひとつ探し出して，網羅的に読み，偏りなくまとめて……，といった一連の作業を行うのは無理である。そこで，多くの場合は，それぞれの専門家が信頼できる研究成果をまとめて，これら現場の専門家に情報を提供している。つまり，総説（レビュー）である。

総説は，その作られ方と構造から，叙述的総説（narrative review）と系統的総説（systematic review）に分けられる。

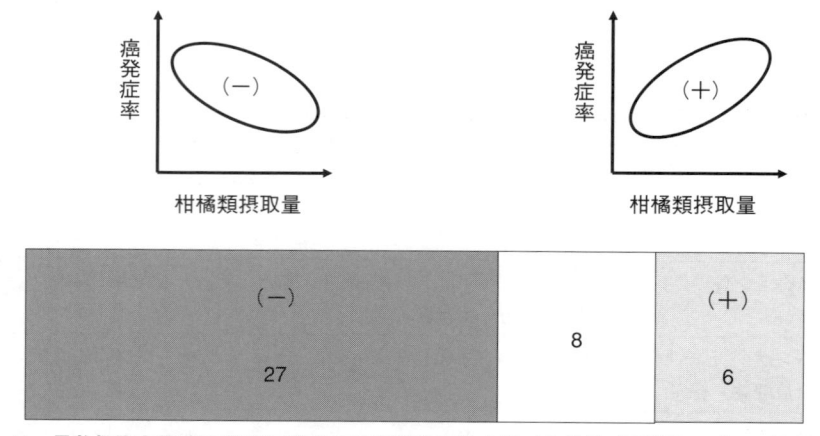

図15-5　果物摂取と胃癌の発症に関する疫学研究の数を調べた結果（系統的レビュー結果の一例）

（文献5）より引用改変）

第15章 エビデンスに基づく予防・治療

　叙述的総説は，取上げた課題について，純粋に基礎的な研究から始まり，予防や治療で役に立つ研究成果に至るまでを，一連の研究を紹介して，全体像を理解できるように書かれるものである。特徴は，執筆者はその専門家であるため，自分の研究の歴史が中心になることが多いことである。すると，自分の研究を支持する研究を選んで論理を展開するという結果になることが多い。いわば「自分史」である。そのため，同じ課題であっても，対立する仮説を提唱している2人の研究者が独立に叙述的総説を書くと，互いの論文の存在が無視されたり，反駁する結論に帰結したりすることもある。

　一方，系統的総説は，あらかじめ決めた課題について，・客観的に評価した研究方法の質に基づき，・公平に，網羅的に，研究を収集・分類・選択し，紹介する。いわば「研究史」である。その客観性を尊ぶがあまり，系統的総説は，研究のサマリーが無機的に羅列されたものになりがちだという問題点がある。そして，これは執筆者側の問題であるが，一つの系統的総説に要する論文を探索する作業時間とその労力は，叙述的総説のそれに比べて非常に大きく，さらに，その網羅性と客観性を保つために，かなりの神経を使うことである。

　読者には，双方の目的と特徴を十分に理解した上で，双方の長所と短所をわきまえて利用することが勧められる。それ以上に大切なことは，総説を執筆する側，つまり研究者が叙述的総説と系統的総説について深い知識と理解をもつことである。

　一つのテーマについて，叙述的総説と系統的総説という異なる方法で総説が書かれた興味深い例があるので，紹介しておきたい（図15－6）[6,7]。これを読み比べると，前者には論理の揺れがある同時に，やや恣意的な論理展開にな

● 肥満患者には低GI食によるコントロールを行うべきか？：YES。

　肥満並びにそれに関連した健康問題の予防並びに治療のために，脂質摂取の減少が広く主張されてきた。

　そして，最近は低脂質摂取の効果が疑問視されている。その一つの問題として，脂質摂取の低下による代償的な高GI炭水化物（精製度の高いでんぷん質食品と精製糖が中心である）の摂取量の増加がある。

　この種の食品は速やかに消化され，ブドウ糖に変化し，その結果として，食後高血糖並びに高インスリン状態を招く。短期間の摂取試験は一般的にGIと満腹感とのあいだに負の関連を認めている。

　中期間の介入試験は，低GIまたは低GL（glycemic load）食に比べて高GIまたは高GL食で体重減少が少ないことを見いだしている。

　疫学研究は，GIと多種の循環器疾患危険因子や循環器疾患と糖尿病の発症との関連を報告している。生理学に基づいた基礎研究や実験動物を用いた研究が，疾患の予防並びに治療におけるGIの役割を支持している。

　このレビューは，低GI食が有するであろう利益の基礎となるメカニズムについて考察し，そのような食事が臨床の場で推奨されるべきか否かについて検討を加えた。（著者訳）

Pawlack, et al. Obes Rev 2002; 3: 235-43 から引用

● 肥満患者には低GI食によるコントロールを行うべきか？：NO。

　糖尿病分野における研究では，長年にわたって炭水化物のグリセミック・インデックス（GI）が取上げられ，低GIが推奨されてきた。最近では脂質分野の研究においても同様の傾向がみられる。そして，低GI食が食欲と長期間の体重のコントロールに推奨されるべきか否かという新たな論争が最近起こっている。そこで，食品と食事におけるGIの高低が食欲，食品摂取量，エネルギー消費量，体重に及ぼす影響を検討したヒトを対象とした介入試験に関する系統的レビューを行った。

　31の短期間（一日間未満）試験のうち，低GIの食品は15の研究でより顕著な空腹感減少作用を示したが，残りの16の研究では差を認めないか，逆に，空腹感を増加させるという結果が得られた。低GI食は七つの研究で自由な食事摂取において摂取量を減じ，残りの八つの研究ではこのような結果は得られなかった。20のより長期間（6か月間未満）の研究では，体重減少を観察した研究の四つが低GI食，2つが高GI食であり，残りの14の研究ではGIの高低で体重変化に差は認めなかった。低GI食群と高GI食群の平均体重減少量はそれぞれ1.6kg，1.5kgであった。以上より，長期間の体重コントロールに関して低GIの食品が高GIの食品よりも優れているという科学的な根拠は現段階では得られていないと結論される。

　しかしながら，自由摂取が保障され，体重変動の影響が考慮され，かつ，GI以外の食事要因に差がないというような理想的な条件でなされた長期間の試験はまだ存在していない。（著者訳）

Raben, et al. Obes Rev 2002; 3: 245-56 から引用

図15－6　叙述的総説と系統的総説の例（同じテーマについて異なる方法で総説が書かれた例）

っている点がある一方，後者では，目的や論理，記述は明確であるが，記述に無味乾燥な傾向があり，そのために興味が湧きにくい文章になっている点に気づくであろう。

栄養以外の医学分野では，系統的総説は総説の中心的な書き方として定着した感があるが，栄養学の分野では，まだこれからの発展が期待される分野と考えられる。しかしながら，ヘルスケアにおける介入の有効性に関する系統的総説を「つくり」，「手入れし」，「アクセス性を高める」ことによって，人々がヘルスケアの情報を知り判断することに役立つことを目指す国際プロジェクトである，コクラン共同計画では，発表される全総説数の1割弱が栄養関連であり，しかもここ数年，全体にしめる栄養の割合は徐々に増加傾向にある（図15-7）。このことから，系統的総説を推進しようとするグループも栄養を重要な分野の一つとして認識しているものと考えられる。

8．栄養指導・栄養教育の問題：モノ教育偏重の弊害

栄養指導の現場や，それに関する情報の中で，「○○には△△が豊富」（○○には食品名が入り，△△には栄養素名が入る）という話や記述を見聞きすることが多い。例えば，あるホームページで，飽和脂肪酸が豊富な食品の代表として，肉の脂身に混じって，チョコレートとココア（飲む状態のものではなく，ココアパウダーが入った缶の絵が描かれていた）が挙げられているのを見たことがある。一方，健康な日本人男女の食事を調査した結果によると，飽和脂肪酸の主たる摂取源は，肉類と乳類がほぼ同量であり（図15-8），両者の合計で，全体のほぼ半分を占めていた[8]。乳類のほとんどが牛乳であり，食品単独でみると，飽和脂肪酸摂取量にもっとも高い寄与を示した食品は牛乳であるとした報告が少なくとも二つある[9,10]。上記のホームページと，この疫学研究の結果との違いはなぜ生じたのだろうか。

前者は食品重量100g当たりに占める飽和脂肪酸含量（重量）で食品を比較し，含量の多いものを挙げたものと考えられる。しかし，ヒトへの健康影響を考えるのであれば，この選択方法は正しいものではない。前述の発癌物質の例と同じく，摂取頻度が低いか，1回摂取量が少ない食品（栄養素）は，一定期間中の摂取量は少なくなるため，その健康影響は小さいと考えるべきである。つまり，「含有量×摂取頻度×1回摂取量」でその食品の重要度を決めるべきである。上記の疫学研究の結果はそれを示したものである。そして，ごくまれに存在するであろう，チョコレートを問題になるくらいに大量に摂取している人や，さらにごくまれに存在するかもしれない，ココアパウダーを缶ごと食べてしま

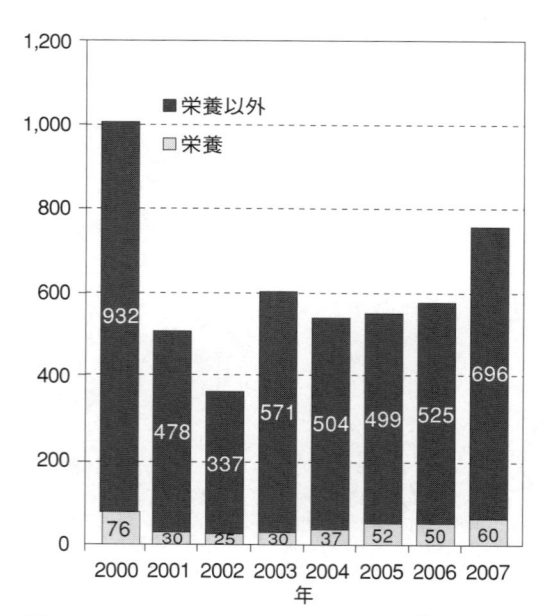

図15-7　コクラン計画が発表した系統的総説の数
PubMedで調べた結果（アクセス期日：2007/12/16）
検索式：栄養は（diet OR dietary OR food OR intake）AND "Cochrane Database Syst Rev"，全体は "Cochrane Database Syst Rev"。栄養以外の報告数は，全数から栄養関連の報告数を除くことで得た。

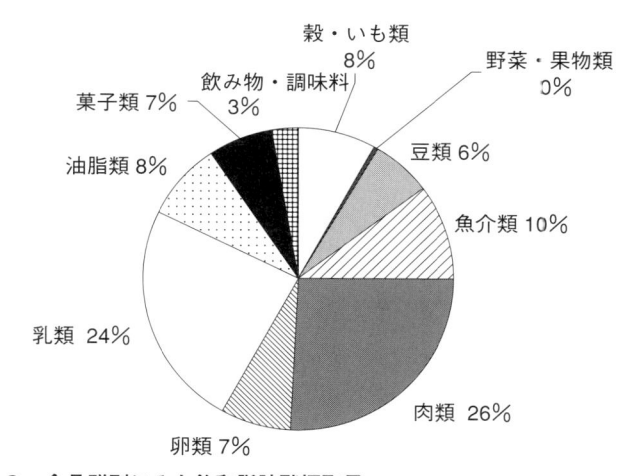

図15－8　食品群別にみた飽和脂肪酸摂取量
国内4地域（211人）の28日間（1地域のみ14日間）食事記録調査結果
（文献8）より引用改変）

う人にしか，上述のホームページの情報は役に立たないのである。逆に，たまにチョコレートを食べたり，ココアを楽しんだりしている普通の人が，これらを避ける行動に出たら，誤った食教育を施したことになってしまう。

これは，栄養士養成課程において，疫学教育を軽視し，モノ（食品）の中身に偏重した教育を行ってきたために生じた問題ではないかと思われる。

9．おわりに

医療の世界では，エビデンスの重要性を疑う人はすでにいないと思う。また，それで十分だと考える人もまれであろう。もしも，栄養学が人の健康に資するために存在する学問であると定義するならば，この医学の流れに沿わないわけにはいかないであろう。

その一方，栄養学には医学と異なる栄養学特有の特徴がある。栄養学におけるエビデンスの定義と利用方法については，医学のそれに盲従するのではなく，医学のそれとの整合性を図りつつ，独自のものを作りあげるべきであり，栄養学独自のものとして利用していく道を模索すべきであろう。

最も大切な点は　エビデンスは，質の高い研究によってのみ作られるということである。現在のわが国の栄養学研究を概観するに，どのようにエビデンスを利用するかの前に，どのようにしてエビデンスを作るかの問題が大きく，そのためには，どうすれば，信頼に足るエビデンスを作れる研究者を育てられるかを模索しなくてはならない。すべては一朝一夕にはいかない。研究者教育は短く見積もっても十数年を要するであろう。この種の研究成果を正しく理解し，現場で正しく活用する専門家を養成し，現場に配置するのには更に長い年月を要するであろう。たとえそうであっても，近年の医学の流れをみれば，最大の労力と時間を投入すべき課題であると，少なくとも，筆者は考える。

●文 献

筆者注：この章は，『わかりやすいEBNと栄養疫学』（佐々木敏著，同文書院，2005）を参考にして作成したものである。

1) Sasaki S, Kesteloot H. Wine and non-wine alcohol : differential effect on all-cause and cause-specific mortality. Nutr Metab Cardiovasc Dis 1994 ; 4 ; 177-82.
2) Connor SL, Ojeda LS, Sexton G, Weidner G, Connor WE. : Diets lower in folic acid and carotenoids are associated with the coronary disease epidemic in Central and Eastern Europe. J Am Diet Assoc 2004 ; 104 ; 1793-9.
3) Castelli WP. : Lipids, risk factors and ischaemic heart disease. Atherosclerosis 1996;124 Suppl; S1-9.
4) Di Castelnuovo A, Rotondo S, Iacoviello L, Donati MB, De Gaetano G. : Meta-analysis of wine and beer consumption in relation to vascular risk. Circulation 2002 ; 105 ; 2836-44.
5) Food, Nutrition and the Prevention of Cancer : a Global Perspective World Cancer Research Fund, American Institute for Cancer Research, 1997
6) Pawlak DB, Ebbeling CB, Ludwig DS. : Should obese patients be counselled to follow a low-glycaemic index diet? Yes. Obes Rev 2002 ; 3 ; 235-43.
7) Raben A. : Should obese patients be counselled to follow a low-glycaemic index diet? No. Obes Rev 2002 ; 3 ; 245-56.
8) Sasaki S, Kobayashi M, Tsugane S. : Development of substituted fatty acid food composition table for the use in nutritional epidemiologic studies for Japanese populations : its methodological backgrounds and the evaluation J Epidemiol 1999 ; 9 ; 190-207.
9) Tokudome Y, Imaeda N, Ikeda M, Kitagawa I, Fujiwara N, Tokudome S. : Foods contributing to absolute intake and variance in intake of fat, fatty acids and cholesterol in middle-aged Japanese. J Epidemiol 1999 ; 9 ; 78-90.
10) Kobayashi M, Sasaki S, Kawabata T, Hasegawa K, Tsugane S. : Validity of a self-administered food frequency questionnaire used in the 5-year follow-up survey of the JPHC Study Cohort I to assess fatty acid intake : comparison with dietary records and serum phospholipid level. J Epidemiol 2003 ; 13 (1 suppl) ; S64-S81.
11) Sasaki, et al. : Nutr Metab Cardiovasc Dis 1994 ; 4 ; 177-82
12) Connor et al. : J Am Diet Assoc 2004 ; 104 ; 1793-9
13) Di Castelnuovo et al. : Circulation 2002 ; 105 ; 2836-44

第16章 骨の栄養と骨粗鬆症

田中　清[*]，桒原晶子[*]，木戸詔子[*]

1. はじめに

　本章のタイトルは「骨の栄養と骨粗鬆症」であるが，本書の読者の中には，骨の生理や骨粗鬆症の病態あるいは骨粗鬆症の臨床的側面や臨床研究の方法論にあまりなじみのない人もいると思われるので，最初に骨代謝の基礎的事項・骨粗鬆症の概略を概説した後に，栄養的側面を述べる。なお臨床研究になじみのない読者にとっては，メタアナリシス，HR（hazard ratio）など耳慣れない言葉が出てくるかもしれないが，これら臨床研究の方法論や用語に関しては文献1）がわかりやすい良書である。

2. 骨の生理

(1) 骨の役割

　人間の体内には約1 kgのカルシウムがあり，その99％は骨にある。骨のカルシウムは二つの役割をもっている。一つは硬い骨として体の支持組織の役割を果たすことである。甲殻類の甲羅は，生体防禦の意義しかもっていないが，哺乳類の骨はこれと異なり，カルシウム貯蔵庫という意味も大きい[2]。細胞内カルシウム濃度が10^{-7}M程度であるのに対し，細胞外カルシウム濃度は約10^{-3}Mと，約10,000倍の濃度勾配が存在するが，このような極端な細胞内外の濃度勾配を示すイオンは他にない。カルシウムイオンの細胞内への流入により，ニューロンや筋細胞が興奮するので，カルシウムイオンの細胞内外の濃度勾配の維持は，生命の維持に不可欠である。海水中にはカルシウムが豊富に存在するので，魚はカルシウム不足になる心配はない。しかし陸上生物は絶えずカルシウム不足の危機にさらされているので，骨の中に大量のカルシウムを貯えているとも考えられる。

　成人に達して一旦完成した後も，骨は絶えず骨吸収と骨形成を繰返しており，これを骨のリモデリングという（この場合骨は更新されただけで，形態や大きさは変わっておらず，成長期のように変わる場合はモデリングという）[2,3]。リモデリングにも二つの役割があり，一つは更新による強度の維持である。骨に荷重が加わると，内部に微小骨折が生じ，それを放置すると骨の強度が低下するので，リモデリングによって修復・強度の回復が行われる。もう一つの目的は，血液中カルシウム濃度の維持である。血液中カルシ

[*] 京都女子大学家政学部食物栄養学科

ウム濃度が低下すると生命を維持できないので，その場合骨吸収を亢進させて，血液にカルシウムが供給される。

（2）血液中カルシウム濃度の調節機構

副甲状腺ホルモン（PTH）とビタミンDは協調して血液中カルシウム濃度を上昇させ，甲状腺から分泌されるカルシトニンは血液中カルシウム濃度を低下させる。魚は低カルシウム血症のおそれがないことから，PTH・ビタミンD系は未発達だが，カルシトニンの効力は強い。一方陸上動物ではPTH・ビタミンD系が発達しているが，カルシトニンはむしろ退化傾向であり，臨床で用いられるカルシトニン製剤も基本的に魚のカルシトニンである。

PTHは，①骨吸収の促進，②腎尿細管におけるカルシウム再吸収促進，③腎臓におけるビタミンD活性化促進（活性化されたビタミンDが小腸からのカルシウム吸収を促進する）という三つの作用を通じて，血清カルシウム濃度上昇作用を発揮する。

（3）骨形成・骨吸収の機構

最近進歩が著しい分野であり，概略を述べるので，詳細は文献を参照されたい[4,5]。骨形成にかかわる骨芽細胞（osteoblast）は，軟骨・脂肪・筋細胞と同様に，未分化間葉系の前駆細胞から分化する。一方骨吸収を行う破骨細胞（osteoclast）は造血幹細胞由来の単球・マクロファージ系の細胞である（図16-1）。骨芽細胞は骨形成を行うだけではなく，破骨細胞形成の調節をも行うことは知られていたが，近年その機構の詳細が解明された。PTH，ビタミンD，PGE_2，IL-1，IL-6，TNF-αなど破骨細胞形成を促進する分子は骨芽細胞に作用して，TNF-αスーパーファミリーに属するRANKL（receptor activator of nuclear factor κB）の産生を促進する。RANKLは，破骨細胞前駆細胞上の受容体であるRANKに結合することによって破骨細胞形成を促進する。その他，M-CSF（macrophage

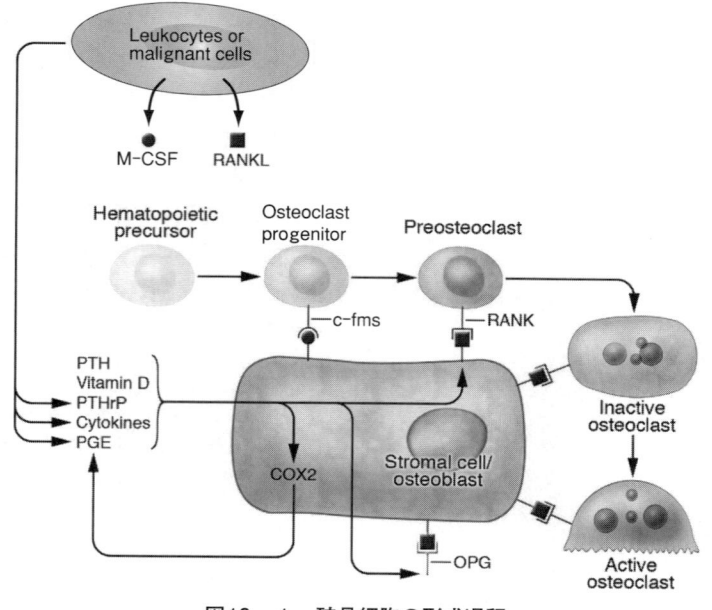

図16-1 破骨細胞の形成過程

（文献4）より引用）

colony stimulating factor）も破骨細胞形成に必要である。骨芽細胞からはさらに、可溶性たんぱく質であるOPG（osteoprotegerin）が分泌され，decoy（おとり）receptorとして，RANK/RANKLの相互作用を阻害することにより、破骨細胞形成を抑制する。また骨形成の機構については，Wntシグナルが受容体であるfrizzled（Fzl）に結合して情報を伝えることが明らかとなっている（図16-2）。

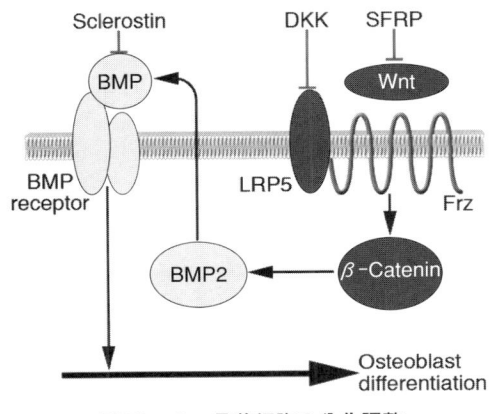

図16-2 骨芽細胞の分化調整
（文献4）より引用）

3．骨粗鬆症の病態

（1）女性ホルモンと骨粗鬆症

正常の状態では、骨吸収＝骨形成であり骨量は一定である。このバランスが崩れると（骨吸収＞骨形成）骨粗鬆症が起こるわけで、閉経が最も重要な原因である。女性ホルモン（エストロゲン）は骨吸収を抑制しており、閉経による女性ホルモンの減少によって骨吸収が亢進するため、骨粗鬆症を生じる。このため骨粗鬆症は閉経期以降の女性に多い。なお女性ホルモンの作用は骨吸収性サイトカイン産生抑制を介して発揮されると考えられている。この場合代償的に骨形成も亢進しており、このような病型を高回転型骨粗鬆症という。これに対する言葉は低回転型骨粗鬆症であり、糖尿病に伴うものなどでみられる。

（2）骨粗鬆症の定義[6]

1994年の国際骨粗鬆症シンポジウムにおいて、骨粗鬆症は、"A disease characterized by low bone mass and microarchitectural deterioration of bone tissue leading to enhanced bone fragility and consequent increase in fracture risk"、すなわち"骨量の低下と、骨の微細構造の劣化を特徴とする疾患であり、そのために骨折の危険が増した状態"と定義された。この定義で重要なことは、"骨折の危険が増した状態"であって、"骨折したもの"ではないことではないことである[6]。すなわち骨粗鬆症は骨折したから治療するのではなく、骨折の危険が増すから治療するのである。この考え方はいわゆる成人病・生活習慣病の治療に関する考え方そのものである。すなわち高血圧や高脂血症を放置すると、脳血管障害や心筋梗塞の危険性が高くなるから治療する、あるいは糖尿病をコントロールすることにより慢性合併症を防ぐ、骨粗鬆症もこれらと同様にとらえられなければならない。

このような定義が可能となったのは、DXA（dual energy X-ray absorptiometry）法をはじめとする骨密度測定機器の進歩による部分が大きい。DXA法は、エネルギーの異なる2種のX線を照射し、その吸収率の違いから骨量を求めるものであり、再現性良好で被曝量も少ない。しかし、その後種々の新規治療薬が開発され、その結果から、骨密度は骨折発生の重要な規定因子ではあるが、決して骨密度がすべてではないことが明らかとなってきた。女性ホルモン誘導体であるラロキシフェン（後の記述を参照）は、骨密度増加効果はそれ程大きくないが、骨密度増

加から予想されるよりはるかに大きな骨折予防効果を示す。またフッ素は骨密度を著明に増加させるが，骨折発生率はむしろ増加する。

これらの結果を受けて，2001年NIH（National Institute of Health）のコンセンサス会議において，新しい定義が定められた。それによると骨粗鬆症は，"Osteoporosis is defined as a skeletal disorder characterized by compromised bone strength predisposing a person to an increased risk of fracture. Bone strength primarily reflects the integration of bone density and bone quality"（骨粗鬆症は骨強度が低下して，骨折の危険が増した状態であり，骨強度は骨密度と骨質によって主に規定される）と定義されている。すなわち骨折の危険が増加することが最も重要であり，それは骨強度低下に反映される。さらに骨強度の規定因子として，骨密度・骨質の両者が重要であるというのが骨粗鬆症に対する最近の考え方であり，骨粗鬆症治療薬は，骨折予防効果によって判定される。

4．骨粗鬆症の診断

（1）骨粗鬆症の診断基準[6]

表16-1に示すのは日本骨代謝学会による原発性骨粗鬆症の診断基準である。脆弱性骨折とは，骨密度が若年成人平均値（YAM）の80％未満またはX線像で骨粗鬆症化があり，軽微な外力によって骨折したものであり，その場合骨粗鬆症と診断される。脆弱性骨折のない場合は，骨密度がYAMの80％以上は正常，70～80％は骨量減少，70％未満は骨粗鬆症とする。なお，ここで脆弱性骨折の有無によって分けているのは，既存骨折が骨密度とは独立した骨折の危険因子であるためである。

骨は外側の緻密な皮質骨と，内側の海綿骨から成る。全身の骨の70～80％は皮質骨であるが，海綿骨は表面積が広く代謝活性が高い。皮質骨と海綿骨は疾患によって異なった変化を示す。例えば副甲状腺機能亢進症では皮質骨優位の減少を示すが，閉経後やステロイド骨粗鬆症でまず減るのは海綿骨である。

（2）骨代謝マーカー[6]

他の疾患と異なり，骨粗鬆症の診断は骨密度測定によるべきであるが，これら薬剤の使い分けに関しては，血液・尿検査による骨代謝マーカー測定が役立つ。骨吸収については，骨はたんぱく質で作った枠組みの上にリン酸カルシウム（正しくはヒドロキシアパタイト）が沈着した形でできているので，骨吸収が起こると，骨からカルシウムと骨基質たんぱく質分解産物が放出され，尿中に排泄される。したがって，これらを測定すれば骨吸収の程度を評価できることになるが，尿中カルシウムは食事摂取など，骨吸収以外の要素の影響をも受けるという問題点がある。最近，骨基質たんぱく質の中で最も重要なコラーゲンの特異的分解産物を測定できるよ

表16-1　原発性骨粗鬆症の診断基準（2000年度改訂版）

Ⅰ．脆弱性骨折あり			
Ⅱ．脆弱性骨折なし		骨密度値	脊椎X線像での骨粗鬆化
	正　　常	YAMの80％以上	なし
	骨量減少	YAMの70％以上～80％未満	疑いあり
	骨粗鬆症	YAMの70％未満	あり

（文献6）より引用）

うになった。例えば尿中デオキシピリジノリン（DPD）や尿中Ⅰ型コラーゲンN-テロペプチド（NTx）排泄量測定は鋭敏に骨吸収を反映する。したがって，これらが高値であれば骨吸収抑制剤のよい適応と考えられる。またDPDやNTxは治療経過のモニターにも有用で，骨吸収抑制剤開始後これらの値が低下すれば，治療が有効と判断される。骨形成に関しては，骨芽細胞によって産生されるたんぱく質の血液中濃度が用いられ，骨型アルカリフォスファターゼ・オステオカルシンが代表的である。

5．骨に必要な栄養素：ビタミンD

（1）ビタミンDの作用とビタミンDの欠乏・不足

ビタミンDは紫外線の作用下に皮膚で産生され，食品の中では圧倒的に魚に多く含まれるので，日照量・魚摂取の程度がビタミンD栄養状態に大きく影響する。ビタミンDは肝臓で25水酸化ビタミンD（25OH-D）に代謝され，さらに腎臓で1α水酸化酵素によって活性型ビタミンDである$1,25(OH)_2D$に変換される。血中25OH-D濃度はビタミンD栄養状態の最もよい指標であり，20ng/mL未満であればビタミンD欠乏と判断できる。

なお活性型ビタミンのD$1,25(OH)_2$DはPTHその他調節因子による調節を受けており，ビタミンD不足の状態ではPTH分泌が亢進し，PTHは腎臓の1α水酸化酵素を誘導するため，ビタミンD不足状態でも血清$1,25(OH)_2D$濃度は低下しないので，ビタミンD栄養状態の判定には使えない。

ビタミンDは核内受容体を介して種々の作用を発揮するホルモンだが，最も基本的な役割は小腸からのカルシウム吸収促進である。したがって，ビタミンD欠乏（deficiency）によって，骨の石灰化障害であるくる病・骨軟化症が起こるが，最近より軽度の不足（insufficiency）であっても，負のカルシウムバランス・二次性副甲状腺機能亢進症によって骨粗鬆症・骨折のリスクとなることが注目されている[1]。また上記の20ng/mLというのは最低限の数字で，骨折予防のためには，おそらく30ng/mL以上の血清25OH-D濃度が必要と考えられている[7]。

（2）「日本人の食事摂取基準（2005年版）」におけるビタミンD

日本人における栄養所要量（食事摂取基準）は，5年ごとに改訂され，2000（平成12）年から2004（平成16）年まで使用された「第六次改定日本人の栄養所要量」（以下，第六次）におけるビタミンDの所要量は一日100IU（$2.5\mu g$）であった。現行のものは「日本人の食事摂取基準（2005年版）」（以下，摂取基準）であり，集団において不足を示す人がほとんど観察されない量として，目安量が算定され，ビタミンDに関しては200IU（$5\mu g$）に改められた[8]。問題は何をもって不足と定義するかであり，くる病・骨軟化症の防止だけならおそらく100IUで十分であり，第六次の基準は欠乏対策と理解される。摂取基準の値も，欧米の400IU以上に比べるとまだまだ低いが，「成人においてPTHが上昇しないことを指標とした」と記載されており，不足対策をも考慮するようになったと考えられる。

なお高齢者はより多くのビタミンD摂取が必要と予想されるが，現時点では適切な摂取量の設定は困難として，高齢者独自の目安量の策定は見送られ，成人の目安量を高齢者にも適用することとされた。欧米における値は日本に比べてはるかに高く，高齢者に対してより高い量が示されている。$5\mu g$（200IU）という値の妥当性，高齢者に対する基準策定の必要性など，今後データの蓄積が望まれる。

(3) ビタミンD投与は骨折を減らすのか？

上記のように，骨粗鬆症治療薬の効果は骨折抑制の有無で評価されなければならない。従来一定の見解がなかったが，最近の大規模研究やメタアナリシスにより，かなり論点が整理されてきた。2006年に発表された大規模試験は，36,282名をカルシウム1,000mg＋ビタミン$D_3$400IUまたプラセボ投与の2群に分け，平均7年間経過をみたものである[9]。投与群における骨折のHR（hazard ratio）は，全骨折0.96（95%信頼区間：95% CI 0.91-1.02），大腿骨頸部骨折0.88（0.72-1.08），臨床椎体骨折0.90（0.74-1.10）と，一見無効であったが，コンプライアンス（服薬状況の指標）良好（80%以上服用）例に限ると，大腿骨頸部骨折のHRは0.71（0.52-0.97）と有効であった（95%信頼区間が1を含んでいなければ1より大きい，あるいは小さいといえるが，1を含んでいればそうとはいえない）。

29本のRandomized Control Trial（RCT）論文（50歳以上，N=63897）に基づいたメタアナリシスの結果がごく最近発表され，カルシウム＋ビタミンDは全骨折を12%減少させた（RR（relative risk）=0.88，95% CI=0.83-0.95）[10]。サブグループ解析の結果，コンプライアンス良好（80%以上）群では骨折が有意に抑制されたが，不良群では有意ではなかった。すなわちおそらくカルシウム＋ビタミンDは骨折抑制に有効だが，服薬遵守が効果発揮に必須と考えられる。

これらの研究におけるもう一つの重要な視点はビタミンDの用量である。文献10）において，一日800IU未満でのRRは0.87（0.71-1.05）に対し，800IU以上では0.84（0.75-0.94）と，後者でのみ有意に骨折を抑制した[10]。同様の結果は他のメタアナリシスでも報告されており，2005年の論文では700-800IUでは有意に骨折を抑制しているが，400IUでは効果が明らかではなかった[11]。図16－3はこの論文からの引用で，横軸は介入後の血清25OH-D濃度を示し，50nmol/Lが20ng/mLに相当する。より高い血中濃度を達成し，RRが1を下回るのは，□で示す700-800IU投与にほぼ限られる。すなわち最近の大規模研

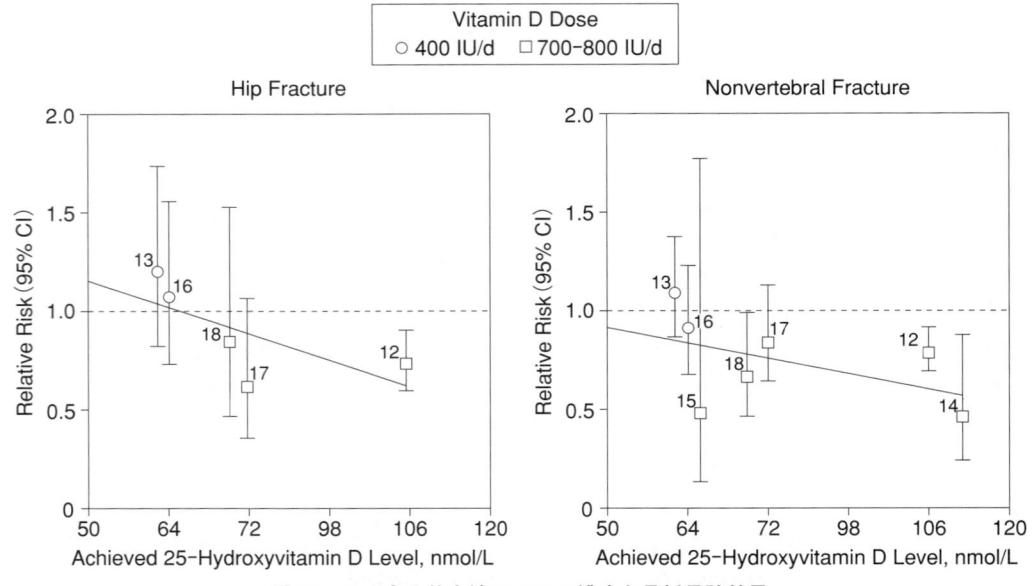

図16－3　介入後血清25OH-D濃度と骨折予防効果

（文献11）より引用）

究やメタアナリシスの結果は，一日700-800IU以上で有効とするものが多く，効果がそれ程顕著でなかった文献9）では用量が400IUであることに注意する必要がある。

6．骨に必要な栄養素：ビタミンK

（1）骨におけるビタミンKの役割

ビタミンKのKはKoagulation（凝固）の頭文字であり，最も基本的な役割は，肝臓において酵素γ-carboxylaseの補酵素としての作用である。この反応により血液凝固因子のうち，第Ⅱ・Ⅶ・Ⅸ・Ⅹ因子のグルタミン酸残基に新たにカルボキシ基が導入されてGla残基となり，カルシウム結合能を有する活性な凝固因子となる。補酵素として作用する際，ビタミンKは酸化されるが，ビタミンKサイクルによって還元して再利用される。ビタミンKの細胞内含量は低く，1分子のビタミンKが何度も利用されなければならない。ワーファリンの抗凝固作用は，ビタミンKサイクルの阻害による再利用を妨げることによる。

近年，肝臓以外でもビタミンKが重要な役割を果たしていることが明らかとなってきた。骨基質たんぱく質として最も含量の多いのはコラーゲンであるが，それ以外にも種々の役割を担う多数の非コラーゲンたんぱく質が存在する。その中でオステオカルシン（osteocalcin）は最も含量が高く，別名BGP（bone Gla protein）とよばれるように，血液凝固因子と同様の機構によって，ビタミンK依存性にGla化されてヒドロキシアパタイト結合能を獲得する。また血管や骨に存在するMGP（matrix Gla protein）もGlaたんぱく質である。

これら肝臓以外でのGlaたんぱく質の役割の解明に関しては，遺伝子欠損マウスを用いた研究が大きく寄与した。MGPノックアウトマウスは，全身の動脈が石灰化して死亡し，MGPは過剰な血管石灰化を抑制していることが示された[12]。またオステオカルシン遺伝子欠損マウスでは骨量が増加したが，卵巣摘出後には急速な骨量減少を示し，一見増加した骨量は正常のものではなく，正常な骨形成にはオステオカルシンが必要であることが示された[13]。

血液凝固異常を来すような重症のビタミンK欠乏ではなく，より軽度の不足の指標となるのが，PIVKA-ⅡとucOCである。PIVKA-Ⅱは肝細胞癌の腫瘍マーカーとして臨床的に用いられているが，PIVKAはprotein induced by vitamin K absence（antagonist）の略であり，Ⅱは凝固の第Ⅱ因子すなわちプロトロンビンである。すなわちPIVKA-ⅡはビタミンK不足のためGla化されていない異常プロトロンビンであり，肝臓におけるビタミンK作用不足の指標である。一方ucOCは，undercarboxylated osteocalcinすなわち十分Gla化されていないオステオカルシンであり，骨におけるビタミンK作用不足の指標である。

これらの指標によって，臓器ごとにビタミンK不足の有無を評価することができる。なお腸管から吸収されたビタミンKは門脈を通って肝臓に運ばれ，肝臓における凝固因子の活性化に優先的に用いられた後，肝臓以外の組織で利用される（first pass effect）。したがって，肝臓ではビタミンKが充足していても，骨や血管など肝臓以外では不足という状況が十分起こり得るので，骨におけるビタミンK充足状態を知るためには，ucOCを測定しなければならない。ごく最近血清ucOC濃度が簡単に臨床現場で測定可能となった。

（2）ビタミンKは骨折を抑制するのか？

骨折予防におけるビタミンKの意義を示す論文がいくつか報告されており，ビタミンK摂取

量によって4群に分けて分析したところ，ビタミンK摂取量の最も高い群の骨折リスクは，最も低い群の半分以下であった[14]。また骨密度低下によって大腿骨頸部骨折のリスクは2.4倍，ucOC高値によって1.9倍に増加し，骨密度低下とucOC高値の両方を有する例では，骨折のリスクは5.5倍に上昇した[15]。

ただし摂取基準では，「骨折の予防に必要なビタミンK摂取量は，PIVKA-Ⅱを指標とする場合に比べて多い可能性が考えられる。しかし，十分なエビデンスの蓄積はまだない」とされている[8]。「骨粗鬆症の予防と治療ガイドライン2006年版」(以下ガイドライン)における，ビタミンK_2製剤に関するまとめを表16-2に示すが，椎体・非椎体骨折予防効果とも，グレードBとされている[6]。本剤はビスフォスフォネートのように，強い骨吸収抑制作用を示し，骨密度増加作用が顕著という薬剤ではなく，むしろ骨密度増加以外の作用(骨質改善)を介する骨

折予防効果が想定されている。最近の海外でのメタアナリシスにおいても，ビタミンK_2製剤の骨折予防効果は明らかに示されている(図16-4)[16]。またアルツハイマー病やパーキンソン病患者に対するビタミンK投与によって，劇的な骨折抑制効果が報告されており，おそらく充足していない例に対しては，より大きな効果を発揮するものと考えられる。

7．骨に必要な栄養素：その他

最近血中ホモシステイン濃度の高い群では骨折発生のリスクが高いことが報告された[17,18]。ホモシステインはB群ビタミン(B_6・B_{12}・葉酸)欠乏にて増加するので，この現象がホモシステインの直接的作用か，これらビタミン欠乏の効果を表すものかについては，今後の課題である。さらにstrontium ranelateが骨折を著明に抑

表16-2　骨粗鬆症の予防と治療ガイドライン2006年版における評価と推奨のまとめ

薬剤名	骨密度	椎体骨折	非椎体骨折	総合評価
カルシウム製剤	わずかではあるが増加効果がある (グレードC)	防止しない (グレードC)	防止しない (グレードC)	グレードC
女性ホルモン製剤	増加効果がある (グレードA)	防止する (グレードA)	防止する (グレードA)	グレードC
活性型ビタミンD_3製剤	わずかではあるが増加効果がある (グレードB)	防止するとの報告がある (グレードB)	防止するとの報告がある (グレードB)	グレードB
ビタミンK_2製剤	わずかではあるが増加効果がある (グレードB)	防止するとの報告がある (グレードB)	防止するとの報告がある (グレードB)	グレードB
エチドロネート	増加効果がある (グレードA)	防止するとの報告がある (グレードB)	防止するとの報告がある (グレードB)	グレードB
アレンドロネート	増加効果がある (グレードA)	防止する (グレードA)	防止する (グレードA)	グレードA
リセドロネート	増加効果がある (グレードA)	防止する (グレードA)	防止する (グレードA)	グレードA
SERM：塩酸ラロキシフェン	増加効果がある (グレードA)	防止する (グレードA)	防止するとの報告がある (グレードB)	グレードA
カルシトニン製剤	わずかではあるが増加効果がある (グレードB)	防止するとの報告がある (グレードB)	防止効果が期待される (グレードC)	グレードB

(文献6)より引用)

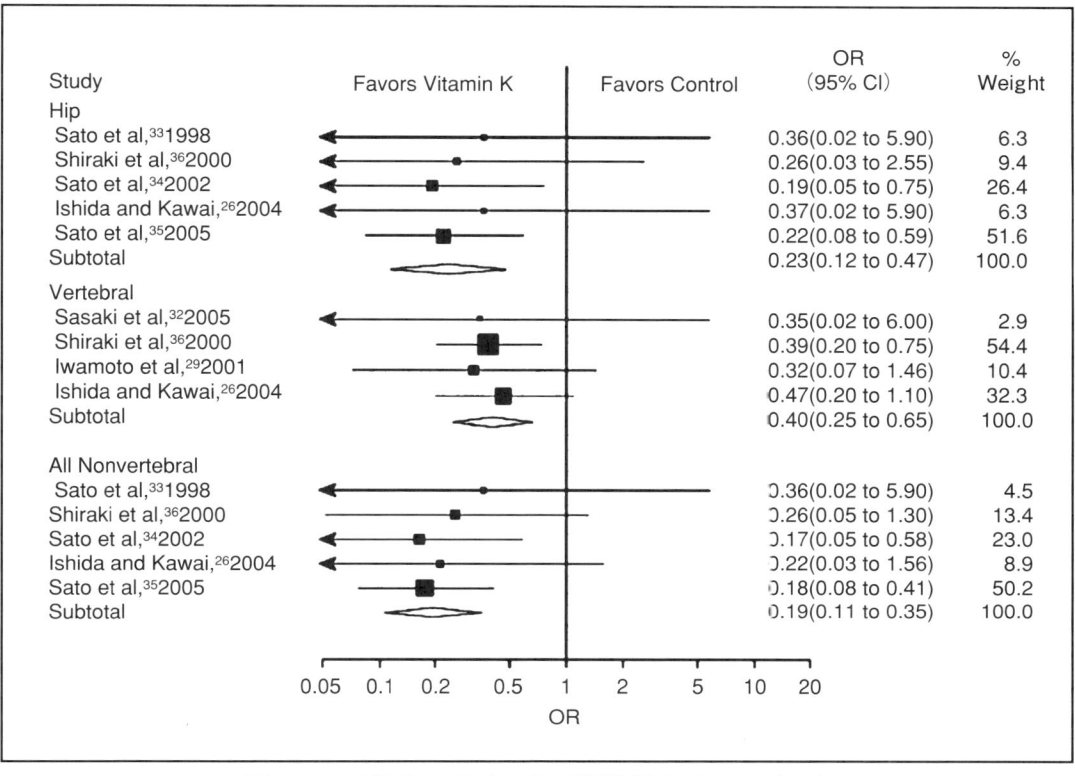

Study		OR (95% CI)	% Weight
Hip	Favors Vitamin K / Favors Control		
Sato et al,[33]1998		0.36(0.02 to 5.90)	6.3
Shiraki et al,[36]2000		0.26(0.03 to 2.55)	9.4
Sato et al,[34]2002		0.19(0.05 to 0.75)	26.4
Ishida and Kawai,[26]2004		0.37(0.02 to 5.90)	6.3
Sato et al,[35]2005		0.22(0.08 to 0.59)	51.6
Subtotal		0.23(0.12 to 0.47)	100.0
Vertebral			
Sasaki et al,[32]2005		0.35(0.02 to 6.00)	2.9
Shiraki et al,[36]2000		0.39(0.20 to 0.75)	54.4
Iwamoto et al,[29]2001		0.32(0.07 to 1.46)	10.4
Ishida and Kawai,[26]2004		0.47(0.20 to 1.10)	32.3
Subtotal		0.40(0.25 to 0.65)	100.0
All Nonvertebral			
Sato et al,[33]1998		0.36(0.02 to 5.90)	4.5
Shiraki et al,[36]2000		0.26(0.05 to 1.30)	13.4
Sato et al,[34]2002		0.17(0.05 to 0.58)	23.0
Ishida and Kawai,[26]2004		0.22(0.03 to 1.56)	8.9
Sato et al,[35]2005		0.18(0.08 to 0.41)	50.2
Subtotal		0.19(0.11 to 0.35)	100.0

図16-4 ビタミンK治療による骨折抑制(メタアナリシス)

(文献16)より引用)

制することが示された[19]。これが微量栄養素としての効果を示すのかどうかは不明であるが,すでにヨーロッパでは治療薬として市販され,日本でも臨床治験中である。さらにビタミンAの過剰摂取が,骨折のリスクを増加させることも報告されている[20]。

8. 骨粗鬆症治療薬

ビタミンD・ビタミンK以外の治療薬について述べておく。表16-2に,「骨粗鬆症の予防と治療ガイドライン2006年版」における治療薬の評価と推奨のまとめを示す[6]。

(1) ビスフォスフォネート製剤

最近世界的に最も広く処方されているのはビスフォスフォネート製剤である(図16-5)。本剤は強力な骨吸収抑制剤である。骨基質に強い親和性をもって吸着する。骨吸収の際,破骨細胞が本剤をも共に貪食し,細胞内に濃縮され,破骨細胞毒となり,骨吸収が抑制される。本剤は-P-C-P-の基本骨格をもち,側鎖を変えることにより多数の化合物が開発されている。アミノ基を含まない非アミノビスフォスフォネートは第一世代とよばれ,骨吸収抑制作用のほか,大量・連続投与では石灰化抑制作用を示すため,例えばエチドロネートの場合2週間投与,10~12週間休薬という,周期的間歇投与が行われるが,その後登場したアレンドロネート・リセド

ビスフォスフォネート： 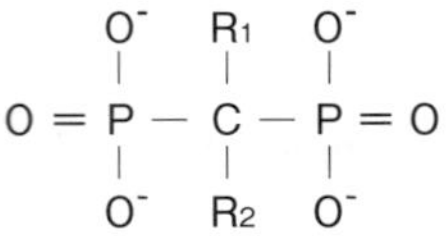
$$O=P(O^-)(O^-)-C(R_1)(R_2)-P(=O)(O^-)(O^-)$$

	R₁	R₂	骨吸収抑制能
エチドロネート(etidronate)	OH	CH₃	1
クロドロネート(clodronate)	Cl	Cl	10
パミドロネート(pamidronate)	OH	(CH₂)₂NH₂	100
アレンドロネート(alendronate)	OH	(CH₂)₃NH₂	～1,000
インカドロネート(incadronate)	H	NH-cycloheptyl 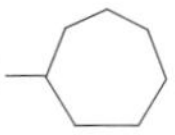	100～1,000
リセドロネート(risedronate)	H	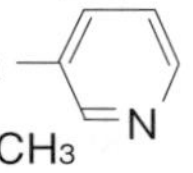 CH₂-pyridyl	～5,000
イバンドロネート(ibandronate)	OH	N(CH₃)(CH₂)₄CH₃	10,000

図16-5　ビスフォスフォネートの構造

ロネートなどのアミノビスフォスフォネートに比べて効果が弱い。アレンドロネートは一日5mg, リセドロネートは2.5mgを連日投与する。なおアミノビスフォスフォネートはfarnesyl diphosphate synthase阻害による低分子GTPたんぱく質のプレニル化抑制により細胞骨格の破壊, 非アミノビスフォスフォネートはATPアナログ形成によって細胞毒として作用することが機構と考えられている。ビスフォスフォネートは骨密度を増加させるだけではなく, 各部位の骨折発生率を著しく減少させる。

(2) SERM

SERM (selective estrogen receptor modifier)は, 組織特異的な作用を発揮する女性ホルモン誘導体であり, 骨に対しては女性ホルモンとして作用するが, 子宮・乳腺への刺激作用はない。椎体圧迫骨折に関しては, 骨折抑制のエビデンスはグレードAであるが, 非椎体骨折の抑制については, エビデンスは劣る。なおSERMは, 骨密度増加作用から予想される以上の骨折抑制効果を示し, 骨質改善作用が想定されている。ビスフォスフォネートと異なり, 服薬に関する注意事項が少なく, SERMの投与が増加している。

(3) その他

カルシトニンは骨吸収抑制作用以外に, 中枢神経系を介する著明な鎮痛作用をもつので, 疼痛を伴う例に用いられている。また, イプリフラボンは骨吸収抑制剤も分類されているが, 最近のエビデンスはなく, 処方頻度は低下している。

9.「日本人の食事摂取基準(2005年版)」と「骨粗鬆症の予防と治療ガイドライン2006年版」の比較

摂取基準は, 国民の健康を維持・増進するために, エネルギー・栄養素の摂取量の基準を示すものである[8]。一方ガイドラインにおいても, 骨粗鬆症における食事・栄養の意義に論究されているが, 摂取基準とは微妙に内容が異なっている[6]。以下, これら二つの資料の内容を

主に紹介し，栄養学者と骨粗鬆症専門家の，骨の栄養に対する考え方を述べる（表16-3）。

摂取基準においては表16-3に示すような目安量が定められているが，国民栄養調査の結果によるカルシウム摂取の中央値は，摂取基準で定める数字を下回っているので，「摂取基準の実践可能性を考え，暫定的に目安量と現在の摂取量の中間値を目標量として提案する」と記されている。一方，ガイドラインにおいては，表16-2のように，カルシウム摂取目標量は一日800mg以上と，摂取基準より高い値が示されている。

ビタミンDについては，摂取基準においては5μgが目安量とされているが，ガイドラインにおいては，10～20μgとされており，両者には大きな相違がある。

ビタミンKに関しては，摂取基準における目安量は，男性75μg，女性65μgであるのに対し，ガイドラインでは，250～300μgと，やはり両者には大きな差がある。

摂取基準とガイドラインの間で大きな相違がみられるが，その理由について考えてみたい。カルシウムに関して，両者は全く異なった方法によって，値を算出している。摂取基準におけるカルシウムの目安量は，要因加算法で決めている。これは，一日に必要な栄養素の量（体内蓄積量＋尿中排泄量＋経皮的損失量）を見掛けの吸収率で割って算出する方法である。一方ガイドラインは，骨密度低下や骨折を防止し得る量として，メタアナリシスの結果から求めている。またガイドラインではビタミンD・Kとも，骨折予防の視点を重視しているが，摂取基準ではビタミンKの骨作用は取入れられていない。ガイドラインは骨粗鬆症患者を対象とするが，摂取基準は患者に対するものではないので，ある程度の乖離はやむを得ないであろうが，今後栄養学及び骨の専門家の間での共同研究などが望まれる。

10．おわりに

カルシウム，ビタミンDが充足していない例は非常に多いが，これらの摂取目標量については，栄養学者と骨粗鬆症専門家の間で異なった値が示されている。またビタミンKについては，現在の摂取基準では，骨での意義はまだ考慮されていない。今後両者の協力を通じて，骨粗鬆症予防に必要な栄養素の量についてのコンセンサス確立が求められる。

また，紙幅の関係で個々の文献は挙げていないが，臨床的内容に関しては，文献6）に詳細な記述があり，文献も多数引用されているので，まずこれを参照するのが便利と思われる。それ以外に，文献5）に記載のない事項を中心に文献を引用した。

表16-3 「骨粗鬆症の予防と治療ガイドライン2006年版」と「日本人の食事摂取基準2005年版」の比較

	ガイドライン	摂取基準
カルシウム	800mg以上，食事から十分摂取できない場合には，一日1,000mgのサプリメント	目安量600～750mg，目標量550～600mg
ビタミンD	10～20μg	目安量5μg
ビタミンK	250～300μg	男性75μg，女性65μg

（文献6，8）より引用）

●文　献

1) 佐々木敏：わかりやすいEBNと栄養疫学，同文書院，2005
2) 須田立雄：新骨の科学，医歯薬出版，2007
3) Favus MJ.：Primer on the Metabolic Bone Diseases and Disorders of Mineral Metabolism, Sixth Edition. American Society for Bone and Mineral Research.
4) Raisz LG.：Pathogenesis of osteoporosis：concepts, conflicts, and prospects. J. Clin. Invest. 2005；115；3318-3325.
5) Asagiri M, Takayanagi H.：The molecular understanding of osteoclast differentiation. Bone 40；251-264
6) 骨粗鬆症の予防と治療ガイドライン作成委員会（編）：骨粗鬆症の予防と治療ガイドライン2006年版，ライフサイエンス出版，2006
7) Lips P.：Vitamin D deficiency and secondary hyperparathyroidism in the elderly：consequences for bone loss and fractures and therapeutic implications. Endor Rev 2001；22；477-501
8) 第一出版編集部（編）：日本人の食事摂取基準［2005年版］，第一出版，2005
9) Jackson RD, LaCroix AZ, Gass M et al.：Calcium plus vitamin D supplementation and the risk of fractures. N Engl J Med 2006；354；669-683
10) Tang BMP, Eslick GD, Nowson C et al.：Use of calcium or calcium in combination with vitamin D supplementation to prevent fractures and bone loss in people aged 50 years and older：a meta-analysis. Lancet 2007；370；657-666
11) Bischolff-Ferrari HA, Willett WC, Wong JB et al.：Fracture prevention with vitamin D supplementation. JAMA 2005；593；2257-2264
12) Luo G, Ducy P, McKee MD et al.：Spontaneous calcification of arteries and cartilage in mice lacking matrix GLA protein. Nature 1997；386；78-81
13) Ducy P, Desbois C, Boyce B et al.：Increased one formation in osteocalcin-deficient mice. Nature 1996；382；448-452.
14) Booth SL, Tucker KL, Chen H et al.：Dietary vitamin K intakes are associated with hip fracture but not with bone mineral density in elderly men and women. Am J Clin Nutr 2000；71；1201-1208
15) Vergnaud P, Garnero P, Meunier PJ et al.：Undercarboxylated osteocalcin measured with a specific immunoassay predicts hip fracture in elderly women：the EPIDOS Study. J Clin Endocrinol Metab 1997；82；719-724
16) Cockayne S, Adamson J, Lanham-New S et. al.：Vitamin K and the prevention of fractures：systematic review and meta-analysis of randomized controlled trials. Arch Intern Med. 2006；166；1256-61
17) McLean RR, Jacques PF, Selhub J et al.：Homocysteine as a predictive factor for hip fracture in older persons. N Engl J Med. 2004；350；2042-9
18) van Meurs JB, Dhonukshe-Rutten RA, Pluijm SM et al.：Homocysteine levels and the risk of osteoporotic fracture. N Engl J Med. 2004；350；2033-41
19) Stevenson M, Davis S, Lloyd-Jones M, et al.：The clinical effectiveness and cost-effectiveness of strontium ranelate for the prevention of osteoporotic fragility fractures in postmenopausal women. Health Technol Assess. 2007；11（4）；1-134.
20) Michaelsson K, Lithell H, Vessby B et al.：Serum retinol levels and the risk of fracture. N Engl J Med. 2003；348；287-94

第17章　爪遺伝子診断による若年女性の食育

瀧井 幸男*，吉田 周美*

1. はじめに

若年女性は同年世代の男性と異なり，初潮，妊娠，出産という激動期を体験し，女性としてだけでなく，将来の母性としても健康を維持することが望まれる。また，子孫を生み出し，母乳という食糧を供給することができ，世代交代と子孫継続において重要な地位を占めているが，彼女らの健康に関する知識は断片的であり，ヒトの体の中で営まれる生命活動のすべてを理解し，食生活を営んでいるとはいえない。さらに生活習慣は個人が時間をかけて身につけてきたもので，これを簡単に改善することは難しい。もし日常の生活行為で見慣れた手法でその体質を自覚し，意識できるような遺伝体質の診断法が開発できれば，生活習慣を改善する意識を高めることができる。

2. 若年女性と栄養

偏った食生活や運動不足などで引き起こされる生活習慣病を予防することを目的として，厚生労働省は，2001（平成13）年より21世紀における国民健康づくり運動「健康日本21」の形で，幅広い世代，特に若年層からの肥満抑制運動を目指している[1]。文部科学省は，未成年者飲酒の抑制と学童期の肥満児の減少を目指し，中等・高校教育における飲酒防止の啓発と食教育を奨励し，2005（平成17）年に「栄養教育基本法」を設置した[2]。

「学校保健統計調査報告書」によれば，学齢期の子供の10人に1人が肥満している。このような肥満児童における2型糖尿病の増加が懸念され，1992（平成4）年から2型糖尿病の早期発見を目的として，学校保健での健康診断において尿糖検査が行われている。一方，国民健康栄養調査によると1983（昭和58）年から2002（平成14）年までの20年間に小・中学生の男女とも痩身傾向児がおよそ2倍に増加し，若年女性にあってもその傾向は例外ではない。例えば，本学ではこれまでボランティア活動の一環として献血運動が行われ，その趣意に賛同して参加した学生総数は，2006（平成18）年までの集計で4万人に達したが，その半数がやせ体型などで採血不適格であった。WHOが「やせ過ぎ女性に生まれる低体重児は，生活習慣病になりやすい」と警告している今日，生活習慣病リスクの検出に関心をもち，食育で食環境を改革することは，少子高齢化社会の健康にとって極めて重要であ

＊武庫川女子大学生活環境学部食物栄養学科

る。

　食育基本法の骨子は，経験を通じて食に関する知識と食を選択する力を習得し，健全な食生活を実践できる人間を育てることであり，常に個人が遺伝体質を自覚することで意識改革できれば，より効果的な食育が行える[2]。したがって，日常の生活行為の中で得られるような遺伝子DNA源を用いて，自身の体質を自覚し，食生活に反映するシステムを構築することを提案したい。

3．一次予防としてのSNP解析による遺伝子診断法

　現在実施されている健康診断は，血液成分の生化学的検査，尿内物質の同定，画像解析が中心であり，いわば表現型（phenotype）を測定しているが，個人の特性，体質を決定しているのは，疾患感受性の遺伝子型（genotype）である。多型性を示す遺伝子型が唯一つの塩基変異により表現される場合が，SNP（single nucleotide polymorphism）であるが，これを網羅的にスクリーニングし，一次予防として，実際に測定される表現型と合わせて評価することが望ましい。筆者らが所属する大学には，附属中学・高校をはじめ，短期大学から大学院博士課程までの教育機関が併設されており，中学・高校生徒，短大生，大学生，大学院生のほか，教職員まで含めると，被験者として幅広い年齢勾配が形成されている。そこで彼女らを対象として，まずアルコール代謝に関連する酵素のうち，アルデヒド脱水素酵素（ALDH）遺伝子[3]について，簡便な遺伝子多型診断法の開発を試みた[4]。アルコールの摂取は，「健康日本21」で最重要課題の一つとして位置づけられ，2010（平成22）年までに次の三つの項目が設定されている。すなわち，多量に飲酒する人の2割以上の減少，未成年者の飲酒をなくすこと，そして節度ある適度な飲酒の知識を普及することである。しかし，未成年者がいつ，どこで，どのような契機でアルコール飲料に接し得たかについて，把握できていないのが実情ではないだろうか。各人がアルコールに対する遺伝的な体質を知らないまま，飲酒を始めることは，実際には怖いことであるのに。

　飲酒により取込まれたアルコール（C_2H_5OH）は，ミクロゾームエタノール酸化（MEOS）系を除けば，肝臓内でアルコール脱水素酵素（ADH）により，有毒な中間産物アセトアルデヒド（CH_3CHO）になり，アセトアルデヒドは，アルデヒド脱水素酵素（ALDH）により酢酸に変えられたのち，二酸化炭素と水になり体外に排出される。

$$C_2H_5OH \xrightarrow{ADH} |CH_3CHO| \xrightarrow{ALDH} CH_3COOH \rightarrow CO_2 + H_2O$$

　ADH3変異型3種類のうち，アルコール代謝速度が遅い低活性型（ADH1B）では，飲酒量が増加しやすく発癌しやすいこと[5]，特に飲酒と女性の乳癌との関連性が指摘されている[6,7]。現在の知見では，発癌性に重大な影響を及ぼすADH1B型タイプでは，脳梗塞を起こすリスクが上昇することが報告されている[8]。

　ALDHには，ALDH1とALDH2の2種があるが，ALDH2が重要である。ALDH2は，分解能の高い正常型（ALDH2＊1＝N型）と分解能が低下した変異型（ALDH2＊2＝D型）に分かれる（NまたはD型は，ALDH2＊1，ALDH2＊2とも表現される。）。両親からの組合せで，子供の遺伝子型はNN，ND，DDとなり，順にアルコールに強い，中間型，全く飲めないタイプとなる。

　アルコール分解代謝系で，最も悪い遺伝子型組合せは，ADH1BとDD型（ALDH2＊2/ALDH2＊2）で，臓器のエタノール，アセトアルデヒドに対する暴露時間が長く，発癌のリスクが高い。

4．簡便な体質判定法の開発

（1）DNAの採取部位の検討

ヒト被験者からの生体試料として次の4種を検討し，最終的に爪の切り屑を採用した[9]。その理由は以下の通りである。

1）血　　液
一定の設備に加えて，医師か看護師による採血が必要である。採血時に肉体的な痛みや心理的なとまどいが被験者に生じる。

2）口腔内細胞・唾液
それぞれ綿棒で20回以上対象部位を摩擦する，あるいは一定の時間開口状態で採取する必要があり，被験者に抵抗感を与える。

3）毛　　髪
毛幹部のみでは測定閾値に達するDNA濃度が得られないため毛根部を含むことが重要であるが，採取時に痛みを伴う。また毛髪断片が採取器具内壁に固着し，以後の操作に障害となることが多い。

4）爪の切り屑
日常の生活行為の一部で侵襲性が低く，ほとんどすべての被験者が気軽に応じる。実験従事者が作業中に，血液検体のようにウイルスなどに感染するリスクが少ない。いつでもどこでも誰からでも採取可能で（anytime, anywhere, anyone），検体試料の持ち運びが容易である。室温で保存できるため，遠方の家族，親戚に協力を依頼する場合，郵送等で用意に入手できる。ただし爪の採取にあたっては，被験者各自に専用の爪きりを準備することが肝要である。採血時，ディスポーザブルの注射器，針を用いて，血液試料の混入を避けることと同義である。

（2）プロテアーゼの調製

爪細胞から遺伝子DNAを効率よく抽出するためには，ケラチン質を高度に分解することが鍵となる。筆者の研究室ではケラチン溶解に，微生物 Bacillus alcalophilus sp. halodurans MIB029（旧名KP1239）が生産するアルカリプロテアーゼ[10]を採用している。当該酵素は70℃，pH11近傍を最適条件としてたんぱく質を分解することができる。

MIB029の培養には，通常の細菌培地[10]に高濃度のクエン酸塩を添加し，培地のpH環境をアルカリ性に維持することにより，37℃で16時間培養後，500検体をまかなえる量の酵素が取得できる。現在，当該アルカリプロテアーゼ遺伝子をBacillus属細菌宿主系に導入し，生産効率をさらに高めた遺伝子組換え法で調製している[11]。本酵素はセリンプロテアーゼに属し，DNA分解酵素（DNase）の阻害剤であるEDTAの影響を受けない。しかしたんぱく質変性剤であるSDS（1mM濃度）で活性が低下する。ヒト個体によっては，DNaseをはじめとする種々の分解酵素が混在するので，新規なアルカリプロテアーゼの調製源として動植物試料を検討した結果，ある果物果肉部位からpH10，70℃で作用するプロテアーゼを取得することができた[12]。

本酵素は，100mM EDTA及び1％ SDS存在下でDNaseを完全に抑制する一方，阻害剤無添加時の80％の活性を保持することができる。しかも市販キットに比べ，3〜5倍のDNAを抽出できる能力をもち，得られるDNAの純度は理想的な1.8近傍にある。

（3）爪の切り屑からのDNA抽出

① インフォームドコンセントを得た被験者か

ら採取した爪の切り屑を99％エタノールで洗浄し風乾する。

② 爪試料5mgを1.5mLエッペンドルフチューブにとり，extraction buffer 200μL，alkaline protease 5μL（50U），lysis solution 8μLを加え混合したのち，SDS1％共存下，70℃で30分間保温する。

③ フェノール/クロロホルム（pH7.9）200μLを加え5分間，転倒混和する。14,000rpm，室温で5分遠心し，得られる上清を新しい1.5mLチューブにとる。

④ 100％エタノール400μL，3M sodium acetate（pH5.2），20μL ethachinmate（共沈剤）2μLを加え放置後，得られる沈殿を70％エタノール400μLで洗浄，遠心する。乾燥後TE buffer（pH8.0）10μLに溶解する。

（4）遺伝子DNAの増幅と解析

ALDH2を例にとると，当該遺伝子DNA（135bp）に対する正逆両プライマーの組合せでPCR（polymerase chain reaction）反応を実施する。DNAを増幅後，2％アガロースゲル上での泳動像の違いでアルコールに対する体質のタイプを判定する（図17-1）。

制限酵素の認識・切断部位内にSNPが存在する多型性（制限酵素切断断片長多型＝RFLP）によっては（図17-2），得られるPCR反応産物を対応する制限酵素，例えば*Xba*Iで切断し，4％アガロースゲルにてサイズを確認する。リアルタイムPCR上に現れるパターンでも表現型（正常型，変異型の組合せ）を解析することができ，現在では，この蛍光標識プライマーを用いるリアルタイムPCR法を中心に行っている。

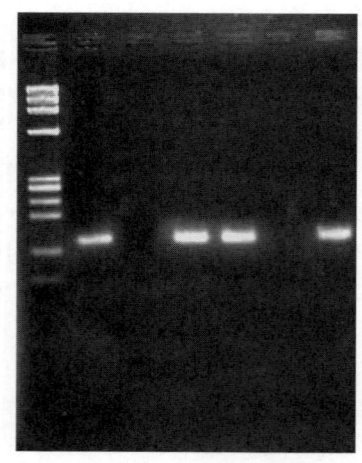

図17-1 アガロースゲル電気泳動によるヒト爪由来ALDH2遺伝子発現パターンの相違
レーン1：サイズマーカーφX174/*Hae*iii；レーン2，3：ALDH2＊1/＊1　レーン4，5：ALDH2＊1/＊2；レーン6，7：ALDH2＊2/＊2：レーン2，4，6：リバースプライマーN：レーン3，5，7：リバースプライマーD

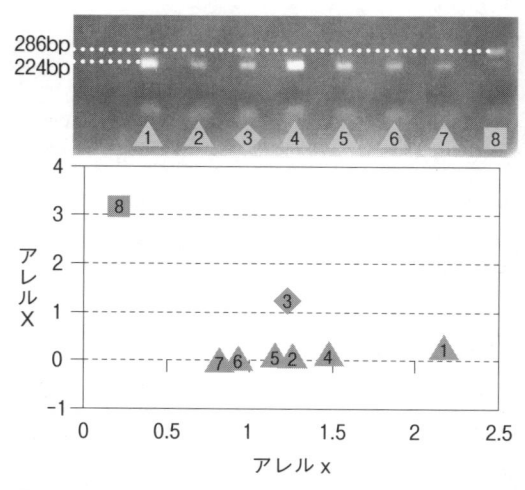

図17-2 リアルタイムPCR/RFLP法による遺伝子の同定
■XX　◆Xx　▲xx
エストロゲン受容体α遺伝子の*Xba*I認識部位（ホモ，ヘテロ）のアガロースゲル泳動像（上図），リアルタイムPCRパターン（下図）

5. 爪遺伝子診断法と各調査法との比較

女子大生149名から提供された爪の切り屑DNAのALDH2分布は、NN型が98名（65.8%）、ND型が48名（32.2%）、DD型が3名（2.0%）であった。

この遺伝子型判定とエタノールパッチテスト[13]の関係を表17-1に示した。両者の間には明らかに関連性がある。

遺伝子解析とTAST（東大式ALDH2表現型スクリーニングテスト）[14]の関係は表17-2のようである。TAST法にいう非欠損型はアルコールに強いタイプであり、欠損型は弱いタイプに分別されることから、遺伝子型とTAST法の結果には関連が認められる。ただし、TASTの回答欄に「不明」の欄がないため、飲酒経験の少ない被験者に対する答えの選択範囲が狭められた結果、ALDH2欠損型において、相当するTASTの値がエタノールパッチテストよりも高めに出る傾向が認められた。したがって、TASTは飲酒経験の少ないタイプには適切ではない判定法と考えられる。

表17-3に、アルコール飲料摂取行動を数値化する国際標準法 AAIS（adolescent alcohol involvement scale）[15]との関係を示した。遺伝子型と正常群、問題飲酒青年群の間には、直接関連性がみられなかった。これは体質よりも個人の嗜好や飲酒体験によるものと考えられる。飲酒経験と遺伝子型の間において関連性が少なく、被験者数を増やす必要があるが、問題飲酒群のうち、自分から進んでイッキ飲みを行う傾向が示唆されるので、飲酒行動と意識調査については、考察する必要がある。

爪遺伝子診断によるDNA解析と各種問答調査法及びパッチテスト法の実施について、それらの長所、短所をまとめた（表17-4）。最も客観的な数値評価が得られたのは、爪遺伝子診断法で、次いでエタノールパッチテストであった。しかし後者はアレルギー体質の被験には適用できないこと、健常者でもその体調によって変化しやすいことが欠点である。

表17-1 各遺伝子型被験者におけるエタノールパッチテスト反応結果

エタノール パッチテスト	遺伝子型		
	NN型	ND型	DD型
陰性	88(92.6%)	3(6.5%)	0(0.0%)
陽性・強陽性	7(7.4%)	43(93.5%)	3(100%)
合計	95(100%)	46(100%)	3(100%)

$X^2 = 104.065$　　$P < 0.00001$

表17-2 被験者の遺伝子型とTAST判定結果の関係

TAST	遺伝子型		
	NN型	ND型	DD型
ALDH2 非欠損型	76(80.0%)	8(17.4%)	0(0.0%)
ALDH2 欠損型	19(20.0%)	38(82.6%)	3(100%)
合計	95(100%)	46(100%)	3(100%)

$X^2 = 54.2728$　　$P < 0.0001$

表17-3 AAIS判定群における遺伝子型の分布

	NN型	ND型	DD型
非飲酒者	3(3.1%)	2(4.2%)	0(0.0%)
正常群	0(0.0%)	0(0.0%)	0(0.0%)
飲酒しているが 　問題のない青年	88(89.8%)	43(89.6%)	3(100%)
問題飲酒青年	7(7.1%)	3(6.3%)	0(0.0%)
重篤問題飲酒青年	0(0.0%)	0(0.0%)	0(0.0%)
合計	98(100%)	48(100%)	3(100%)

$X^2 = 0.261286$　　$P = 0.877531$

表17-4 アルコール耐性診断における遺伝子DNA解析と各種判定法の比較

	メリット	デメリット
DNA解析	検査者の主観が入らない。 被験者の心理的な影響が少ない。	設備が整っていないと検査を行うことができない。
エタノールパッチテスト	被験者自身がその場で結果を確認できる。 低コスト。	皮膚がかぶれることがある。 体調により変動することがある。
TAST	対象者が多くても短時間で判断できる。 低コスト。	未成年者と非飲酒者には適用できない。 飲酒経験が少ない人にも不適。 被験者の主観が入る。

6．爪遺伝子診断で同定した肥満関連遺伝子群と食生活意識

　被験者の遺伝子型と身体状況や食生活習慣の関連性を検討するため，学生161名を対象に，肥満関連遺伝子型分布と基礎調査を行った。肥満遺伝子群（β3AR・APOE）が共に正常型，どちらか一方が変異型，共に変異型のグループを，それぞれのグループにおいて現在のBMI，理想とするBMIの平均を比較した。その結果，どの群においても，BMIが標準の範囲であるにもかかわらず，やせ型を理想とする傾向がみられた。

　現在の体重に対する意識では，重いと答えた人が24％，やや重いと答えた人が49％で，全体の7割を占め，次に重いと考えている人の体重は本当に重いのかどうかをみるために，BMIと比較し，それぞれの項目を100％としてBMIの分布の割合をみた。

　体重の意識で「重い」と答えた学生の中でBMIが22以上の人の割合は多いが，BMI22未満でも「やや重い」と答える傾向があり，「ちょうどよい」では半数以上がBMI20未満であった。遺伝子型でみると両方とも正常型では，ちょうどよい・軽い・軽すぎる回答があるが，片方が変異型では軽い・軽すぎるという回答はなく，両方とも変異型のグループは全員がやや重いと答えていた。

7．遺伝子診断に対する意識とこれからの食育

　遺伝子診断を受けてみたいと思うかという設問に対して98％が「思う」，2％が「思わない」であった。遺伝子診断に対してプラスイメージの回答が多い理由としては，80％以上が自分自身について知るきっかけになると答えており，遺伝子診断が健康保持意識レベルの上昇や，生活習慣を改善するきっかけとなりうるのではないかと考えられる。

　どのような疾病の遺伝子を調べてみたいかという設問に対して，最も多い回答は肥満，アルコール代謝，次いでアレルギー関連，骨密度，糖尿病，高血圧の順であった。

　飲酒についての教育を受けるとしたら，いつが適当であると思うかという設問では，小学校，中学校，高校と合わせると9割以上，小学校・中学校だけでも5割を超えていた。飲酒教育は未成年のしかもできるだけ早い時期から行う要望が多かった。

　肥満遺伝子群（β3AR・APOE）とBMIの比較では特に差はみられないが，対象者の多くは適性体重でありながら，さらにやせたいという「やせ願望」があることが特徴的であった。やせていることが美であるとする社会の風潮に流されず，健康について考えられるような栄養教育

が求められるのではないだろうか。さらにBMIは年を経るごとに上昇するので，年齢にみあった食育を行っていくことが大切であると思われる。

現在のBMIと理想とするBMIの比較を行った際，少人数ではあるが現在の体重より増やしたいという回答があった。これに対応していくためには，β-2アドレナリンレセプターやUCP2など，今回選択した遺伝子と逆の働きをもつ遺伝子について調査する必要性が感じられる。

8．おわりに

女子大生をはじめとする若年女性にあっては，食習慣や運動習慣など，生活習慣においてさまざまな問題点があることがわかるが，これらは遺伝子型にかかわらず，改善の余地のある項目である。そのため学童期から思春期を通しての食育が不可欠であり，その中で個人の体質に対応した指導をするために遺伝子診断法の位置が確立されていけばよいと思われる。

今後の課題として，未成年者飲酒予防にあっては，ALDH2，ADHその他の遺伝子の組合せについて再検討を行うこと，肥満遺伝子については，各遺伝子の組合せと対象者数を増やして調査を行うことが望まれる。骨粗鬆症発症予防については，爪遺伝子診断によるスクリーニングと並行して，適切な食生活指導と骨量を高めるための継続性運動の推奨が必要である。

若年女性の「やせ願望」は，少子化を抑制し将来の国勢を保持する上で深刻な問題を提示している。冒頭で紹介したWHOの警告「やせ過ぎ女性に生まれる低体重児は，生活習慣病になりやすい」を意識し，生活習慣病リスクの検出に関心をもち，食育で食環境を改革することを続けなければならない。筆者らの属する大学が，定員200名を擁する管理栄養士養成機関であり，学生が常日頃から栄養管理や食生活を意識している当事者であるにもかかわらず，このような調査結果が出たことに警鐘を鳴らしておきたい。

筆者らの研究室で実際に判定した生活習慣病関連遺伝子の一例を表17－5に示したが，いつでも，どこでも，誰からでも容易に遺伝子DNAを取得できる爪遺伝子診断法は，より効果的な食育を実践する場合，最もふさわしい手段の一つとなるであろう。

表17－5　これまでに爪遺伝子診断で判定した遺伝子多型の一例

	遺伝子名（略号）	多型のタイプ	説　明
肥満関連遺伝子	β3ADR	Trp 64Arg	Trp64Arg変異をもっている人は，安静時の代謝が一日当たり170～200kcal減弱するため，やせにくいといわれている。
	UCP2	I/D多型	白色脂肪細胞に発現する脱共役たんぱく質（UCP2）のI/D多型と体脂肪率，BMIとの関連が報告されている。
	PPARγ	Pro12Ala	ペルオキシソーム増殖因子活性化受容体は，脂肪の分化に重要な転写因子で，高脂肪食などによる過剰なエネルギーを効率的に脂肪として蓄積する。
	AGRP	Thr67Ala	アグーチ関連ペプチドは，メラノコルチン3レセプター（MC3R）とメラノコルチン4レセプター（MC4R）の強力なアンタゴニストで，摂食行動と体重を調節する代謝プロセスに関与している。
骨粗鬆症関連遺伝子	VDR	A/G多型	ビタミンDは腸からのカルシウム吸収を高め，骨の石灰化を促す。ビタミンD受容体はビタミンDがその作用を発揮するのに必須である。
	COLIA1	G/T多型	骨基質の90％以上はI型コラーゲンで骨形成，骨代謝に重要である。転写因子SP1の結合部位の遺伝子多型である。

● 文　献

1) http://www.kenkounippon21.gr.jp/kenkounippon21/about/tsuuchibun/e-1.html
2) http://law.e-gov.go.jp/htmldata/H17/H17HO063.html
3) Yokoyama T, Yokoyama A et al.：Alcohol flushing, alcohol and aldehyde dehydrogenase genotypes, and risk for esophageal squoamous cells carcinoma in Japanese men. Cancer Epidemiol Biomarkers Prev 12；2003；1227-1233.
4) Toyasaki M, Yano M, Takii Y.：Detection of aldehyde dehydrogenase 2 gene fragment using nail clippings and saliva. *J Biol Macromol*；2002；2；91-94.
5) Singletary KW, Gapstur SM：Alcohol and breast cancer. Review of epidemiologic and experimental evidence and potential mechanisms. JAMA 286；2001；2143-2151.
6) Baan R, Staif K et al.：Carcinogenicity of alcoholic beverages. Lancet Oncol 2007；8；292-293
7) Higuchi S Matsusita S. et al.：Aldehyde dehydrogenase genotypes in Japanese alcoholics. Lancet；1994；741-742.
8) Suzuki Y, Fujisawa M et al.：Alcohol dehydrogenase 2 variant is associated with cerebral infraction and lacunae. *Neurology*；63；2004；1711-1713
9) 矢野めぐむ，戸矢崎満美，瀧井幸男：女子大生におけるアルデヒド脱水素酵素遺伝子分布と体質判定法の検討；日本食品化学学会会誌；2005；12；145-151
10) Takii Y, Kuriyama N, Suzuki, Y.：Alkaline serine protease produced from citric acid by *Bacillus alcalophilus* subsp. *haloduranse* KP1239. Appl Microbiol Biotechnol；1990；34；57-62
11) Takii Y et al.：Cloning and expression in *Bacillus brevis* of alkaline serine protease gene from *Bacillus alcalophilus* sp.halodurans MIB029.（submitted for publication）
12) Yoshida Y, Okuno T, Rakuman M, Takii Y.：The efficiency of DNA extraction from nail clipping is improved by using the proteases from Cucumis Melo.（submitted for publication）
13) Higuchi S：Significance of ethanol patch test. *Nippon Rinsho (Japanese Journal of Clinical Medicine)*；1997；55 suppl.；582-587
14) Yamada A et al.：*Excerpta Medical Foundation International Congress Series*. 1988；805；281-484
15) Mayer, J. Filstead, W. J.：The adolescent alcohol involvement scale. An instrument for measuring adolescents' use and misuse of alcohol. *J Stud Alcohol*；1979；40；291-300

索　引

<数字>

2型糖尿病 33, 39, 40, 191
67kDa ラミニンレセプター 89, 96
67LR 89, 96, 102～104
6-HITC 145
6-メチルスルフィニルヘキシルイソチオシアナート 145

<欧文>

AA 151
ACE 阻害剤 73
ACE 阻害物質 83
AGT 73
Ang II 72
AP-1 85
AR 64
ARE 11
AT₁R 72, 73
ATP 感受性カリウムチャンネル 33
B16 97
BDNF 139
BGP 185
BMI 196
CLA 84, 154, 155, 158
COX-2 86
CRE 11
DHA 83, 151
DNA 解析 195
DPP-IV 40
DXA 法 181
EB 170
EBM 170
EBN 170
eEF1A 103, 104
EGCG 17, 82, 88, 93～104, 127, 129, 130
EGCG シグナリング 104
EGCG 処理 98, 99
EGCG 抵抗性 104
Elovl6 27, 29
EPA 83, 151, 153, 157
ER 89
Foxo1 26
GALT 109
GIP 38
Gla たんぱく質 185
GLP-1 38, 39
GLP-1製剤 40
H₂O₂ 96
HeLa 98
HR 179, 184
IgA 109
IgA 応答 114
IgA 抗体 114
IgA 抗体産生応答 113, 114
IgA 抗体産生増強 114
IgE 112
IgE 応答 113
IgE 抗体 111, 119, 120
IgE 誘導能 111
IL 140
IL-4 111, 113
IL-5 111, 114
IL-6 114
IL-12 112, 113
IRS-2 25, 26
ITC 145
Lactbacillus. fermentum 160
LDL 129
LDLR 24
LDL コレステロール 129
LDL 受容体 23
MCT 84
MGP 185
MIF 11
Mortierella alpina 152, 153
MYPT1 104
NADPH-オキシダーゼ 87
NF-κB 85, 86
NGF 139, 142～146
NGF 増強因子 139
NK 細胞 114
NOX 87
Nrf2 90
NT-3 139
OAS 121
ob/ob マウス 24
PAF 85
PDX1 27
PGE1 12
PHT 180
PPARα 88
PTP 146
RANKL 180
RA 系 72, 73
rhTRX 11
RLP 134
rosmanol 158
SCAP 23
SERM 188
SF 13
Single cell oil 152
SNP 63, 192, 194
SREBP 89
SREBP-1c 23, 24～27
strictinin 102
TAST 195
TFE3 26
Th1 111
Th1応答 112, 113
Th1細胞 112
Th2 111
Th2応答 112, 113
Th2細胞 112
toll like receptor 103
trans-バクセン酸 156
TrkA 141～144, 146
TRX 9～12
TRX-Tg マウス 10
TRX 高含有酵母 14, 17
TRX たんぱく質 13
TRX 誘導物質 11, 12
UCP1 64, 67

索引

UCP2 …… 27
VDR …… 46
VLDL レムナント …… 134
Yap1 …… 14, 17
α_1-AR …… 71
α_1アドレナリン受容体 …… 71
α_{2A}-AR …… 71
α_{2A}-アドレナリン受容体 …… 71
α_{2B}-AR …… 72
α_{2B}-アドレナリン受容体 …… 72
α_{2C}-AR …… 72
α_{2C}-アドレナリン受容体 …… 72
α-リノレン酸 …… 157
β_1-AR …… 67, 70
β_1-アドレナリン受容体 …… 67
β_2-AR …… 67, 70
β_2-アドレナリン受容体 …… 67
β_3-AR …… 64～67
β_3-アドレナリン受容体 …… 64
β-カロテン …… 86
β-グルカン …… 84
β酸化 …… 134
γ-リノレン酸 …… 157

＜あ＞

アウトグロー …… 120
アガロースゲル電気泳動 …… 194
アクチン …… 98
アクチンフィラメント …… 98, 99
アグリコン …… 89
アディポサイトカイン …… 58, 59
アディポネクチン …… 58
アデノシン …… 144
アトピー性皮膚炎 …… 119
アドレナリン受容体 …… 64
アナフィラキシー …… 110
 ──ショック …… 122
アポトーシス
 …… 39, 52, 96, 100, 103, 141
 ──誘導 …… 112
アミノ酸 …… 37, 41
アラキドン酸 …… 151, 153, 157
アリール炭化水素受容体 …… 89
アリル ITC …… 145
アルコール …… 173, 192, 195
 ──飲料 …… 192
 ──の摂取 …… 192

アルツハイマー病 …… 139, 143, 186
 ──治療薬 …… 144
アレルギー …… 109, 110, 119
 ──抑制効果 …… 111, 112
アレルゲン
 …… 100, 111, 120, 121, 123, 124
アンギオテンシノーゲン遺伝子
 …… 73
アンギオテンシンⅡ …… 72
アンギオテンシン変換酵素阻害剤
 …… 73
アンギオテンシン変換酵素阻害物質 …… 83
アントシアン …… 88
アンドロゲン …… 47, 49

＜い＞

イコサペンタエン酸 …… 83, 151
イソチオシアナート
 …… 13, 90, 139, 145
 ──化合物 …… 147
イソフラボン …… 89
イソラムネン …… 87
一塩基多型 …… 63
一酸化窒素 …… 87
遺伝因子 …… 74
遺伝子型 …… 192
遺伝子診断 …… 196
遺伝子多型 …… 63, 64, 74
遺伝子 DNA …… 193
遺伝的要因 …… 4
イムノフィリンリガンド類
 …… 145
医療経済と病態栄養 …… 3
インクレチン …… 38, 41
 ──製剤 …… 40
飲酒 …… 192, 195, 196
インスリン …… 41
 ──抵抗性 …… 24, 58, 65, 70
 ──抵抗性症候群 …… 57
 ──分泌 …… 33, 37, 38, 41
インターロイキン …… 141

＜う・え＞

運動誘発性食物依存性アナフィラキシー …… 120
衛生仮説 …… 119

栄養疫学研究 …… 170
栄養学 …… 169, 177
栄養教育 …… 176
栄養指導 …… 176
栄養療法 …… 4
疫学 …… 169
疫学研究 …… 169, 176
エクオール …… 89
エストロゲン …… 49, 50, 52, 181
 ──受容体 …… 89
エネルギー …… 23
(-)-エピカテキン …… 86
エピガロカテキンガレート
 …… 17, 82, 88, 127
エビデンス …… 169, 177
炎症性サイトカイン
 …… 10, 11, 59, 86
炎症性腸疾患 …… 113

＜お＞

オーダーメード栄養学 …… 6
オステオカルシン …… 185
オスモチン …… 83
オピオイドペプチド …… 83
オレイン酸 …… 83

＜か＞

カイロミクロン …… 129, 131, 132
 ──レムナント …… 134
核内受容体 …… 46
過剰の栄養状態 …… 4
カテキン …… 127, 130
 ──シグナリング …… 104
 ──類 …… 96
カフェイン …… 102
花粉症
 …… 100, 102, 119, 121, 122, 124
カルシウム …… 45, 179, 184, 189
カルシトニン …… 180, 188
ガレート型茶カテキン
 …… 130, 131, 132, 134
カロテノイド …… 86
癌 …… 86, 127
環境因子 …… 74
環境的要因 …… 4
感作 …… 120
癌細胞増殖抑制作用 …… 96

索引

癌細胞致死作用 …………… 99
感染特異的たんぱく質 ……… 121
含硫化合物 ………………… 90
関連因子 …………… 171, 173

＜き＞

キナ酸 …………………… 144
機能性脂質 ………………… 151
機能性食品 …… 81, 151, 159, 162
吸収率 …………………… 101
吸入アレルギー ……… 121, 122
共役脂肪酸 ………………… 151
共役リノール酸 ………… 84, 151

＜く＞

空腹時高血糖 ……………… 57
クラス1食物アレルギー
　　　　　　　…… 120, 122, 124
クラス2食物アレルギー
　　　　　　　…… 121, 122, 124
クルクミン ………………… 86
グルコース ……… 33, 36〜38, 41
くる病 ………………… 46, 183

＜け＞

経口免疫寛容 ………… 109, 110
系統的総説 …………… 174, 175
血小板活性化因子 ………… 85
血清コレステロール低下作用
　　　　　　　………………… 83
ケミカルバイオロジー …… 82
ケルセチン ………………… 87
健康食品 …………………… 81
健康診断 ………………… 192
健康日本21 …………… 191, 192

＜こ＞

抗アレルギー作用 ………… 100
好塩基球 ………………… 100
抗癌作用 ………………… 93
交感神経 ………………… 63
口腔アレルギー症候群
　　　　　　　…………… 120, 121
高血圧 ……… 57, 63, 67, 127, 134
抗原抗体反応 ……………… 119
高コレステロール血症 …… 127
高脂血症 ………………… 23

高親和性IgE受容体 ……… 100
高度不飽和脂肪酸 ………… 151
高トリアシルグリセロール血症
　　　　　　　………………… 127
高尿酸血症 …………… 151, 159
高齢化社会 ………………… 4
高齢社会 ………………… 4
骨 ………………… 179, 182
骨芽細胞 …… 45, 48, 50, 180, 181
骨吸収 …… 45, 52, 180, 181
　——抑制 …… 52, 187, 188
骨形成 …… 45, 180, 181
骨折 ………… 181, 184, 186, 187
　——予防 …… 182, 185
骨組織 ………………… 45
骨粗鬆症 …… 47, 49, 89, 181, 197
　——関連遺伝子 …………… 197
　——治療薬 …… 182, 184
　——の診断基準 …………… 182
　——の予防と治療ガイドライン
　　2006年版 …… 186, 188
骨代謝マーカー …………… 182
骨軟化症 ………………… 183
骨密度 ………………… 182
骨量減少 ………………… 50
コホート研究 …………… 135
小麦粉喘息 ………………… 121
コレステロール …………… 129

＜さ＞

サイトカイン
　　　　　…… 96, 109, 110, 114, 140
細胞死 ………………… 50
細胞膜脂質ラフト ………… 96
細胞膜ラッフリング ……… 100
サプリメント …… 151, 159, 162
酸化ストレス
　　　　　…… 9, 10, 13, 59, 86, 90

＜し＞

ジアシルグリセロール …… 84
脂質代謝異常 ……………… 57
疾患構造 ………………… 4
死の四重奏 ………………… 57
脂肪酸 …………… 37, 41
　——伸長酵素 ……………… 27
　——の質の違い …………… 27

脂肪組織酸化ストレス系 … 59
脂肪毒性 ………………… 23
ジホモ-γ-リノレン酸 …… 152
若年女性 ………………… 191
収縮環 ………………… 99
醸造食品 ………………… 151
食育 ………………… 191
食品機能 …… 151, 162, 163
食品成分 ………………… 109
植物ステロール …………… 84
植物性食物アレルゲン
　　　　　　　…………… 123, 124
食物アレルギー …… 109, 119
叙述的総説 …………… 174, 175
女性ホルモン …… 49, 50, 181
自律神経系 …………… 63, 74
神経栄養因子 …… 139, 143〜145
　——様物質 ………………… 144
神経成長因子 …………… 139
神経変性疾患 …… 139, 143
新生児糖尿病 …………… 34, 36
ジンセノサイド …………… 85
シンドロームX …………… 57
心拍変動 ………………… 65

＜す＞

膵β細胞 …… 27, 33, 36, 37, 41
　——脂肪毒性 ……………… 27
膵リパーゼ活性 …………… 132
ストレス ………………… 9
　——ファイバー …… 98, 99
スルフォラファン ……… 13, 90
スルホニル尿素 …………… 33

＜せ・そ＞

ゼアキサンチン …………… 86
生活習慣病
　　　　　…… 29, 63, 67, 74, 170, 191
　——改善因子 ……………… 26
生体利用性 ………………… 93
性ホルモン …………… 45, 50
世界の高齢化率の推移 …… 5
セサミン ………………… 152
摂食後高トリアシルグリセロール
　血症 …………… 132, 135
接触蕁麻疹 ……………… 121
喘息 …………………… 110, 119

総説 …………………………… 174

###〈た〉

大豆アレルギー ………………… 121
大豆イソフラボン ………………… 89
大豆たんぱく質 …………………… 83
第二相酵素 ………………………… 90
多価不飽和脂肪酸 …………… 26, 27
脱共役たんぱく質 ………………… 64
脱リン酸化酵素 ………………… 146
多発性骨髄腫 ……………………… 99
多要因 …………………………… 170
団塊の世代 ………………………… 5
胆汁酸ミセル …………………… 130
男性ホルモン ……………………… 47

〈ち・つ〉

チオレドキシン …………………… 9
茶 ………………………………… 93
茶カテキン ………… 88, 93, 127, 134
腸管リンパ装置 ………………… 109
腸内細菌 ………………………… 111
爪遺伝子診断法 ………… 195, 197
爪の切り屑からの DNA 抽出
 ……………………………… 193

〈て〉

低アレルゲン化食物 …………… 125
低血糖症 …………………… 34, 36
低密度リポたんぱく質コレステ
 ロール ………………………… 129
テーラーメード医療 ……………… 5
テストステロン …………………… 50
テルペノイド ……………………… 85
電位依存性 Ca^{2+} チャンネル … 33
転写因子 ………………………… 23
転写制御因子 …………………… 46

〈と〉

糖尿病
 ……… 23, 24, 27, 34, 36, 127, 134
動脈硬化症 ………………… 127, 134
特定保健用食品 … 81, 84, 85, 162
 ——制度 ……………………… 81
ドコサヘキサエン酸 ……… 83, 151
トランスジェニックマウス
 ………………………………… 10, 27

トリアシルグリセロール
 ……………………………… 129, 132
トレハロース ……………………… 84

〈な〉

内臓脂肪 ………………………… 134
 ——蓄積 ……………………… 57
内分泌攪乱物質 …………………… 89
難消化性オリゴ糖 ……………… 113
難消化性糖類 …………………… 114

〈に〉

日本人の食事摂取基準(2005年版)
 ……………………………… 183, 188
乳酸菌 ………… 111〜114, 154〜161
ニュートリゲノミクス …………… 82
ニューロトロフィン ……… 139, 141
 ——-3 ……………………… 140
 ——受容体 ………………… 141

〈ね〉

熱産生 …………………………… 67
熱処理カテキン ………………… 127
熱処理ガレート型茶カテキン
 ……………………… 130〜132, 134
熱処理茶カテキン ……………… 129

〈の〉

脳由来神経栄養因子 …………… 139
ノックアウトマウス
 ……………… 24, 27, 47〜50, 100, 185
ノックインマウス ………………… 48
ノックダウンマウス ……………… 97

〈は〉

パーキンソン病 …… 139, 143, 186
パイエル板 …………… 109, 113, 114
バイオアベイラビリティー …… 82
バイオマーカー …………………… 82
曝露量 …………………………… 173
破骨細胞 ……… 45, 48〜52, 180, 181
発癌 ……………………………… 9
発酵 …………………………… 151
 ——油脂 …………………… 152
パッチテスト法 ………………… 195
パラチノース ……………………… 84
パワースペクトル解析 ………… 66

〈ひ〉

ヒスタミン放出 ………………… 100
ビスフォスフォネート製剤
 ……………………………… 187
微生物機能 ………… 151, 162, 163
微生物酵素 ………… 151, 158, 159
微生物油脂 ……………………… 152
ビタミン K …………… 185, 189
ビタミン K_2 製剤 ……………… 186
ビタミン D
 ………………… 45, 180, 183, 184, 189
 ——欠乏 ………………… 46, 183
 ——受容体 …………………… 46
ヒト血小板凝集阻害活性 ……… 90
ヒドロキシアパタイト ………… 182
ビフィズス菌 ……………… 111〜114
非ふるえ熱産生 ………………… 67
ひまし油 ………………………… 155
肥満 …………… 23, 57, 63, 67, 134, 191
 ——関連遺伝子 ……… 196, 197
表現型 …………………………… 192
標的分子 …………………………… 96

〈ふ〉

腹囲径 …………………………… 57
副甲状腺ホルモン ……………… 180
不足の栄養状態 …………………… 4
フッ素 …………………………… 182
フラバン-3-オール …………… 103
フラクトオリゴ糖 ……………… 114
フラボノイド …………………… 158
プリン体 ………………………… 159
 ——代謝 …………………… 160
プレバイオティクス …………… 113
フレンチパラドックス …………… 88
プロスタグランジン E1 ……… 12
プロテアーゼの調製 …………… 193
プロバイオティクス
 ……………………… 151, 158, 161
プロフィリン …………………… 123

〈へ・ほ〉

閉経 ………………………… 49, 181
べにふうき緑茶 ………………… 102
保健指導 …………………………… 60
骨 ………………………… 179, 182

ポリフェノール
　………………… 87, 88, 113, 158

<ま>

マクロファージ遊走阻害因子
　……………………………… 11
マスト細胞 ………………… 100
マルチプルリスクファクター症候
　群 ………………………… 57

<み>

ミード酸 …………………… 152
ミオシン ………………… 98, 99
　――軽鎖 …… 99, 100, 103, 104
　――軽鎖キナーゼ ………… 104
　――軽鎖フォスファターゼ
　……………………………… 104

<め>

メタアナリシス
　……… 65, 172, 179, 184, 186, 189
メタボリックシンドローム
　………………… 23, 26, 57〜61, 88
メチル化カテキン ……… 101, 102
免疫グロブリン A ………… 109

免疫調節 …………………… 109

<や・ゆ>

薬物療法 …………………… 4
野菜ポリフェノール ……… 87
やせ願望 …………………… 197
やせ体型 …………………… 191
やぶきた …………………… 101
ゆらぎ …………………… 173, 174

<ら>

ラクトフェリン ………… 83, 114
ラッカーゼ ………………… 158
ラテックスアレルギー …… 121
ラロキシフェン …………… 181

<り>

リコペン …………………… 86
リシノール酸 ……………… 155
リノール酸 …… 83, 154, 155, 158
リポたんぱく質リパーゼ … 131
リモデリング ……………… 179
リモネン …………………… 85
緑茶 ………………… 88, 93, 127
　――カテキン ……… 89, 103, 104

　――カテキン受容体
　………………… 93, 95, 97〜101, 104
　――の心疾患防止作用 …… 135
リン酸カルシウム ………… 182

<る・れ>

ルテイン …………………… 86
レスベラトロール ………… 88
レチノイド ………………… 144
レドックス ………………… 9
　――制御 ………………… 9
　――制御システム ……… 9
レニン-アンギオテンシン系
　………………… 63, 68, 69, 72
レビュー …………………… 174
レプチン …………………… 24
レムナント様リポたんぱく質
　……………………………… 134

<わ>

ワーファリン ……………… 185
ワインポリフェノール … 88, 173
ワサビ抽出物 ……………… 145

＜責任編集者＞
小川　　正（おがわ　ただし）　　京都大学名誉教授
　　　　　　　　　　　　　　　　関西福祉科学大学健康福祉学部
河田　照雄（かわだ　てるお）　　京都大学大学院農学研究科
寺尾　純二（てらお　じゅんじ）　徳島大学大学院ヘルスバイオサイエンス研究部

＜著　者＞　執筆順
河田　照雄（かわだ　てるお）　　京都大学大学院農学研究科
淀井　淳司（よどい　じゅんじ）　京都大学ウイルス研究所生体応答学研究部門
島野　　仁（しまの　ひとし）　　筑波大学大学院人間総合科学研究科
稲垣　暢也（いながき　のぶや）　京都大学大学院医学研究科
加藤　茂明（かとう　しげあき）　東京大学分子細胞生物学研究所
中村　　正（なかむら　ただし）　大阪大学大学院医学系研究科
松永　哲郎（まつなが　てつろう）京都大学大学院農学研究科
津田　謹輔（つだ　きんすけ）　　京都大学大学院人間・環境学研究科
寺尾　純二（てらお　じゅんじ）　徳島大学大学院ヘルスバイオサイエンス研究部
立花　宏文（たちばな　ひろふみ）九州大学大学院農学研究院
八村　敏志（はちむら　さとし）　東京大学大学院農学生命科学研究科
森山　達哉（もりやま　たつや）　近畿大学農学部
池田　郁男（いけだ　いくお）　　東北大学大学院農学研究科
内田　浩二（うちだ　こうじ）　　名古屋大学大学院生命農学研究科
小川　　順（おがわ　じゅん）　　京都大学大学院農学研究科
佐々木　敏（ささき　さとし）　　東京大学大学院医学系研究科
田中　　清（たなか　きよし）　　京都女子大学家政学部
瀧井　幸男（たきい　ゆきお）　　武庫川女子大学生活環境学部

栄養学研究の最前線

2008年（平成20年）4月25日 初版発行

監　修　日本栄養・食糧学会

責任編集者　小川　　正
　　　　　　河田　照雄
　　　　　　寺尾　純二

発行者　筑紫　恒男

発行所　株式会社 建帛社
　　　　KENPAKUSHA

〒112-0011　東京都文京区千石4丁目2番15号
　　　　TEL（03）3944－2611
　　　　FAX（03）3946－4377
　　　　http://www.kenpakusha.co.jp/

ISBN 978-4-7679-6126-2　C3047　　　亜細亜印刷／ブロケード
©小川・河田・寺尾ほか，2008　　　　　Printed in Japan
（定価はカバーに表示してあります）

本書の複製権・翻訳権・上映権・公衆送信権等は株式会社建帛社が保有します。
JCLS　〈㈳日本著作出版権管理システム委託出版物〉
本書の無断複写は著作権法上での例外を除き禁じられています。複写される場合は，㈳日本著作出版権管理システム（03-3817-5670）の許諾を得て下さい。